全国高等院校教材

供临床医学专业、社区护理专业、健康管理专业、全科医生培

社区重点人群卫生保健

主编　戴玉英　王　静

Zhejiang University Press
浙江大学出版社

图书在版编目(CIP)数据

社区重点人群卫生保健 / 戴玉英,王静主编. —杭州:浙江大学出版社,2017.8(2025.1重印)

ISBN 978-7-308-16742-0

Ⅰ.①社… Ⅱ.①戴… ②王… Ⅲ.①社区医学—卫生保健 Ⅳ.①R197.1

中国版本图书馆 CIP 数据核字(2017)第 046202 号

社区重点人群卫生保健

戴玉英　王　静　主编

丛书策划	阮海潮(ruanhc@zju.edu.cn)
责任编辑	阮海潮
责任校对	陈静毅　丁佳雯　郝　娇
封面设计	杭州林智广告有限公司
出版发行	浙江大学出版社
	(杭州市天目山路 148 号　邮政编码 310007)
	(网址:http://www.zjupress.com)
排　版	杭州隆盛图文制作有限公司
印　刷	广东虎彩云印刷有限公司绍兴分公司
开　本	787mm×1092mm　1/16
印　张	13.75
字　数	361 千
版 印 次	2017 年 8 月第 1 版　2025 年 1 月第 6 次印刷
书　号	ISBN 978-7-308-16742-0
定　价	39.00 元

前　言

　　"社会发展以人为本,人的发展以健康为本"。保护和增进健康,不仅是医学的目的,也是经济和社会可持续发展的重要保障。1999年7月,国务院10部委发布了《关于发展城市社区卫生服务的若干意见》,明确了21世纪中国社区卫生服务的目标和任务,社区卫生服务将托起"人人享有卫生保健"的基石。

　　社区重点人群卫生保健是社区卫生服务的重要组成部分,它直接关系到社区卫生服务的质量。目前,社区卫生服务承担着儿童保健、妇女保健、老年保健等公共卫生服务内容,由于这方面的保健知识更新较快,比如中医适宜技术(小儿经络推拿)在社区儿童保健中的推广应用,所以急需一部适合于医学院校临床医学专业和全科医师规范化培训的教材。

　　本书作者一直投身于社区卫生服务的实践,在工作中,我们强烈意识到,实践呼唤理论的指导。正是这种责任感和使命感驱使我们拿起笔,勤奋耕耘,终于完成和审定了这部书稿。尽管她不太成熟,但她深深扎根在社区这块沃土上。

　　参加本书编写的有杭州医学院的戴玉英、王静和杭州市浦沿街道社区卫生服务中心的卢炼、吴华丽、余愉、裘丽俊、高文琴、傅君。

　　在编著过程中,我们参阅了国内大量文献,引用了其中的一些观点和内容,在此深表谢意。

　　由于编写时间仓促,水平有限,书中难免存在不足和疏漏,我们期盼着社会各界人士的批评和指正,愿与大家一道为社区重点人群卫生保健工作作出贡献。

主　编

社区重点人群卫生保健

编委会名单

主　编　戴玉英　王　静

编　委　（以姓氏笔画为序）

王　静　卢　炼　吴华丽　余　愉

裴丽俊　高文琴　傅　君　戴玉英

目　　录

第一章　绪　论 …………………………………………………………（ 1 ）

　第一节　我国社区人群保健发展史……………………………………（ 1 ）

　　一、中国社区人群保健的产生与发展 ………………………………（ 1 ）

　　二、社区卫生服务的概念和基本工作内容 …………………………（ 2 ）

　第二节　社区人群健康评价和管理……………………………………（ 2 ）

　　一、健康的标准 ………………………………………………………（ 2 ）

　　二、健康的影响因素 …………………………………………………（ 3 ）

　　三、健康评价 …………………………………………………………（ 3 ）

　　四、健康管理 …………………………………………………………（ 4 ）

　　五、社区重点人群的卫生保健服务 …………………………………（ 5 ）

第二章　儿童保健 ………………………………………………………（ 7 ）

　第一节　社区儿童保健………………………………………………（ 7 ）

　　一、社区儿童保健发展的重要意义 …………………………………（ 7 ）

　　二、社区儿童保健工作的特点 ………………………………………（ 8 ）

　　三、社区儿童保健服务的工作内容 …………………………………（ 9 ）

　　四、儿童保健年龄分期 ………………………………………………（ 9 ）

　第二节　儿童生长发育………………………………………………（11）

　　一、儿童体格生长规律 ………………………………………………（11）

　　二、体格生长与其他系统发育的关系 ………………………………（13）

　　三、体格生长影响因素 ………………………………………………（16）

　　四、体格生长常用指标及测量方法 …………………………………（17）

　　五、体格生长的评价 …………………………………………………（19）

　　六、儿童生长监测 ……………………………………………………（22）

　第三节　儿童神经心理发育…………………………………………（24）

　　一、脑的发育 …………………………………………………………（24）

　　二、脊髓的发育 ………………………………………………………（24）

　　三、感知觉的发育 ……………………………………………………（24）

四、运动的发育 ………………………………………………………（26）

五、语言的发育 ………………………………………………………（27）

六、心理活动的发展 …………………………………………………（28）

第四节 儿童神经心理发育的评价 ………………………………………（30）

第五节 各年龄期儿童保健 ………………………………………………（34）

一、胎儿期保健 ………………………………………………………（34）

二、新生儿期保健 ……………………………………………………（36）

三、婴儿期保健 ………………………………………………………（39）

四、幼儿期保健 ………………………………………………………（43）

五、学龄前期保健 ……………………………………………………（44）

六、学龄期儿童保健 …………………………………………………（44）

第六节 儿童计划免疫 ……………………………………………………（45）

一、计划免疫的禁忌证 ………………………………………………（46）

二、接种免疫制剂的反应及处理 ……………………………………（46）

第七节 高危儿管理 ………………………………………………………（46）

一、管理对象 …………………………………………………………（46）

二、管理范围 …………………………………………………………（47）

三、管理程序和管理要求 ……………………………………………（47）

第八节 常见出生缺陷的诊断和治疗 ……………………………………（48）

一、肌肉、骨骼系统常见出生缺陷 …………………………………（48）

二、消化系统常见出生缺陷 …………………………………………（50）

三、泌尿、生殖系统常见出生缺陷 …………………………………（51）

四、心血管系统常见出生缺陷（先天性心脏病） …………………（52）

五、神经系统常见出生缺陷（先天性脑积水） ……………………（53）

第九节 新生儿疾病筛查 …………………………………………………（54）

一、苯丙酮尿症（PKU） ……………………………………………（54）

二、先天性甲状腺功能减退症（CH） ………………………………（55）

三、葡萄糖-6-磷酸脱氢酶（G-6-PD）缺乏症 ……………………（56）

四、先天性肾上腺皮质增生症（CAH） ……………………………（56）

五、新生儿听力筛查 …………………………………………………（56）

第十节 新生儿常见疾病的防治 …………………………………………（59）

一、新生儿鹅口疮 ……………………………………………………（59）

二、新生儿脐炎 ………………………………………………………（59）

三、尿布疹 ……………………………………………………………（60）

四、新生儿病理性黄疸 ………………………………………………（60）

五、新生儿败血症 ……………………………………………………（61）

第十一节 婴幼儿期常见的疾病 …………………………………………（62）

一、蛋白质-热能营养不良 …………………………………………（62）

二、支气管肺炎 ………………………………………………………（63）

三、小儿腹泻 …………………………………………………………（64）

四、营养性缺铁性贫血 ……………………………………………………（65）

五、维生素 D 缺乏性佝偻病 ………………………………………………（67）

第十二节　儿童常见的出疹性疾病 …………………………………………（68）

一、麻疹 ……………………………………………………………………（68）

二、风疹 ……………………………………………………………………（69）

三、幼儿急疹 ………………………………………………………………（70）

四、水痘 ……………………………………………………………………（71）

五、手足口病 ………………………………………………………………（71）

第十三节　儿童艾滋病 ………………………………………………………（72）

一、流行病学特点 …………………………………………………………（73）

二、临床表现 ………………………………………………………………（73）

三、诊断 ……………………………………………………………………（74）

四、治疗 ……………………………………………………………………（74）

五、预防 ……………………………………………………………………（74）

第十四节　唐氏综合征 ………………………………………………………（74）

一、临床表现 ………………………………………………………………（74）

二、实验室检查 ……………………………………………………………（75）

三、诊断 ……………………………………………………………………（75）

四、治疗和预防 ……………………………………………………………（75）

第十五节　儿童常见精神神经疾病 …………………………………………（75）

一、注意缺陷多动障碍 ……………………………………………………（75）

二、儿童孤独症 ……………………………………………………………（77）

第十六节　小儿推拿基础 ……………………………………………………（79）

一、概述 ……………………………………………………………………（79）

二、小儿推拿简史 …………………………………………………………（80）

三、小儿生理病理特点及辨证论治 ………………………………………（81）

四、小儿推拿知要 …………………………………………………………（87）

五、常用小儿推拿手法 ……………………………………………………（87）

六、常用小儿推拿复式操作手法 …………………………………………（90）

第十七节　小儿常见病病因病理与辨证论治 ………………………………（94）

一、感冒 ……………………………………………………………………（94）

二、咳嗽 ……………………………………………………………………（95）

三、厌食 ……………………………………………………………………（96）

四、泄泻 ……………………………………………………………………（98）

五、小儿夜啼 ………………………………………………………………（99）

六、遗尿 ……………………………………………………………………（100）

七、小儿汗症 ………………………………………………………………（102）

八、五迟、五软 ……………………………………………………………（103）

第三章　妇女保健 ……………………………………………………………… (105)

第一节　妇女保健的目标和内容 …………………………………………… (105)
一、妇女保健的定义 …………………………………………………………… (105)
二、妇女保健的目标 …………………………………………………………… (105)
三、妇女保健的任务 …………………………………………………………… (105)

第二节　青春期保健 …………………………………………………………… (105)
一、青春期的定义 ……………………………………………………………… (105)
二、青春期的分期 ……………………………………………………………… (106)
三、青春期的体格和功能发育 ………………………………………………… (106)
四、青春期的性发育 …………………………………………………………… (107)
五、青春期月经异常 …………………………………………………………… (109)
六、青春期性发育异常 ………………………………………………………… (113)
七、青春期保健内容 …………………………………………………………… (116)

第三节　婚前保健 ……………………………………………………………… (120)
一、概述 ………………………………………………………………………… (120)
二、婚前医学检查 ……………………………………………………………… (120)
三、婚前卫生指导 ……………………………………………………………… (121)
四、婚前卫生咨询 ……………………………………………………………… (121)

第四节　孕产期保健 …………………………………………………………… (123)
一、概述 ………………………………………………………………………… (123)
二、孕前保健 …………………………………………………………………… (124)
三、妊娠期保健 ………………………………………………………………… (125)
四、妊娠合并症及并发症对母婴的影响 ……………………………………… (131)
五、高危妊娠及高危妊娠筛查 ………………………………………………… (140)
六、子宫破裂及先兆子宫破裂 ………………………………………………… (141)
七、忽略性横位 ………………………………………………………………… (141)

第五节　社区产后家庭访视 …………………………………………………… (142)
一、概述 ………………………………………………………………………… (142)
二、社区产后家庭访视指导及常见问题 ……………………………………… (144)

第六节　节育期保健 …………………………………………………………… (148)
一、节育期保健的意义 ………………………………………………………… (149)
二、节育技术 …………………………………………………………………… (149)
三、各种节育方法的咨询指导 ………………………………………………… (156)
四、避孕节育措施的选择 ……………………………………………………… (157)

第七节　更年期保健 …………………………………………………………… (158)
一、定义和内容 ………………………………………………………………… (158)
二、更年期妇女的生理特点 …………………………………………………… (158)
三、更年期妇女的心理特点 …………………………………………………… (160)
四、更年期综合征 ……………………………………………………………… (160)

　　　五、功能失调性子宫出血 ……………………………………………… (161)
　　　六、更年期妇女的性问题 ……………………………………………… (162)
　　　七、更年期泌尿生殖系统常见疾病 …………………………………… (163)
　　　八、更年期抑郁和焦虑 ………………………………………………… (163)
　　　九、更年期妇女性激素治疗 …………………………………………… (164)
　　第八节　社区常见妇女疾病普查与预防 ………………………………… (169)
　　　一、乳腺癌 ……………………………………………………………… (169)
　　　二、宫颈癌 ……………………………………………………………… (170)

第四章　老年保健 ……………………………………………………………… (172)

　　第一节　老年保健的目标和任务 ………………………………………… (172)
　　　一、老年人年龄划分 …………………………………………………… (172)
　　　二、老年保健的目标与内容 …………………………………………… (172)
　　第二节　健康老年人概念 ………………………………………………… (174)
　　　一、世界卫生组织提出的健康老年人标准 …………………………… (174)
　　　二、中华医学会老年医学分会标准 …………………………………… (175)
　　第三节　老年人特征 ……………………………………………………… (175)
　　　一、生理特征 …………………………………………………………… (175)
　　　二、心理特征 …………………………………………………………… (177)
　　　三、社会特征 …………………………………………………………… (179)
　　第四节　老年人常见的健康问题 ………………………………………… (179)
　　　一、身体健康问题 ……………………………………………………… (179)
　　　二、心理健康问题 ……………………………………………………… (184)
　　第五节　老年人常见疾病保健 …………………………………………… (185)
　　　一、原发性高血压 ……………………………………………………… (185)
　　　二、冠心病 ……………………………………………………………… (187)
　　　三、糖尿病 ……………………………………………………………… (189)
　　　四、脑卒中 ……………………………………………………………… (191)
　　　五、骨质疏松症 ………………………………………………………… (194)
　　　六、前列腺增生症 ……………………………………………………… (197)
　　第六节　老年人临终关怀 ………………………………………………… (200)
　　　一、老年人临终关怀的含义 …………………………………………… (200)
　　　二、老年人临终关怀的意义 …………………………………………… (200)
　　　三、老年人临终反应 …………………………………………………… (200)
　　　四、老年人临终关怀措施 ……………………………………………… (201)

附录　严重精神障碍患者管理服务规范 …………………………………… (203)

参考文献 ……………………………………………………………………… (210)

第一章 绪 论

社区重点人群卫生保健是指在预防为主的思想指导下,由社区卫生服务机构根据国家现有的卫生保健制度,组织一定的人力、物力并利用现有的条件,对社区内的重点人群实施保健服务。在社区中,婴幼儿、青少年、妇女、老年人等由于特殊的生理状况而面对更多的预防、保健、医疗等问题,所以重点人群的保健是社区卫生服务的重点。只有充分掌握上述人群的特点及经常遇见的医疗保健问题,采取有效的措施才能更全面地、更有效地开展社区卫生服务,达到提高居民健康水平的目的。

第一节 我国社区人群保健发展史

一、中国社区人群保健的产生与发展

1949年9月召开的中国人民政治协商会议第一届全体会议通过的《中国人民政治协商会议共同纲领》中规定:"提倡国民体育。推广卫生医药事业,并注意保护母亲、婴儿和儿童的健康。"根据我国卫生工作的四项方针"面向工农兵,预防为主,团结中西医,卫生工作与群众运动相结合",相继建立了我国基层卫生保健组织——乡、县、省级卫生防疫站和国家卫生防疫中心,形成了一个从下到上的社区保健网络。1956年1月,中共中央在《1956年到1967年全国农业发展纲要(草案)》中提出了除"四害"和消灭危害人民健康最严重的疾病的要求。在党和政府一系列正确方针指导下,经过广大卫生防疫人员和全国人民的共同努力,我国的卫生状况很快得到改善。

20世纪初,严重威胁我国人民健康的主要疾病是各种急慢性传染病(如天花、霍乱、白喉、麻疹、流行性脑脊髓膜炎、乙型脑炎和脊髓灰质炎等)及营养不良性疾病、寄生虫病等。随着生物医学的发展、公共卫生知识的普及和营养状况的改善,传染病及营养不良性疾病的发病率和死亡率大幅度下降;各种地方病如大骨节病、碘缺乏病也得到有效控制,我国人民的健康水平得到了很大的提高。

随着人民生活水平的提高及经济发展中出现的生存环境的变化,我国的疾病谱也发生明显的变化,疾病谱和死因谱中传染病和营养不良性疾病已经被心脑血管病、恶性肿瘤和意外死亡所取代。我国政府认真总结了新中国成立后近50年来卫生事业发展的经验和教训,1997年1月,在《中共中央、国务院关于卫生改革与发展的决定》中明确提出了我国新时期的卫生工作方针是"以农村为重点,预防为主,中西医并重,依靠科技与教育,动员全社会参与,为人民健

康服务,为社会主义现代化建设服务",提出了"加快发展全科医学,培养全科医生"的战略任务,作出了"改革城市卫生服务体系,积极发展社区卫生服务,逐步形成功能合理、方便群众的卫生服务网络"的决策。同时进一步加强了我国卫生立法工作,《中华人民共和国传染病防治法》《中华人民共和国食品安全法》和《中华人民共和国精神卫生法》等多部卫生法规相继公布实施。

二、社区卫生服务的概念和基本工作内容

社区卫生服务是在政府领导、社区参与、上级卫生机构指导下,以基层卫生机构为主体,全科医师为骨干,合理使用社区资源和适宜技术,以人为中心、家庭为单位、社区为范围,以妇女、儿童、老年人、慢性病患者、残疾人为重点,以解决社区主要卫生问题、满足卫生服务需求为目的,融预防、医疗、保健、康复、健康教育、计划生育技术服务等为一体的基层卫生服务。2006年6月卫生部制定的《城市社区卫生服务机构管理办法(试行)》(国发〔2006〕10号)中指出,社区卫生服务机构提供的基本工作内容包括公共卫生服务和基本医疗服务。公共卫生服务包含12项工作:①卫生信息管理;②健康教育;③传染病、地方病、寄生虫病预防控制;④慢性病预防控制;⑤精神卫生服务;⑥妇女保健;⑦儿童保健;⑧老年保健;⑨残疾康复指导和康复训练;⑩计划生育技术咨询指导,发放避孕套;⑪协助处置辖区内的突发公共卫生事件;⑫政府卫生行政部门规定的其他公共卫生服务。基本医疗服务包含以下工作:①一般常见病、多发病的诊疗、护理和诊断明确的慢性病治疗;②社区现场应急救护;③家庭出诊、家庭护理、家庭病床等家庭医疗服务;④转诊服务;⑤康复医疗服务;⑥政府卫生行政部门批准的其他适宜医疗服务。因此,社区重点人群保健为社区卫生服务的主要任务之一。

(王　静　戴玉英)

第二节　社区人群健康评价和管理

一、健康的标准

传统的健康观是"无病即健康",现代人的健康观是整体健康。1948 年,世界卫生组织(World Health Organization,WHO)在其宪章中将健康定义为"健康是指一个人在身体、精神和社会等方面都处于良好的状态,而不仅仅是没有疾病或者虚弱",也就是说,健康的人要有强健的体魄、良好的心理素质和乐观向上的精神状态,并能与其所处的社会及自然环境保持协调的关系。

1978 年,WHO 提出的衡量是否健康的十项标准,对社区人群保健工作具有现实的指导意义,这十项标准为:

(1)精力充沛,能从容不迫地应付日常生活和工作;

(2)处事乐观,态度积极,乐于承担任务,不挑剔;

(3)善于休息,睡眠良好;

(4)应变能力强,能适应各种环境变化;

(5)对一般感冒和传染病有一定的抵抗力;

(6)体重适当,体态均匀,身体各部位比例协调;

(7)眼睛明亮,反应敏锐,眼睑不发炎;

(8)牙齿洁白、无缺损、无疼痛感,牙龈正常,无蛀牙;

(9)头发光洁,无头屑;

(10)肌肤有光泽、有弹性,走路轻松,有活力。

二、健康的影响因素

人类健康的影响因素是错综复杂的。20世纪中期之前,影响人类健康的主要问题是传染病。随着生物医学科技的发展,疾病谱和死因谱发生了改变,慢性非传染性疾病占疾病谱和死因谱的主流,并且常常在人们不知不觉中侵犯到人体健康。因此,认识社区生态环境的隐患及影响健康的因素,有利于对慢性病的预防。目前人们认为,影响社区人群健康的主要因素包括环境因素、生物因素、生活方式因素和健康照顾系统。

三、健康评价

健康是一个既复杂又模糊的概念,评价应以健康指标及其相关数据为基本依据,但健康指标(如生理正常值)也会因不同年龄、不同性别、不同种族、不同地理环境等因素而有一定差异。

(一)健康评价的概念

健康评价(health assessment)是指通过健康检查取得数据后,科学地评估被检者或被检人群的综合健康状况,并提出恰当的建议。健康评价的目的是通过对观察指标的测定和评价,促使人们改变不良行为和生活方式,减少危险因素和疾病,提高生活质量。健康评价的实施者包括全科医生、社区护士、营养师、心理医生和健康管理人员等。

(二)健康评价的内容

健康评价包括健康现状评价(health condition assessment,HCA)和健康风险评价(health risk appraisal,health risk assessment,HRA)两个方面。HCA是对目前状态的评价,包括健康存在哪些问题,健康水平处于何种等级等。HRA是对未来风险的评价,即个体患病、死亡或发生各种不良事件的风险程度。

HCA主要通过收集个人或群体健康信息,包括一般情况(性别、年龄、职业等)、目前健康状况和疾病家族史、生活方式(膳食、体力活动、吸烟、饮酒等)、体格检查(身高、体重、腰围、臀围、血压、心电图等)和血、尿实验室检查(血脂、血糖、尿常规)等信息,然后根据这些健康信息,对个体或群体的健康状况做全面评价。

1.个体健康评价

(1)生物学评价　主要是指诊断和鉴别诊断。

(2)心理学评价　首先是评价患者是否存在心理问题,实际上,任何患者或多或少、或轻或重都存在心理方面的问题;其次,评价患者的心理问题属于精神病还是属于心理障碍;然后鉴别是神经症还是精神反应,神经症一般找不到明显的精神诱因、与个性障碍有关、症状持续存在3个月以上;最后鉴别是躯体源性的问题(如器质性精神障碍)还是心理社会源性的问题。

(3)家庭评价　可以采用APGAR[适应度(adaptation)、合作度(partnership)、成熟度(growth)、情感度(affection)、亲密度(resolve)]量表筛查家庭问题,发现影响患者健康的家庭因素。也可以采用家庭动力学原理分析家庭的健康状况以及对患者的影响。

(4)社会评价　主要评价工作和生活的环境中是否存在影响患者健康的因素,如职业因素、水源、环境污染、家庭装修等。另外还要评价影响患者健康的社会因素,如经济状况、受教育程度、人际关系等。

(5)整体评价 澄清真正的原因是什么? 真正的问题是什么? 真正的患者是谁?

2.群体健康评价

群体健康评价的主要目的是帮助政府和社会团体综合认识群体健康风险,指导政府和社会团体制定最佳的群体健康资源管理政策、法规和措施,并对其效果和效益进行科学评价,有效利用有限的医疗资源达到最大的群体健康效果。

四、健康管理

健康管理是指一种对个人或人群的健康危险因素进行全面评价并进行管理的过程。它是建立在个人健康档案基础上的个性化健康事务管理服务。应用现代生物医学和信息化管理技术,从生物、心理、社会的角度,对个体进行全面的健康评价,协助人们有效维护自身的健康。健康管理就是要将科学的健康生活方式传导给健康需求者,变被动的照顾健康为主动的管理健康,更有效地保护和促进人类健康。支撑健康管理的知识主体,来源于医学、公共卫生、运动学、生物统计学、健康行为和教育及健康心理学的研究成果等。

(一)根据不同因素对健康管理对象进行分类

(1)按疾病类别划分 可分为糖尿病、冠心病、高血压、高脂血症(血脂异常)、肥胖、痛风、代谢综合征、脑卒中等。

(2)按危险因素程度划分 可分为低危因素、中危因素、高危因素、极高危因素。

(3)按不同职业人群划分 可分为教师、公务员、白领阶层、企业家、信息技术从业者、基金风险投资者、产业投资融资者等。

(4)按管理人群划分 可分为个人、家庭、群体等。

(5)按功能属性划分 可分为体重管理、控烟管理、限酒管理、睡眠管理、压力管理、运动管理、慢性病管理等。

(6)按不同生命周期划分 可分为围生期、新生儿期、婴儿期、幼儿期、儿童期、青少年期、青年期、中年期、老年期等。

(7)按健康状态划分 可分为健康、亚健康、亚临床、疾病、特殊生理状态等。

(二)根据不同侧重点对健康管理进行分类

(1)生活方式管理 主要关注个体的生活方式、行为可能带来什么健康风险,这些行为和风险将影响个人对医疗保健的需求。生活方式管理要帮助个体选择最佳的健康行为来减少健康风险因素,使用对健康或预防疾病有益的行为塑造方法,促进个体建立健康的生活方式和习惯以减少健康风险因素。其效果大小在很大程度上依赖于参与者采取什么样的行动。因此,要调动个体对自己健康的责任心。生活方式管理通过采取行动降低健康风险和促进健康行为来预防疾病和伤害。

(2)需求管理 以人群为基础,通过帮助健康消费者维护健康以及寻求适当的医疗保健来控制健康消费的支出和改善对医疗保健服务的利用。使用电话、互联网等远程管理方式指导个体正确利用各种医疗保健服务满足自身的健康需求,减少人们对原以为必需的、昂贵的和临床上不一定有必要的医疗保健服务的使用。

(3)疾病管理 着眼于某种特定疾病,为患者提供相关的医疗保健服务。目标是建立一个实施医疗保健干预和人群间沟通,与强调患者自我保健重要性相协调的系统,该系统可以支持良好的医患关系和保健计划。疾病管理强调利用循证医学指导和增强个人能力,预防疾病恶化,以改善患者健康为基本标准来评价所采取行动的临床效果、社会效果和经济效果。

(4)灾难性病伤管理　为患癌症等灾难性病伤的患者及家庭提供各种医疗服务,要求高度专业化的疾病管理,解决相对少见和高价的问题。通过帮助协调医疗活动和制订管理多维化的治疗方案,可以使灾难性病伤减少花费和改善结果;通过综合利用患者和家属的健康教育、患者自我保健的选择和多学科小组的管理,使医疗需求复杂的患者在临床上、心理上和经济上都能获得最优化结果。

(5)残疾管理　务求减少工作地点发生残疾事故的频率和费用代价,并根据伤残程度分别处理以尽量减少因残疾造成的生活和劳动能力下降。

(6)综合的人群健康管理　协调不同的以人的健康需要为中心的健康管理策略,对个体提供更为全面的健康和福利管理。

五、社区重点人群的卫生保健服务

社区重点人群是指社区中具有特殊生理、心理特点或处于一定的特殊环境中易受各种有害因素的作用、患病率较高的人群。因为医疗预防工作的重点首先应放在这些弱势人群上,故将其称为特殊人群。

在社区卫生服务中,全科医生在做好临床医疗工作的同时,需要特别重视本社区特殊人群的卫生需要与需求,并据此随时调整自己的工作计划。为了提高工作效率,全科医生通常对社区进行诊断,以确定其所服务社区中的重点人群及社区人群中的主要健康问题。在社区中,妇女、儿童、老人是人数最多的重点人群,也就是社区保健的重点服务对象,做好这部分人群的社区保健工作,有利于提高整个社区人群的健康水平。全科医生通过采取以下策略来主动做好重点人群的保健。

(一)个体-群体结合

全科医生在日常诊疗过程中,经常可以通过个体患者发现其背后的群体的健康问题;或者通过患者个体对于社区人群整体情况的了解,更加有效地促进个体患者"知、信、行"的改变。如在诊治高血压患者的过程中,发现了一些认为无症状不必测量血压的患者,以及一些长期服药方法不正确的患者,究其原因,是因为缺乏保健知识或存在错误观念所致。了解这些信息,就可以帮助全科医生提供有针对性的健康教育。

(二)完善现行保健工作

政府部门所规定的重点人群保健内容是对人群的健康危险因素和有限的经济投入进行通盘考虑的结果,对于人群提高了的卫生保健服务需求并不一定能够完全满足。例如,妇女保健中的围绝经期问题、儿童保健中的心理行为评价与干预问题、青少年的不良行为问题、空巢老年人的孤独与家庭护理等问题,现行常规保健项目对这些问题的关注程度也许会显得不够。全科医生要善于评价重点人群的各种健康需求,如有可能,应组织团队,通过科学评估,制订有针对性的服务计划来满足这些新出现的服务需求,并在实践中不断充实完善现行保健工作的内容。

(三)强化社区参与

重点人群的保健需要社区参与,需要各种社区资源,如医疗保健及其他服务机构,包括社区卫生服务中心(站)、老年病医院、护理院、养老院、临终关怀院、托儿(老)所、助残机构、营养餐厅等;还有其他涉及社区居民生活质量的服务内容,如营养咨询、心理咨询、家庭护理、送餐服务、环境改良服务等。

(四)建设合作团队

重点人群保健涉及医疗、预防、教育、康复、心理、营养、环境、劳动保护等方面,尽管医疗是主要问题,比如慢性病患者的规范化管理,但也有许多保健和日常生活管理的知识、技能需要通过生动细致的教育为患者及其家庭进行指导。这些工作需要一个社区服务团队,由全科医生、专科医生、公共卫生人员、护士、社会工作者等组成,并根据实际需要和需求调整卫生人力,使之真正适应开展社区重点人群保健工作。

(王　静　戴玉英)

第二章　儿童保健

第一节　社区儿童保健

　　社区儿童保健是针对我国0～6岁儿童的生存、保健和发展的需要而开展的,是属于我国三级医疗卫生保健网中的第一级,即初级卫生保健体系中的妇幼保健服务。可以说儿童保健直接关系到我国人口素质的提高、民族的兴旺、祖国的未来。它既是计划生育国策,又是贯彻《中国儿童发展纲要(2001—2010年)》和《中华人民共和国母婴保健法实施办法》主要内容的根本保证。

　　我国作为人口最多的发展中国家,仍然面临诸多的问题和挑战。在20世纪,我国儿童的健康水平有了极大的提高,进入新世纪,伴随着快速的经济社会发展而出现的新的健康问题逐渐严重,因此,提高儿童生存、保健和发展条件,促进儿童健康成长,仍然是今后一个时期的重要任务。根据我国儿童发展的实际情况,不但需要政府部门、相关社会团体和全社会的关心支持,更需要每个家庭、每位家长的共同努力,以提高儿童身心素质,全面做好儿童保健工作。

一、社区儿童保健发展的重要意义

(一)社区儿童健康是对发展社会生产力的一种投资

　　我国儿童占全国总人口的1/3,儿童的身心健康直接关系到民族的素质和国家的发展。人类的发展,社会的进步,国家经济的繁荣,乃至整个社会文明的高度发展,从根本上讲取决于人口素质的提高。不健康的儿童很难成为精力旺盛且有创造力的人才。我国每年有20万～30万肉眼可见的出生缺陷儿出生,加上出生后数月、数年才显现的缺陷,每年各种出生缺陷儿童总数高达80万～120万,占年出生人口总数的4%～6%。这将给家庭和社会造成极大的精神、心理和经济负担。2007年10月,胡锦涛同志在中国共产党第十七次全国代表大会上的报告中提出"发展妇幼卫生事业",可见其意义是何等重要。

　　国际上通常将婴儿死亡率、孕产妇死亡率和人均期望寿命作为衡量一个国家政治、经济和文化教育水平的综合指标,而婴儿死亡率高的国家,人均期望寿命随之降低;反之,婴儿死亡率低的国家,人均期望寿命必然是高的。因此,许多发达国家都非常重视儿童保健工作的质量,力求降低婴儿死亡率。

随着人民生活水平的不断提高、社会的不断进步,人们对儿童的健康和发展提出了更高的要求。人们不但要求进一步控制对儿童生命和健康构成威胁的各种疾病,而且要求儿童有更加健康的体质,为儿童的生长发育提供更全面、更高水平的服务;同时儿童的心理行为发育,以及为将来更好地适应社会需要的综合能力的发展,也都引起了人们广泛的关注。

(二)社区儿童保健是动员全社会参与卫生事业的重要手段

儿童保健是社区保健的最核心内容。首先,因为儿童这个人群是最脆弱、易受伤害的人群,如果不给予特殊保护和照顾,他们的身心健康就得不到保证;其次,他们在家庭和社会中的地位,也决定了他们是每个家庭和全社会珍惜和爱护的对象;另外,儿童在家庭中是联系每个成员的枢纽,儿童事业是联系各部门的桥梁。因此,社区儿童保健工作可以动员全社会对儿童保健事业的重视,而且可以动员全社会对整个卫生事业的重视。

(三)社区儿童保健是合理利用卫生资源的可靠措施

社区儿童保健是以健康为中心,提供一揽子服务。例如,新生儿出院以后,社区儿童保健工作者就要为新生儿提供访视服务、宣教护理知识、检查小儿的一般状况等。出生 28d 后进行查体和喂养指导,随后给予预防接种。由于工作的中心是保护和促进健康,预防疾病,这样就可以在投入少的情况下,产生高的效益。另外,社区卫生保健工作就在本社区内完成,这样就能无病预防,有病早诊断、早治疗,做到小病进社区,大病进医院,从而真正理顺关系,按区域规划合理分工。

(四)社区儿童保健是改变卫生服务模式的有效途径

目前,卫生干预的侧重点是从疾病的本身转移到导致疾病的各种危险因素上,必须以健康为中心,而不是以疾病为中心。社区儿童保健正是顺应了这种服务模式的改变,因为社区儿童保健所服务的人群是健康的儿童,服务内容是保护和促进健康而不是仅预防或治疗疾病,服务的方法多是通过咨询和健康教育,教给母亲科学的育儿方法等多种学科知识。

二、社区儿童保健工作的特点

(一)社区儿童保健工作对象的特殊性

社区儿童保健的研究和服务对象应从生命开始(胎儿期)到生长发育成熟(青春期),即 18 周岁以下都属于社区儿童保健的服务范围,尤其是 7 岁以下的儿童已成为儿童保健工作的重点服务对象。儿童保健工作对儿童的群体或个人都应采取相应有效的保健措施,保证儿童身心健康,并且有良好的社会适应能力。所以,儿童保健的服务对象具有年龄跨度大、生长发育快、保健范围广等特点。学龄前儿童的保健主要在社区完成,从围生期开始,建立母子健康档案,出生后即规范开展新生儿访视,定期体检,预防接种。社区实施综合性措施,有效控制疾病的发生。

(二)社区儿童保健工作内容的复杂性

社区儿童保健工作以保护和促进儿童身心健康及适应社会能力为目标。依据"促进健康,预防为主,防治结合"的原则,社区儿童保健工作内容融专业性、技术性、管理性、行政性、科研性于一体,研究内容涵盖了基础儿科学、儿童发展心理学、临床医学、预防医学和统计学等领域。

三、社区儿童保健服务的工作内容

社区儿童保健服务的核心内容是解决社区内儿童的健康问题,满足本社区儿童对健康的基本需要。因此,工作内容不仅仅限于对每个个体的健康咨询、指导、体格检查、预防接种等活动,还应在了解整个社区儿童保健需要的基础上,针对新生儿疾病筛查和出生缺陷,生长发育(体格发育、心理-行为发育、神经-精神发育),体质健康与健康促进训练,喂养,营养,危及生长发育和健康的危险因素识别与干预(环境与生活方式),个体与群体疾病控制和预防,意外伤害防治,环境与儿童健康等问题进行尽早干预。

目前,我国以下几方面社区保健工作有待加强:

(1)加大科学育儿知识的宣传教育,提高儿童的健康水平和生活质量。家庭在儿童保健工作中起着重要的作用,家长是实施儿童保健措施的关键人物。因此,社区要加强育儿科普知识和保健技能的宣传,指导家长实施科学育儿措施,保证儿童健康成长。

(2)降低婴幼儿死亡率。进行社区儿童健康状况指标检测分析,以了解社区儿童健康中存在的主要问题,加强高危儿、体弱儿的管理,以降低婴幼儿的死亡率。

(3)巩固儿童保健三级网络。将社区儿童保健服务融合到社区保健中,基层卫生人员对社区儿童进行系统生长发育检测和指导,执行计划免疫,开展疾病防治,做到儿童的全面保健,包括体格生长保健、心理发育保健、听力保健、视力保健、口腔保健等,促进儿童身心健康。

(4)加强儿童保健队伍建设。提高社区儿童保健的服务质量,开展各层次的培训,加强在职培训和专业培训,举办学术交流,收集国内外信息等活动,是提高儿童保健卫生人员素质的主要措施。

四、儿童保健年龄分期

儿童保健工作服务对象是从胎儿至 18 周岁的儿童,重点是 7 岁以下儿童。根据儿童各个时期不同的特点,可分为胎儿期、新生儿期、婴儿期、幼儿期、学龄前期、学龄期及青春期七个阶段。

(一)胎儿期

自卵子与精子结合(受孕)至胎儿娩出,称为胎儿期(fetal period)。正常孕期约 40 周(40±2 周)。整个胎儿期可分为三个阶段。①胚卵期:为受孕后最初 2 周。②胚胎期:受孕后 2~8 周是胚胎形成阶段,最易受不利因素影响而造成发育异常。③胎儿期:受孕后第 9 周至胎儿娩出。在这一时期胎儿的器官和组织迅速生长,其功能也逐渐发育成熟。这一时期胎儿容易受孕母身体情况的影响。例如,孕母患有感染性疾病可使胎儿发生各种畸形,常见的有弓形虫、梅毒、带状疱疹病毒、风疹病毒、巨细胞病毒、单纯疱疹病毒等感染;孕母滥用药物、接受放射线等均可导致胎儿发育异常;孕母长期营养素和热量缺乏对胎儿的生长发育有一定的影响,例如孕母缺乏叶酸可导致胎儿神经管畸形;孕母摄入热量或蛋白质不足,可使胎儿发生宫内生长发育迟缓,导致低出生体重。

根据保护胎儿正常生长、降低围生儿死亡率和提高新生儿健康质量的要求,应从胚胎各个器官形成起开始保护。做好孕期保健,必要时做产前诊断,并采取相应的干预措施。因此,儿童保健人员必须了解胎儿各周龄的生长发育状况,与妇女保健密切配合,以保证胎儿的正常发育。

(二)新生儿期

自胎儿娩出后从脐带结扎开始至未满 28d 为新生儿期(neonatal period),是婴儿期的一个重要阶段。因为新生儿期的发病率和死亡率均高于其他年龄阶段,所以这又是一个特殊时期。新生儿各个器官系统需要进一步完善,功能也需要进行利于生存的重大调整,要尽快适应宫外的新环境,因此应采取一定的保健措施,例如,定期访视、宣传母乳喂养的好处、指导新生儿的护理和喂养、做好疾病的防治,降低新生儿的发病率和死亡率。

(三)婴儿期

自出生到不满 1 周岁为婴儿期(infancy)。此期是生长发育最快的时期,所需要的热量和蛋白质比成人要多,自身免疫功能尚未发育完善,抗感染的能力较弱,易患各种感染性疾病和传染性疾病。因此,应提倡母乳喂养,指导及时合理地添加辅食,定期进行体格检查、计划免疫。

(四)幼儿期

从 1 岁至不满 3 岁为幼儿期(toddler age)。此期是幼儿语言、思维、动作和社会交往能力发育较快的时期,幼儿对危险的识别和自我保护意识不强,易发生各种意外伤害。要根据此期的特点,有目的、有计划地进行早期宣教,预防意外伤害的发生。培养幼儿良好的卫生习惯,加强断乳后的营养指导,注意口腔卫生,定期进行体格检查,继续做好计划免疫和常见病、多发病、传染病的防治工作。

(五)学龄前期

3~6 岁为学龄前期(preschool age)。这一时期体格生长较前缓慢,但语言、思维、动作、神经精神发育仍较快,与外界环境接触日益增多,更应加强宣教,特别要防止意外伤害。应开展儿童弱视、斜视、弱听的防治,注意口腔卫生,定期进行体格检查。

(六)学龄期

6~12 岁为学龄期(school age),处小学阶段。此期儿童大脑皮质功能更加成熟,对事物具有一定的分析、理解能力。要做好健康教育工作,注意用眼卫生、口腔卫生以及疾病防治等工作。

(七)青春期

青春期(adolescence)是从儿童时期过渡到成年人的一个发育阶段。女童较男童早 2 年,一般为 9~12 岁起到 17~18 岁,男童一般为 11~13 岁起到 19~21 岁。青春期已进入中学阶段。此期首先出现体格生长加速,这是人生中第二个生长高峰,继之生殖系统开始发育并逐步发育成熟。除此之外,智能飞跃发展,逐步开始独立生活,参加各种社会活动。在这一时期情绪多变且不稳定,易发生各种异常心理。因此,对青春期的少年应加强健康教育、营养指导、性教育、卫生指导,尤其应避免吸烟、早恋等。应加强品德教育,进行体格锻炼,学好文化知识,掌握一定的技能,做到全面发展。

(吴华丽)

第二节　儿童生长发育

儿童生长发育是一个连续的动态过程,在这个过程中,解剖、生理、心理等功能的变化存在着一定的年龄差异和规律性。因此,在实际工作中将小儿年龄分为七个时期(胎儿期、新生儿期、婴儿期、幼儿期、学龄前期、学龄期、青春期)。

人的生长发育是从受精卵到成人的成熟过程。生长和发育是儿童不同于成人的重要特点。儿童身体各器官和系统的不断长大和形态变化过程,称为生长。生长是机体量的改变,在一定程度上反映身体器官、系统的成熟状况,可以用相应的测量值来表示,如体重、身高、头围、胸围等。儿童身体细胞、组织、器官功能的分化完善与功能的成熟过程,称为发育。发育是机体质的变化。儿童的发育是先天遗传和后天训练的共同结果。生长和发育两者紧密相关,共同体现机体的动态变化过程。

一、儿童体格生长规律

保健人员和家长对儿童生长发育规律的正确认识,有助于对儿童体格生长速度和各器官、系统的发育情况进行监测。

(一)生长的连续性和阶段性

儿童时期,体格生长是一连续的过程,但各年龄生长发育并非等速,不同年龄阶段生长速度不同,例如,身长和体重在出生后第1年增长很快,至1岁时体重是出生时体重的3倍,身长是出生时身长的1.5倍,此为出生后的第一个生长高峰。第2年以后生长速度逐渐减慢,至青春期,体重和身高生长又迅速增加,出现生长发育的第二个高峰。

(二)身体各部分长度比例随年龄而不同

体格生长有其头尾规律。头在子宫内和婴幼儿期领先生长,而以后生长不多。出生时头大身体小、肢体短。以后四肢的增长速度快于躯干,渐渐头小躯干粗,四肢长。胸围增大的速度大于头围,出现成人体型。婴儿头部高度约为身高的1/4,成人头高约占身高的1/8(图2-1)。

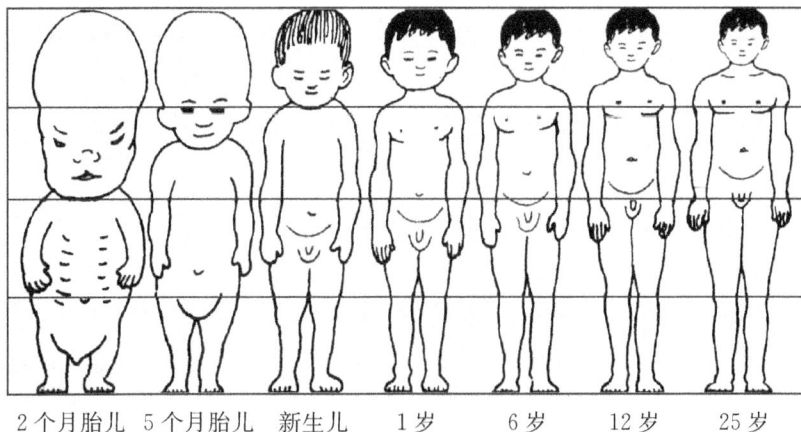

| 2个月胎儿 | 5个月胎儿 | 新生儿 | 1岁 | 6岁 | 12岁 | 25岁 |

图 2-1　身体各部分长度比例随年龄而不同

(三)各系统发育不平衡性

人体各系统的发育快慢不一,各有先后(图 2-2)。儿童的神经系统发育较早,脑的发育在出生头 2 年最快,5 岁时脑的大小和重量已接近成人水平。淋巴系统出生后发育迅速,到青春期达顶峰,然后逐渐退化。生殖系统到青春期才迅速发育。而其他系统如呼吸系统、循环系统、消化系统、泌尿系统、肌肉的发育与体格生长平行。

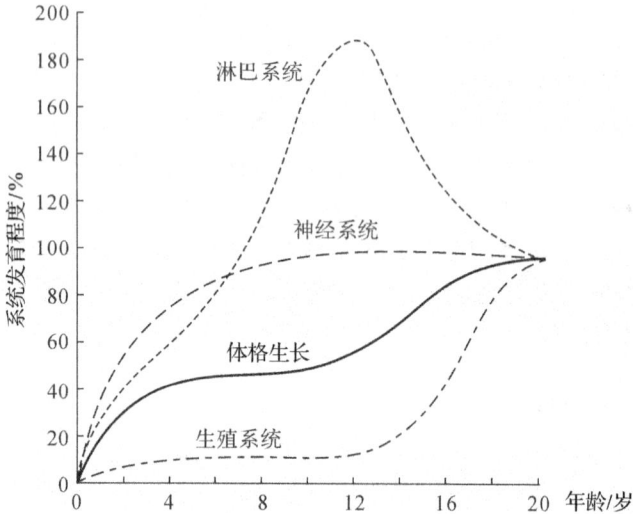

图 2-2　人体各系统发育快慢不一

(四)生长的个体差异

儿童生长发育虽有一定的规律,但在一定的范围内受遗传和环境的影响,存在着相当大的个体差异,如矮身材父母的儿童与高身材父母的儿童相比,两者身长可相差很大,但都属于正常生长范围,故每个儿童有其自己的生长“轨道”,而不会完全相同。因此,在制定儿童生长发育的正常值时,往往是一个范围,而不是一个绝对值。

(五)生长发育追赶的趋势性

儿童生长发育的长期趋势主要表现在身高、体重的增长,月经初潮年龄提前,停经年龄推迟,乳牙、恒牙萌出提前等。导致生长发育长期趋势的原因,可能与营养和生活环境条件的改善、各种疾病的控制以及卫生知识的普及有关。遗传也是导致生长发育长期趋势的原因之一。生长发育的长期变化趋势是反映一个社会的经济水平、卫生条件、健康保健和人群生活水平等方面的综合指标。随着社会的进步、经济的发展、人们生活水平的提高,生长发育的趋势也随之发生变化。但生长发育的长期增长趋势是有一定限度的,达到遗传所赋予的生长潜力最大值,生长发育即趋于稳定。达到最大限度的时间与营养、经济、卫生以及教育文化水平等有着密切的关系。

健康儿童的生长沿着自身特定的轨道前进,当受到疾病、激素缺乏、营养不良等因素影响时,儿童生长可减慢或偏离其自然生长轨道,导致生长落后。当影响因素被去除,将以超过同龄儿童正常速度的方式生长,并迅速调整到原有的生长轨道上来,这种现象称作赶上生长。赶上生长对促进儿童生长发育具有重要的现实意义,可促使人们主动采取各种积极的措施,对婴幼儿进行定期监测,及早发现不良因素,有针对性地采取干预措施,使儿童获得比较完全的赶上生长,最大限度地发挥自身的生长潜力,提高儿童的生长发育水平。

二、体格生长与其他系统发育的关系

(一)骨骼的发育

1.颅骨的发育

在颅骨发育过程中,除头围外,尚需根据前、后囟门关闭及骨缝闭合时间来衡量颅骨的骨化程度。前、后囟门在头部的位置如图 2-3 所示。前囟门为由额骨和顶骨形成的菱形间隙,出生时斜径为 1.5～2.0cm。前囟门大小个体差异大,其范围为 0.6～3.6cm,在生后数月随头围增大而变大,6 个月以后逐渐缩小,一般至出生后 12～18 个月闭合,个别儿童可推迟至2 岁左右。后囟门由顶骨与枕骨的骨缝构成,呈三角形,在出生时或出生后 2～3 个月内闭合。如果出生时摸不到前囟门,要区别是否为颅骨畸形。囟门早

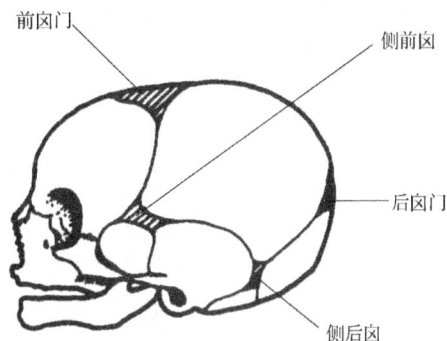

图 2-3　前、后囟门在头部的位置

闭见于头小畸形,囟门迟闭要区别佝偻病、脑积水、先天性甲状腺功能减退症。囟门饱满或明显突起见于颅内压增高,提示脑积水、脑炎、脑膜炎、蛛网膜下腔积水、四环素和维生素 A 中毒。囟门明显凹陷,常见于小儿腹泻引起的严重脱水及营养不良。

2.脊柱的发育

脊柱的增长代表扁骨的发育,出生后 1 岁内增长特别快,以后增长速度落后于身长的增长。新生儿出生时脊柱是直的,至 3 个月能抬头时,脊柱出现第一个弯曲,颈部脊柱前凸;至 6个月会坐,出现第二个弯曲,胸部脊柱后凸;到儿童 1 岁能走时,出现第三个弯曲,腰部脊柱前凸,这样就形成脊柱的三个自然生理弯曲,这种脊柱的自然弯曲至 6～7 岁才为韧带所固定。青春后期的脊柱增长主要是椎间垫的持续形成。如果骨骼发育不良,如软骨发育不良则出现鸡胸或驼背。如坐立姿势、写字姿势、背包姿势不正确,可出现脊柱侧弯,但脊柱侧弯也可与遗传有关。

3.长骨的发育

长骨的生长主要是干骺端的软骨逐步骨化,骨膜下成骨,使长骨增长、增粗。骨骺与骨干的融合标志着长骨停止生长。一般通过 X 线检查长骨骨骺端的骨化中心,根据骨化中心出现的时间、数目、形态及其融合时间,可判断骨骼发育情况。常选腕部为检测部位。正常儿童的骨化中心随年龄增长按一定时间和顺序先后出现,该年龄简称骨龄。出生时腕部无骨化中心,股骨远端及胫骨近端已出现骨化中心,因此对小婴儿和骨发育明显延迟的儿童应加摄膝部 X线骨片。出生后腕部骨化中心出现的顺序见图 2-4 所示。6～8 岁前腕部骨化中心数约为"年龄(岁)+1"。骨发育与生长激素、甲状腺素、性激素密切相关,因此骨龄的判断在临床上有重要意义,如甲状腺素、生长激素、雄激素均明显加速骨的发育,如这些内分泌激素不足,即可出现骨龄延迟。个体正常骨化中心出现的年龄差异较大,因此诊断骨龄延迟应慎重,应结合身长、体重综合评价。

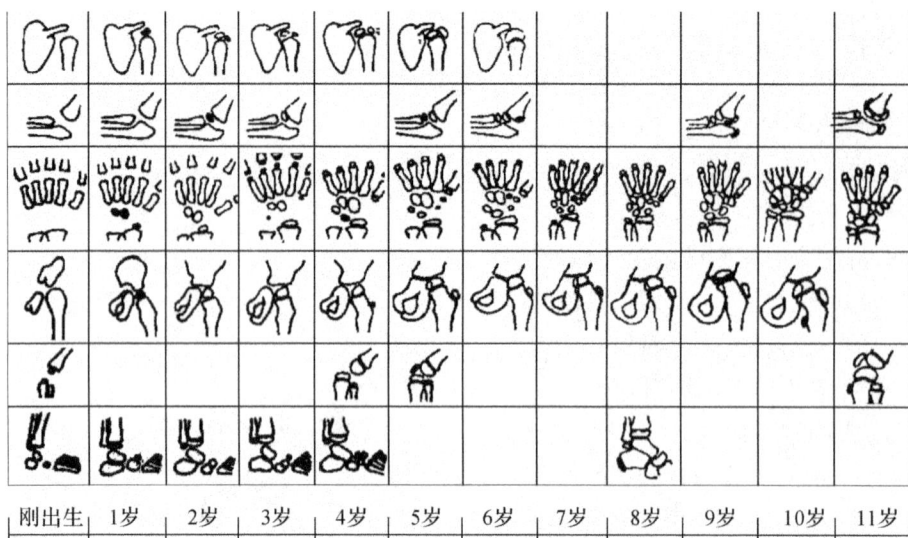

| 刚出生 | 1岁 | 2岁 | 3岁 | 4岁 | 5岁 | 6岁 | 7岁 | 8岁 | 9岁 | 10岁 | 11岁 |

图 2-4　出生后腕部骨化中心出现的顺序

(二)牙齿的发育

牙齿的发育与骨骼有一定的关系,但因胚胎来源不完全相同,牙齿的发育与骨骼的发育不完全平行。儿童出生时乳牙牙胚隐藏在颌骨中,被牙龈覆盖。出生时乳牙已骨化。恒牙的牙胚此时在乳牙之下,恒牙的骨化从新生儿期开始。

乳牙共 20 颗。乳牙萌出的早晚和出牙顺序有较大的个体差异,与遗传也有一定的关系。乳牙萌出的一般顺序如图 2-5 所示,早的 4 个月就开始出牙,迟的可到 10～12 个月。2 岁以内儿童乳牙总数约是月龄减 4～6,2 岁半乳牙出齐。6 岁以后乳牙开始脱落换恒牙,先出第一磨牙,12 岁以后出第二磨牙,17 岁以后出第三磨牙(智齿)(表 2-1)。恒牙共 32 颗,一般于 20～30 岁时出齐,也有终身不出第三磨牙者。

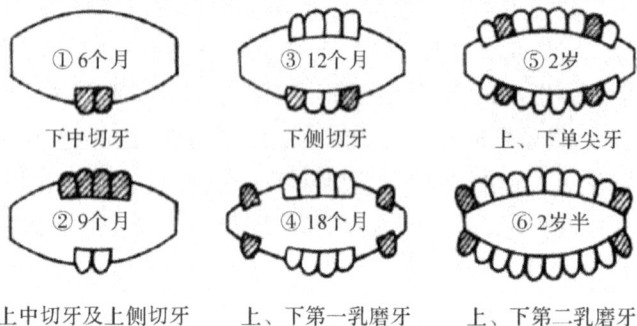

图 2-5　乳牙萌出的一般顺序

表 2-1　恒牙萌出时间及顺序

牙	出牙年龄/岁	
	上腭	下腭
第一磨牙	6～7	6～7
中切牙	7～8	6～7
侧切牙	8～9	7～8
第一前磨牙	10～11	10～12
尖牙	11～12	9～11
第二前磨牙	10～12	11～13
第二磨牙	12～13	12～13
第三磨牙	17～22	17～22

健康的牙齿结构需要健康的身体和适当的食品,包括蛋白质、钙、磷及维生素 C、维生素 D 等营养素和甲状腺激素。食物的咀嚼有利于牙齿发育。牙齿发育异常可见于外胚层发育不良与甲状腺功能减退等疾病。

(三)肌肉和皮下脂肪的发育

1.肌肉系统的发育

儿童时期肌肉系统发育不成熟,出生后随着活动的增加逐渐生长,其生长发育基本与体重增加平行。在出生后最初几年肌肉发育较缓慢,5 岁以后肌肉的增长加快,青春期性成熟时肌肉发育迅速,尤其是男性肌肉发达。肌肉的发育存在明显的性别差异,男性肌肉占体重的比例明显高于女性。

肌肉的发育程度与营养状况、生活方式及运动量有密切的关系。从小让儿童增加运动量,进行被动或主动性运动等可促进肌肉纤维增粗、肌肉活动能力和耐力增强,从而促进肌肉的发育。目前肌肉力量、耐力和柔韧性已成为衡量青少年身体素质的内容之一。肌肉发育异常可见于重度营养不良、进行性肌营养不良及重症肌无力等疾病。

2.皮下脂肪的发育

人体脂肪组织包括棕色脂肪和白色脂肪两种,棕色脂肪随年龄增长而减少,故儿童和成人的脂肪主要是白色脂肪,分布于皮下和内脏。脂肪组织的发育表现为细胞数目的增加和体积的增大。人体脂肪细胞数目增加主要在出生前 3 个月、出生后第 1 年和 11~13 岁三个阶段。脂肪细胞体积从胎儿后期至出生时增加 1 倍,以后增加速度减慢,青春期时脂肪细胞体积又增加。出生时人体脂肪组织占体重的比例为 16%,1 岁时为 22%,以后逐渐下降,5 岁时为 12%~15%。青春期脂肪占体重的比例有明显的性别差异,女生平均为 24.6%,比男生多 2 倍。皮下脂肪占全身脂肪的 50% 以上,故测量躯干、四肢不同区域的皮下脂肪厚度不仅可以反映全身脂肪量,还可以间接计算体成分、体密度,有助于判断肥胖与营养不良的程度。

(四)生殖系统的发育

青春期是从儿童过渡到成年的时期,是儿童发育的最后阶段,也是儿童生长发育的第二个高峰,以性器官和第二性征的迅速发育及体格发育的加速为主要特征。Tanner 将外生殖器和性征的发育分成五期,即临床用于评估青春期性发育的"Tanner 分期",也称为性成熟分级,如表 2-2 所示。

表 2-2　性发育过程的分期

分期	乳房(B)	睾丸、阴茎(G)	阴毛(P)
1	婴儿型	婴儿型	无
2	出现硬结,乳头及乳晕稍增大	双睾和阴囊增大,阴囊皮肤变红、薄、起皱纹;阴茎稍增大	少量稀疏直毛,色浅
3	乳房和乳晕更增大,侧面呈半圆状	阴囊、双睾更增大;阴茎增长	毛色变深、变粗,见于耻骨联合处
4	乳晕和乳头增大,侧面观突起于乳房	阴囊皮肤色泽变深;阴茎增长、增粗,龟头发育	如同成人,但分布面积较少
5	成人型	成人型	成人型

青春期一般持续 6~7 年,开始和持续时期个体差异也较大,可分以下三个阶段:

(1)青春前期　2~3 年,女童 9~12 岁,男童 11~13 岁,体格生长开始加速,第二性征出现(性发育 2～3 期)。

(2)青春中期　2～3 年,女童 13～16 岁,男童 14～17 岁,出现第二体格生长高峰,第二性征全部出现(性发育 3～4 期)。

(3)青春后期　3～4 年,女性 17～19 岁,男性 18～21 岁,体格生长停止,生殖系统完全成熟(性发育 5 期)。

青春期生长的年龄与第二性征出现顺序有很大个体差异。性早熟指女孩在 8 岁以前、男孩在 10 岁以前出现性生长,即青春期提前出现。男孩到 13 岁半睾丸无改变,或性征开始发育后 4 年还不成熟,应考虑青春期发育延迟。若女孩在 13 岁尚无乳房发育,乳房发育后 5 年还没有月经也要考虑此情况,需进一步检查。

三、体格生长影响因素

(一)环境因素

1. 社会与自然环境

(1)社会经济发展水平　社会经济发展水平的提高是促进儿童体格生长的重要因素,它通过促进营养、安全饮水、健康服务条件改善、疾病减少而发生作用。20 世纪 50 年代初至 1985 年的 30 余年间,上海市儿童身高体重值与工业总产值的相关系数达 0.91(男)和 0.96(女),说明国民收入及工农业生产等社会经济条件对儿童体格生长有直接的影响。目前一般来说,城市儿童体格生长水平明显优于农村。

(2)环境卫生　充分利用日光、新鲜空气、水进行体格锻炼。良好的生活环境能减少疾病,促进儿童生长发育。而不良环境如贫困、环境污染、教养不良等均会给儿童的体格和心理发育带来负面影响。

2. 家庭环境

(1)家庭经济水平　家庭经济收入是与儿童营养密切相关的因素之一。家庭收入的增加,儿童基本营养条件的改善,可促进儿童体格生长。

(2)家庭气氛　家庭和睦、平等民主的氛围,有利于儿童身心健康;如果长期处于压力、压抑的家庭环境中,如父母离异、家庭暴力等,则对体格生长有抑制作用。

(二)遗传和性别

(1)遗传基因　父母的遗传基因决定儿童体格生长的"轨迹"、特征、潜力和趋势。父母身材的高矮对子代的影响较大。而遗传性代谢缺陷病、染色体畸变则严重地影响儿童的生长发育。

(2)性别因素　男女儿童生长发育各有特点,除青春早期外,一般女童平均身高、体重较同年龄男童小,因此在评价儿童体格发育时男女儿童各有标准。

(三)营养

营养是最重要的影响因素,年龄越小营养对体格生长越重要,长期营养摄入不足,会导致体重不增或下降,严重的最终影响身高的增长。研究表明,20 世纪 50 年代初至 60 年代中期,日本儿童身高曲线与牛奶鸡蛋的消费增长曲线一致,两者的相关系数为 0.76(男)和 0.66(女)。自 1990 年以来,我国大幅度提高母乳喂养率及儿童泥糊状食品的质量对儿童体格生长水平提高起到了关键的作用。涉及 8 省的"中国健康与营养调查"追踪性调查也显示,儿童的身高变化与动物性食物提供的能量呈很好的正相关。

(四)疾病

(1)孕妇疾病 孕妇的某些疾病会直接影响胎儿的生长。孕妇患风疹、带状疱疹、巨细胞病毒感染及弓形虫病,可影响胎儿的发育;孕妇患糖尿病,胎儿易成巨大儿;孕妇严重营养不良,可导致胎儿宫内发育迟缓。甲状腺功能亢进的孕妇生育的后代,小头畸形的概率要比一般人高出13倍。

(2)出生后疾病 出生后疾病是不可忽视的影响因素,尤其是内分泌疾病,如甲状腺功能减退儿童的基础代谢缓慢,造成身材矮小、智能障碍;垂体功能不全儿童因生长激素不足引起侏儒症;性腺可促使骨骺愈合,故青春期开始较早者比迟者身材矮小;而急性感染性疾病常使体重减轻、生长迟缓,但只要在疾病恢复阶段为儿童提供良好的营养和生活条件,则可"赶上生长";但长期慢性疾病,如哮喘反复发作、先天性心脏病,对体格发育有一定影响。

(3)药物 某些药物如细胞毒性药物、激素、抗甲状腺药物等,均可直接或间接地影响生长,如长期应用肾上腺皮质激素者,身高增长的速度减慢。

四、体格生长常用指标及测量方法

(一)常用指标

1.体重

体重为各器官、系统、体液的总和,是反映营养状况最常用的指标。儿科临床中用体重计算用药量、静脉输液量。出生体重与新生儿的胎次、胎龄、性别以及宫内营养有关,如第一胎较轻,男孩的出生体重大于女孩。我国出生体重男婴平均为3.3kg,女婴平均为3.2kg,与WHO的参考值一致。出生体重受宫内情况影响大,早产或宫内发育迟缓会导致出生体重过低,这种儿童生长可能一直比较缓慢,有时到青春期才赶上正常水平。

体重增长是体格生长的重要指标之一。新生儿出生后可有生理性体重下降,大都在出生后第3~4天降至最低点,以后回升,至第7~10天恢复到出生时体重,下降的体重不超过出生时体重的7%~8%,早产儿体重恢复较迟。

儿童体重增长为非等速增加,随着年龄的增加,体重增长速度逐渐减慢。我国2005年儿童体格发育调查资料显示,正常足月儿在出生后头3个月体重增加最快,平均每月增加体重为1000~1200g,出生后3个月体重约等于出生时体重的2倍;第二个3个月每月体重增长速度减慢一半,每月增长500~600g;第三个3个月每月体重增长速度再减半,每月平均增长250~300g;第四个3个月每月平均增长200~250g,至12月龄体重约等于出生体重的3倍。出生到12个月是生后体重增加最快的时期,系第一个生长高峰。出生后第2年体重增长2~2.5kg,平均每月体重增长200g,2岁时体重约为出生体重的4倍;2岁至青春期前体重增长减慢,稳速生长,年增长值约为2kg;青春期开始后体重又猛增,年增长4~5kg,持续2~3年,系第二个生长高峰。

为方便临床应用体重计算用药量和输液量,可用以下公式粗略估计儿童体重:

3~12个月体重(kg)=(月龄+9)/2

1~6岁体重(kg)=年龄(岁)×2+8

7~12岁体重(kg)=[年龄(岁)×7-5]/2

2.身长(高)

身长(高)是指头顶至足底的长度。3岁以下应仰卧测量,称身长;3岁以后可立位测量,称身高。立位与卧位测量值相差 1～2cm。身长(高)的增长规律与体重相似,年龄越小增长越快。出生时身长平均 50cm;出生后第一年身长增长最快,出生头 3 个月,平均每月身长增加 4cm,婴儿 3 月龄时身长可以达到约 62cm;第二个 3 个月,平均每月增长 2cm,以后半年平均每月增长 1.5cm;1 周岁时身长达 75cm;第二年身长增长速度减慢,一年平均增加 11～12cm,2 周岁时身长约 87cm;2 岁以后直至青春前期平均每年增加约 7cm。青春期受内分泌影响,出现身高增长高峰,增长高峰男性比女性一般晚 2 年。在身高增长高峰时期,男性 1 年身高平均增加 9cm,女性平均增加 8cm。

常用的身长(高)计算公式为

2～12 岁身长(高)(cm)＝年龄(岁)×7＋77

3. 头围

头围反映脑和颅骨的发育程度。头部发育最快的时期为出生后前半年,新生儿头围平均为 34cm,在前半年增加 9cm,后半年增加 3cm,至 1 周岁头围平均约为 46cm;第 2 年头围增长减慢,约增长 2cm,2 岁时头围约为 48cm;5 岁时头围约为 50cm;15 岁时接近成人头围为 54～58cm。如果出生时头围<32cm,3 岁后头围<45cm,称为小头畸形。大脑发育不全时头围偏小;头围过大时应注意有无脑积水。

4. 胸围

胸围反映胸廓、胸背肌肉、皮下脂肪及肺的发育程度。出生时胸廓呈圆筒状,胸围约为 32cm,比头围小 1～2cm;随着年龄的增长,胸廓的横径增加快,至 1 岁左右胸围约等于头围,1 岁以后胸围逐渐超过头围,1 岁至青春前期胸围应大于头围,其差数约等于儿童的岁数。婴儿时期营养良好时,胸廓发育好、胸部皮下脂肪较为丰满,也可有几个月胸围大于头围。婴儿呼吸以腹式为主,如果裤带束缚胸部,长久不解除,易发生束胸症及肋缘外翻。重症佝偻病可出现肋串珠、鸡胸、漏斗胸等胸廓发育异常。先天性心脏病合并心脏增大也可出现鸡胸、漏斗胸,也可为单纯胸廓发育异常。

5. 腹围

婴儿期胸围与腹围相近,以后腹围小于胸围。腹部易受腹壁肌张力及腹内脏器的影响。肠麻痹时出现腹壁膨隆,有腹水时腹大似蛙腹,如果出现腹水要定时测量腹围。测量腹围时应使受测者取仰卧位,以脐部为中心,绕腹一周。

6. 上臂围

臂围是骨骼、肌肉、皮肤和皮下组织的综合测量。上臂围的增长反映了儿童的营养状况。在无条件测量儿童身高的情况下,上臂围可以用来评估 5 岁以下儿童的营养状况:上臂围>13.5cm 为营养良好;上臂围 12.5～13.5cm 为营养中等;上臂围<12.5cm 为营养不良。

(二)测量方法

1. 体重

测量前熟悉电子秤的读数方法。测量体重应在空腹、排便、裸体或穿背心短裤的情况下进行。称重时,婴儿可卧位,1～3 岁可坐位,3 岁以上可站立,两手自然下垂。小婴儿最好用盘式电子秤测量,误差不超过 10g。儿童用载重 50kg 的坐式电子秤测量,误差不超过 50g。7 岁以上用立式电子秤,最大载重 100kg,误差不超过 100g。称重时应先熟悉电子秤的读数,读数记录以千克为单位,至小数点后两位。

2. 身长(高)

3 岁以内儿童取仰卧位测量身长,脱去帽、鞋、袜,穿单衣仰卧于量床上,头扶正,头顶接触头板,面向上。测量者位于儿童右侧,左手握住其双膝,使腿伸直,右手移动足板使其接触两侧足跟,然后读刻度,误差不超过 0.1cm。给 3 岁以上儿童量身高时,要取立正姿势,两眼直视正前方,胸部稍挺起,腹部微后收,两臂自然下垂,手指并拢,脚跟靠拢,脚尖分开约 60°,脚跟、臀部和两肩胛间几个点同时靠着立柱,头部保持正直位置,然后测量。使顶板与颅顶点接触,同时观察被测者姿势是否正确,然后读立柱上数字,误差不超过 0.1cm。

3. 坐高

3 岁以下量坐高。取卧位测量,测者左手提起儿童下肢,使其膝关节弯曲,同时使骶骨紧贴底板、大腿与底板垂直,移动底板,使其压紧臀部,读刻度,误差不超过 0.1cm。3 岁以上量坐高取坐位,注意坐凳高度是否合适。坐时两大腿伸直面与躯干成直角且与地面平行。头与肩部的位置与量身高的要求相同。

4. 胸围

3 岁以下取卧位,3 岁以上取立位。测量时被测者处于两手自然平放或下垂,两眼平视。测量者立于被测者前方或右方,用左手拇指将软尺零点固定于被测者胸前乳头下缘,右手将软尺经右侧绕背部以两肩胛下角下缘为准,经左侧面回至零点,取平静呼吸时的中间读数,误差不超过 0.1cm。

5. 头围

取坐位或立位。测量者立于被测者之前或右方,用软尺从头部右侧眉弓上缘经枕骨粗隆,从左侧眉弓上缘回至零点,读出头围数字,误差不超过 0.1cm。测量时软尺应紧贴皮肤,左右对称。如有辫子则将辫子解开。所用软尺要精确,有 0.1cm 的刻度。

6. 上臂围

取立位、坐位或仰卧位,被测者两手自然平放或下垂。取左上臂自肩峰至鹰嘴连线的中点为测量点。以软尺绕该点水平的上臂 1 周,轻轻接触皮肤,进行测量,读数误差不超过 0.1cm。

7. 皮脂厚度

常用的测量部位有腹壁下脂肪、背部皮下脂肪、上臂内侧皮下脂肪。测量者常用左手拇指及示指在测量部位捏起皮肤和皮下脂肪,捏时两指的距离为 3cm,右手提量具。量具的钳板大小应为 0.6cm×1.5cm。若使用带有弹簧的量具,弹簧的牵力应保持恒定,测量时读数误差不超过 0.5mm。

五、体格生长的评价

评价儿童体格生长的状况是儿童保健和儿科临床工作的重要内容之一。儿童经体格生长的定期或不定期测量后,只有通过比较和客观的评价,才能及早发现问题,并及时给予指导和干预,从而促进儿童健康成长。

(一)选择评价标准

选择评价标准是评价儿童个体和群体体格生长状况的必要前提。标准不同,结果不同。评价标准一般分现况标准和理想标准两类。

1. 现况标准

由于现况标准值的制定选择的人群一般未作严格的挑选,只剔除患有各种明显可能影响生长发育的急慢性疾病和畸形患者,这个标准值可以代表一个地区一般的儿童体格发育水平,而不是生长发育最好的儿童水平。在发展中国家,现况标准值可随社会经济发展而逐步提高,故通常每 5 年或 10 年制定一次。我国现在常用的 2005 年 9 市城市、郊区正常男童女童体格发育衡量值,就是一个现况标准值。

2.理想标准

理想标准值的制定选择的人群样本是生活在最适宜的环境中,有合理安排的膳食和喂养,能得到足够的热能和营养素,有良好的生活条件,并得到良好的卫生服务的儿童,体格发育状况较理想。因此,以这类人群为样本测到的数值制定出来的标准,作为理想标准,它高于现况标准,如目前国际上常用的美国国家健康统计中心制定的国际标准(或称 WHO 标准)即为理想标准。

(二)评价方法

目前,我国常用的体格生长评价方法有标准差法、百分位法、中位数法、标准差离差法、曲线图法、指数法和骨龄评价。

1.标准差法

标准差法适用于正态分布状况,是我国目前儿童保健门诊及基层保健人员最常用的体格生长评价方法。根据不同年龄、性别,固定分组,通过大量人群横断面调查算出均值和标准差,均值加减 1 个标准差包含 68.3% 的总体,均值加减 2 个标准差包含 95.4% 的总体,而均值加减 3 个标准差范围已包含 99.7% 的总体,可按此制定出五等级评估和六等级评估。这种评估法的优点是简单易行,缺点是只能用单项指标评估,不能对儿童体型作评估,也不能对生长动态进行评估。有些家长喜欢将自家小儿与同龄儿童比胖瘦、比高矮,这不能正确地判断儿童是否健康。

2.百分位法

百分位法适用于正态和非正态分布状况,这是近年来世界上常用来评估体格生长的方法。百分位法就是把某一组变量值按大小顺序排列起来,求出某个百分位的数值,然后将百分位数列表,常分为第 3、10、25、50、75、90、97 百分位数。P_3 代表第 3 百分位数,P_{97} 代表第 97 百分位数,从 P_3 到 P_{97} 包括了全样本的 95%。当变量值不完全呈正态分布时,百分位法比标准差法能更准确地反映实际数值。P_{50} 即为中位数,约与标准差法的均值相当。本法适用范围和优缺点与标准差法相似,只是数值分布更为细致,准确性更高。

3.中位数法

中位数法是将一组数值按大小排列,位居中央的值为中位数。当样本变量呈正态分布时,中位数等于均数和第 50 百分位数。

4.标准差离差法

标准差离差法(standard deviation score,SDS),又叫 Z 积分(Z score)。标准差离差法用偏离标准差程度来反映生长情况,可在不同人群间进行生长状况的比较。Z 积分计算公式如下:

Z 积分＝(测量数值－同年龄同性别参考标准中位数)/参考标准的标准差

参考标准:WHO 儿童生长参考值。

5.曲线图法

按年龄的体重、按年龄的身长或按年龄的头围将不同时间系统的数值画成曲线,或定出观察期限,记录身长(高)的增加值和(或)体重增加值画成曲线进行评估。目前,国内外普遍应用的儿童生长发育图就是一种曲线图,将定期和系统测量所得各个儿童的体格衡量值画在相应的曲线图上,然后进行评估,不仅可以评出生长水平,还可看出生长趋势,并能算出生长速度。

6. 指数法

指数法是根据人体各部分之间有一定的比例,用数学公式将几项有关体格生长的指标联系起来判断体格生长、营养状况、体型、体质。这是一种综合评估方法。在儿童保健工作中保健医师根据不同的目的和要求,选择不同的指数法进行评估,如判断是否有偏瘦或偏胖的倾向,选择体重指数(body mass index,BMI),判断身体比例是否正常要选用身长(高)坐高指数。指数法常用于研究工作、教学工作以及体格生长判断有疑难时。

(1)BMI

$$BMI = 体重(kg)/[身长(高)(m)]^2$$

这是将身长(高)的平方设想为儿童的体积,它既反映一定体积的重量,又反映机体组织的密度。该指数有一个先渐渐增大后渐渐缩小的过程;我国儿童该指数的转折点在 6 个月以后。该指数也是评估婴幼儿营养状况的一个较好的指标。

(2)身高胸围指数

$$身高胸围指数 = [胸围(cm)/身高(cm)] \times 100$$

新生儿身高胸围指数约为 64.3,3 岁幼儿约为 53。这是一个体质指数,当小儿长高时胸廓随之发育,呼吸功能增强。胸部的皮下脂肪随年龄、营养状况、生活习惯、男女性别而不同。粗壮型儿童该指数较高,而瘦长型儿童该指数较低。

(3)身高坐高指数

$$身高坐高指数 = [坐高(cm)/身高(cm)] \times 100$$

这是表明上下长度的比例。随着年龄的增加,上身所占的比例逐渐减小,下身所占的比例逐渐增加。肢体发育与躯干发育不正常的儿童该指数异常。

7. 骨龄评价

骨龄指骨骼的年龄,可反映儿童个体发育水平和成熟程度。目前国内外制定骨龄标准的方法有标准图谱法、计分法和重点标志观察法。

(1)标准图谱法 将适宜人群从出生到成熟各年龄组的 X 线片中的中位数片按顺序排列构成一系列标准图谱。评价时将个体儿童的 X 线片与标准图谱进行比较,找出所在位置,从而确定其骨龄。此法操作简单,评价结果可靠。目前,国际通用的是 G-P 图谱(由 Greulich 及 Pyle 于 1959 年修订后建立的手、腕部骨骼成熟系列 X 线图谱)。

(2)计分法 按各骨龄成熟过程中的形态变化,人为地将其划分为不同的发育阶段,对 X 线片的详细特征给予相应年龄发育分,再将各骨发育分之和换算成骨龄,骨骼发育完全成熟时总分为 1000 分。此法应用复杂,要临床正确使用困难较大。

(3)重点标志观察法 通过观察若干继发性骨化中心出现的时间、成熟程度、出现数目、骨骺愈合的年龄别特征来衡量个体的成熟水平。此方法比较灵活,结果可靠,但具体操作烦琐。

(三)评价内容

对儿童的体格发育进行评价是依据儿童体格生长规律来判断其生长状况,包括生长水平、生长速度及匀称度三个方面。

1. 生长水平

将某一个年龄所获得的某一项体格生长测量值与参考人群值比较,得到该儿童在同质人群(同年龄、同性别)中所处的位置,即为此儿童该项体格生长指标在此年龄的生长水平。临床上使用百分位法,易于向家长解释。将参照人群的生长测量数值按年龄从小到大排序,列出不同百分位值,如将身高标准分为第 3、10、25、50、75、90、97 百分位数,第 3 百分位数以下属于生长异常,第 3～25 百分位属于中等偏下,第 25～75 百分位属于中等,第 75～90 百分位属于中等偏上,第 90～97 百分位属于上等,第 97 百分位以上属于生长超常。

2.生长速度

对某一项体格生长指标定期连续测量(纵向观察),所获得的该项指标在某一年龄阶段的增长值即为该儿童该项体格生长指标的速度值,将其与参考人群的生长速度值相比较,可得出正常、不增、下降和增长不足的结果。这种动态纵向观察个体儿童生长的方法最能反映个体儿童的生长轨道和趋势,体现生长的个体差异。

3.匀称度

用多项生长指标进行综合评价,反映体型和身材的匀称度。如以体重/身高比值表示一定身高的相应体重增长范围,间接反映身体的密度和充实度。

六、儿童生长监测

理想的儿童生长有赖于遗传、正常的内分泌功能、适当的营养、无慢性疾病和良好的教养环境。生长评价应成为儿童保健的日常工作之一。但儿童生长问题常常被忽视。应在健康儿童门诊监测儿童生长,不要等儿童出现生长偏离后才开始监测儿童生长。儿童定期健康检查时应同时测量体重和身长。

(一)儿童生长监测的概念

儿童生长监测是指对个体儿童的体重定期进行连续测量,并将测量值记录在生长发育图中,观察分析其体重曲线在生长发育图中的走向。

(二)儿童生长监测的意义

生长监测可促使各地改善儿童营养,降低不适当营养摄入,教育抚养者早期发现儿童生长疾病;生长监测也用于评价干预效果。对儿童的生长监测应包括定期连续测量体重、身长,并评价其生长速度。生长监测是儿童保健的基本工作,是儿童系统保健的方案,由联合国儿童基金会推荐,尤其适合农村地区的儿童。定期连续的生长发育监测,可以直观地检测儿童体重生长水平和速度,了解儿童的体格发育"轨道",并动态地观察儿童生长发育趋势,早期发现生长迟缓现象,及时分析原因,采取相应的干预措施,促进儿童健康成长。

(三)生长监测图

生长监测图是评价儿童体格生长发育简便、直观的一种方法,也是评价儿童营养及健康状况最常用的方法。我国卫生部(现国家卫生计生委)妇幼卫生司与联合国儿童基金会(United Nations International Children's Emergency Fund,UNICEF)合作编制的小儿生长发育图,适用于全国 0～3 岁儿童。

儿童生长监测图是将同性别、各个年龄组儿童体重指标的数值标在坐标纸上,连成参考曲线而绘制的图。儿童生长监测图的底端是年龄刻度,每月一格,左侧是体重的公斤数值。图中有三条参考曲线,最上端一条为第 97 百分位,最下端一条是第 3 百分位,中间一条为第 50 百分位,如果儿童的体重在上下两条参考曲线之间,说明生长的水平在正常范围。

(四)生长监测实施方法

对儿童的生长监测应包括定期测量体重、身长,并评价其生长速度。儿童生长监测采取测量、标记、画线、评估和指导等步骤。规范测量技术、常规校正测量工具、培训合格的测量者是保证获得准确、可靠的测量数据信息的重要条件,也是儿童生长状况跟踪和正确临床判断的基础。

1. 监测时间

新生儿出生时测量体重,出生后1周、2周分别测量体重一次,6个月内每月测量一次,7~12个月每2个月测量一次,1~3岁每季度测量一次,4~6岁每年测量一次。按儿童的年龄将每次体重测量数值标在生长监测图的坐标上,并将上次的点与本次的点连成线段,观察儿童体重增长曲线与参考曲线的走向是否一致,对儿童的营养状况、体重增长情况进行监测和分析。6岁以后理想的监测儿童身高、体重的次数未定。然而,每年至少一次生长监测可早期发现儿童生长问题。当儿童生长存在问题,或疾病治疗需跟踪时可适当增加测量次数。

2. 评估曲线走向

在生长监测图上,小儿体重增长的曲线有四种情况。

(1)正常曲线　即儿童生长曲线与参考曲线走向相平行。

(2)体重不增　即本次体重值减上次体重值等于零,儿童生长曲线不与参考曲线走向平行,而与横轴平行。

(3)体重偏低　即本次体重值减上次体重值虽为正数,但其增长值低于该月龄增长的最低参考值。

(4)体重下降　即本次体重值减上次体重值等于负数,儿童生长曲线与参考曲线走向相反。

3. 生长监测结果判断

如果儿童的体重曲线向下偏离,则考虑儿童有体重增长不足,需分析原因,并及时给予纠正。如果儿童的体重曲线平坦,甚至下降,则说明儿童体重的增长出现问题,需进行重点管理。有的儿童体重曲线虽一直在第3百分位参考曲线以下,但只要生长趋势与参考曲线一致就不用作为重点管理的对象,因为他们的生长速度是正常的。通过实施生长监测可以把服务重点放到筛出的体弱儿身上,对他们实施体弱儿专案管理。

4. 对体重增长存在问题的儿童进行诊断干预

(1)营养缺乏　分析营养不足的原因,从辅食添加、饮食习惯、儿童的食欲状况等方面进行询问分析,有条件的可根据孩子的年龄计算出应有的入量,进行膳食评估及营养计算。必要时做一些营养方面的化验检查。鼓励母乳喂养,指导家长正确添加辅食,合理喂养,纠正不良饮食习惯,解决入量不足或有关营养素不足等问题。在喂养指导的同时,每月监测儿童的体重,继续观察体重增长的趋势。

(2)感染　如腹泻、感冒、肺炎等,要针对感染的病因给予及时治疗。对反复感染的儿童,可选用增强免疫功能的药物,调节机体免疫力,以达到减少和控制感染的目的。

(3)照顾不当　要采取综合措施,尽可能地改善居住和卫生条件,为儿童提供良好、愉快的生活环境。同时加强儿童的体格锻炼,增加室外活动的时间,积极防治疾病,以保证儿童健康成长。

(五)生长监测注意事项

保证儿童生长监测的连续性,监测结果及时向家长反馈,重视对基层保健人员的培训指导,保证监测的规范性。

(吴华丽)

第三节　儿童神经心理发育

小儿神经心理发育的生理基础是神经系统的生长发育,尤其是脑的发育。

一、脑的发育

新生儿脑重约 390g,占出生体重的 8%;而成人脑重约 1400g,占体重的 4%。新生儿脑重为成人脑重的 1/3。9 个月脑重 660g,2 岁脑重 900~1000g,7 岁脑重已基本接近成人脑的重量。大脑皮质细胞的分化从胎龄 5 个月开始,到 3 岁时已大致完成,8 岁时与成人相似。出生以后大脑皮质的神经细胞数目基本不再增加,所以脑重量的增加主要为神经细胞体积的增大、突触的数量和长度增加及神经纤维的髓鞘逐步形成。4 岁时已完成神经纤维的髓鞘化。

新生儿大脑的皮质下中枢,如苍白球、纹状体系统发育较成熟,而皮质的发育尚未成熟,所以新生儿出现肌张力增高及不自主的动作,兴奋及抑制过程容易扩散。随着大脑皮质的发育,对皮质下的抑制作用也逐渐明显。

二、脊髓的发育

脊髓随年龄而增长,在胎儿期,脊髓下端在第 2 腰椎下缘,4 岁时上移至第 1 腰椎,在进行腰椎穿刺时应注意。婴儿肌腱反射较弱,腹壁反射和提睾反射也难以引出,到 1 岁时才稳定。3~4 个月前的婴儿肌张力较高,克尼格征(Kernig 征)可为阳性,2 岁以内的儿童巴宾斯基征(Babinski 征)阳性亦可为生理现象。

三、感知觉的发育

(一)视觉的发育

视觉是人类一种最重要的感觉,人获得的外界信息中,大约有 80% 是通过视觉获得的。

1. 新生儿的视觉发育

新生儿眼对光反射敏感,出生时已具备眨眼反射和瞳孔反射。新生儿的视觉系统还未发育成熟,其视觉能力还非常有限。一方面,新生儿的视觉调节能力有一定的局限性,其出生时视网膜的锥体细胞未发育,周围视觉、视敏度和边缘视觉都很有限,出生后视物最清楚的距离为 15~20cm,视觉范围只有 60°,为成人的 1/3;另一方面,新生儿眼外肌的调节能力较差,视觉运动还不协调,在出生后 2~3 周内,如果在距新生儿 20cm 远处有两个物体,则新生儿的左右两眼可分别看左右两物体,有时可发生两眼对合的现象,直到新生儿期结束时,两眼运动才能逐渐协调。刚出生时,有 26% 的新生儿能两眼追随 20~30cm 处移动的红色球,而出生 12~48h 后,能做出同样反应的新生儿有 76%。新生儿出生后 15d 左右,可开始较长时间地注视活动的玩具,但追视物体的能力较差,视线移动不平滑,表现为"飞越运动"。新生儿特别喜欢看脸的外形,据研究发现,2 周内新生儿已能分辨出妈妈与爸爸的脸外形。

2. 婴儿的视觉发育

3~4 个月时眼肌开始部分调节,12 个月时才完善。出生时为远视,一直持续到 6 岁左右。所以,6 岁以前视力不可能达到 1.0。视觉集中时间在出生后 3~5 周仅 5s,到第 3 个月已达

7～10min,3个月时能主动搜寻视觉刺激物。4～12周出现辐辏动作,双眼随移动的物体移动180°。12～20周时开始看自己的手,能固定视物,看75cm远的物体,黄斑区的中央凹开始发育,眼底仍然苍白,视力为0.1。20～28周时出现手眼协调动作,能看到跌落的木块。3～4个月时已能辨别彩色与非彩色。婴儿喜欢看明亮鲜艳的颜色,尤其喜欢红色,不喜欢暗淡的颜色。用配色法研究知,儿童掌握颜色的顺序依次为黄、红、绿、蓝、紫、橙。28～44周开始出现视深度感觉,能看到小的物体。44周至12个月时角膜直径同成人,有弱视,能区别简单的几何图形,充分地两眼视物,视力为0.2。12～18个月时已能区别各种形状,对展示的图片有兴趣,辐辏动作较好,但视深度感觉仍然较差。18～24个月时两眼调节作用好,视力为0.5。2～3岁时两眼辐辏调节更好,可注视小物体及图画且能维持50s。3～4岁时能临摹几何图形。5岁时已能区别各种颜色。6岁时视力为1.0,视深度已充分发育。6岁前会因判断视深度不准确而常常撞到东西。

有关视觉的筛查分为单项筛查和多项筛查。单项如检查视力、色盲、屈光异常、眼肌平衡等;多项即以上几项合并筛查。视力检查方法,1岁半前用选择观看法,1岁半至3岁用点视力检查仪检查,3岁以上用儿童视力表或标准对数视力表检查。发现双眼视力差异达2行及2行以上或双眼视力均低于正常时,应及时就医。

(二)听觉的发育

胎儿后期,听觉已相当灵敏,孕妇经常聆听悦耳的音乐,可以保持心情愉悦,增进和胎儿的情感交流,促进胎儿身心发育,培养孩子的音乐兴趣。新生儿哺乳时可以听到母亲心脏跳动的节律与在子宫内听到主动脉搏动的节律相同,新生儿出现亲切感和安全感。当新生儿哭闹时,母亲发生呼唤,新生儿可立即安静。

新生儿还能区分声音高低、音响种类和声音持续时间,一般地,出生58h的婴儿已能区分200Hz和1000Hz的声波。2个月时已能辨别不同人说话的声音及同一个人带有不同情感的语调。3～4个月时头能转向声源。6个月时已能区别父亲母亲的声音。8个月时眼及头转向声源,能确定声音来自何处。10个月时两眼可迅速而直接地向声源看,对电话铃声及某些人的声音有应答。12个月时可以控制对声音的反应。18个月开始粗略地区别强度不同的声音,如犬声与汽车喇叭声。24个月时上述区别更精细。3岁时能区别"e"与"er"。4岁时听觉的区别能力更进一步,如能区别"f"与"h"。13岁之前的小儿听力一直在增长。小儿能听到20dB以下响度。倘若只能听及21～35dB为轻度听觉障碍,只能听及36～55dB为中度听觉障碍,只能听及56～70dB为中等重度听觉障碍,只能听及71～90dB为严重度听觉障碍,只能听及91dB为极重度听觉障碍。

(三)嗅觉和味觉的发育

出生时嗅觉中枢与神经末梢早已基本发育成熟。哺乳时,新生儿闻到乳汁的香味就会积极地寻找乳头。3～4个月时已能区别愉快与不愉快的气味。母亲吃挥发性的食物,如大蒜、洋葱,婴儿若闻到可以影响其饮食行为。7～8个月已经开始对芳香气味有反应。婴儿灵敏的嗅觉可以保护其免受有害物质的伤害,并可让婴儿更好地了解周围的人和事物。从出生到9个月,嗅觉保持相对的一致性。味蕾在胎儿7～8周时开始发育,第13～15周时成熟。胎儿最初和食物味道的接触是通过母亲的途径,母亲吃的食物味道转移到羊水中,羊水被胎儿吞咽,所以通过羊水,胎儿与不同的物质接触,如葡萄糖、盐类等。新生儿的味觉已发育得很完善。新生儿对不同味道会产生不同的反应;出生仅2h的婴儿已能分辨味道,如婴儿吃到糖水会表示愉快,吃到柠檬汁会表示痛苦。母亲的不同饮食情况会使母乳具有不同的味道。婴儿 4～6 个月时对微小味道改变敏感,此时为味觉发育的关键期,应适时添加各类辅食。

(四)皮肤感觉的发育

皮肤感觉包括痛觉、触觉、温度觉及深感觉。新生儿痛觉已存在,但不甚敏感,尤其是在躯干、眼、腋下部位,痛刺激后出现泛化现象。新生儿的触觉有高度的灵敏性,尤其是在眼、前额、口周、手掌、足底等部位;而大腿、前臂、躯干处却比较迟钝。躯体有些反射的出现与触觉的敏感性有关。新生儿对温度觉也比较敏感,如能区别出牛奶温度太高或太低。冷的刺激比热的刺激更能引起新生儿明显的反应。2～3 岁时已能辨别各种物体的属性,如软、硬、冷、热等。5～6 岁时,已能区别同样体积而重量不同的两只盒子。

(五)知觉的发育

知觉是人体对各种物质属性的综合反映。知觉的发育与视、听、皮肤等感觉的发育有密切的关系。儿童 4～5 岁时先认识客体的个别部分;6 岁时才开始看见客体的整体,但不够确切;7～8 岁时既能看到整体又能看到部分,但未能将两者很好地连接起来。在空间知觉方面,婴儿喜欢看图像清晰、有图案的画面。幼儿园小班儿童已能辨别方形、圆形及三角形,能辨别上、下;中班儿童能把两个半圆拼成一个圆形,能区别今天、明天、后天;大班儿童能认识椭圆形、菱形、六角形,能区别前天、后天、大后天等。

四、运动的发育

运动的发育与脑、脊髓及肌肉的功能有密切关系。运动发育可分为大动作发育和精细动作发育两大类。

(一)大动作发育

1. 大动作发育的规律

(1)头尾规律　即动作的发育自上而下,如先能抬头,两手取物,然后坐、直立、走路。

(2)由近到远　即离躯干近的肌肉动作先发育,然后掌握肢体远端的肌肉活动,如先抬肩,然后手指取物。

(3)从泛化到集中,由不协调到协调　如看到玩具,小婴儿会手舞足蹈,但不会把玩具拿到手里,较大的婴儿则伸手取玩具。

(4)正面的动作先于反面的动作　如先学会手抓东西,然后才会放下手中的东西;先学会向前走,然后才会倒退走等。

2. 大动作发育的进程

(1)抬头　新生儿俯卧时能抬头 1～2s,3 个月时抬头较稳,4 个月时抬头很稳,并能自由转动。

(2)翻身　5 个月时能从仰卧翻到俯卧,6 个月时能从俯卧翻到仰卧,7 个月时转向侧卧位时能用一只手支撑身体的重量。

(3)坐　新生儿腰肌无力,3 个月扶住婴儿取坐位时,腰成弧形。5 个月靠着坐时腰能伸直。6 个月时能成三脚架支撑。7 个月时能独坐片刻稍稳,身体略前倾。8 个月时独坐很稳,并能左右转身。11 个月时能由俯卧位的姿势,拉住床栏杆后坐起。

(4)爬　新生儿俯卧位时已有反射性的匍匐动作。2 个月取俯卧位时能交替踢腿,这是匍匐的开始。3～4 个月时能用手支撑上半身数分钟。7～9 个月时已能用手支撑胸腹,使身体离开桌面,有时能在原地转动。8～9个月时能用上肢向前爬。12个月左右,爬时手、膝合用。约1岁半能爬上阶梯。学习爬行的动作有助于胸部及臂力的发育,并能提早接触周围的环境,对神经心理发育有帮助,应加强训练。

(5)立、走、跳　新生儿直立时,两下肢稍能负重,出现踏步反射及立足反射。将2～3个月婴儿扶立片刻时,髋、膝关节屈曲。5～6个月扶立时,两下肢能负重,并能上下跳动。8个月搀扶时能站立片刻,背、腰、臀部能伸直。10个月左右扶着两手能向前跨步。11个月时能独立片刻。15个月时独立行走很稳。18个月时能跑及倒退走。2岁时能并足跳,一足独立1～2s。2岁半时能独足跳跃,跳1～2次。3岁时能两脚交替走楼梯。5岁时能跳绳,还能自3～4级的台阶上跳下。

口诀:二月抬、四月翻、六月坐、八月爬、十月站、周岁走、两岁跑、三岁独足跳。

(二)精细动作发育

新生儿时两手握拳很紧,2个月时婴儿两手握拳姿势逐渐松开,3个月时握持反射消失,才能有意识地取物。小儿握物先用手掌的尺侧,然后用桡侧。3～4个月时婴儿在胸前玩弄及观看两手。4个月时能抓住玩具,握物时大拇指参与。5个月时能在手所及的范围内抓住物体,并将物体放入口中。6～7个月时能独自摇摆或玩弄小物体。9～10个月时用拇指、示指平夹取物。10个月时能将手中的物体放掉。15个月时能几页、几页地翻书。18个月时能叠2～3块积木,会拉脱手套、袜子。2岁时能叠6～7块积木,能一页、一页地翻书。3岁时能叠9～10块积木,用筷子进餐,在别人帮助下会穿衣服,喜欢玩玩具中的精细操作。4岁时已基本能自己穿衣服。

口诀:三月玩手、五月抓手、七月换手、九月对指、一岁乱画、两岁折纸、三岁搭桥。

五、语言的发育

语言是人类特有的一种高级神经活动,是表达思想、观念的心理过程。从广义来说,文字、声音、视觉信号、手势均属于语言的范畴。语言的发育要求听觉、发音器官及大脑三者功能正常,三者中任何一个发育异常,都会影响语言的发育,所以听力、发音器官或大脑功能障碍者均不会说话,或者表达能力差。

(一)语言构成

语言由语音、语法、语义等成分构成,另外,语言作为一种交际技能,说者与听者必须掌握语用技能。语言的发展可分为语言准备期及语言发展期两个阶段,语言发展期从1岁左右能说出第一批真正能被别人理解的词开始,之前为语言准备期。

(二)语言准备期

语言产生的准备先经过反射性发声阶段,再经过牙牙学语阶段。①反射性发声阶段:婴儿1个月以内,哭是与成人交流的一种形式,由各种原因引起的哭声都是相同的音调,成人无法区别。1个月以后的哭声具有分化性,母亲能区别这种哭声表示饥饿,而另一种哭声表示疼痛。大约从第5周起出现非哭的声音。婴儿在玩弄自己的发音器官时偶尔发出的声音,最初发出类似韵母的a、o、e、u等,然后发出b、p、m、h等声母。②呀呀语阶段:大约5个月时,婴儿以发音作为游戏,出现韵母和声母的结合,如ba、pa、ma。到9个月时,呀呀语达到高峰,通过呀呀语,婴儿学会调节和控制发音器官的活动,为以后真正的语言产生和发展创造条件。

语言理解的准备可分为:①语音知觉。婴儿对语言的刺激是非常敏感的,出生10d内,新生儿就能区别语音和其他声音。只有具备了区别细微差异的语音,才能理解人的语言。②词语理解。8~9个月时,婴儿听到成人的一些语言,开始表现出相应的反应,如问"爸爸在哪里"时,婴儿头转向爸爸,但最初的反应并非对词的确切反应,而是包括词在内的整个情境的反应。如问"猫咪在哪里"婴儿的头也会转向爸爸一侧。11个月时,婴儿才能从复合的情境中解脱出来,词作为信号而引起相应的反应,这时婴儿才真正理解词的意义。

(三)语言发展期

语言的发展可分为:①语音的发展。语音是语言的声音和一定的意义紧密的结合。婴儿是通过学习词来学习语音的,不是被动地模仿成人的语音,是在语音发展到一定的时候获得了把听觉模式转换成自己发音的方法。最初阶段可能有发音上的错误,在学习及成人纠正的过程中逐渐纠正。②口语中句法结构的发展。1~1.5岁出现不完整的单词句,用一个单词表达更丰富的内容。如"饭饭"可以表达"我要吃饭",也可以表达"这是饭饭"。

小儿只有在学会语言的过程中也学会语用技能,包括说者和听者两方面的技能,才能达到交流的目的。

小儿说话的早晚是与父母的教育、关注分不开的。一般地,走路早的孩子说话迟,相反,说话早的孩子走路迟。女孩一般比男孩说话早。

六、心理活动的发展

(一)注意的发展

注意是指当人们的心理集中于一定的人或物时的状态。注意是一切认识过程的开始。注意可分无意注意和有意注意。无意注意是自然发生的,不需要任何努力。有意注意指自觉、有目的的注意,有时还需要一定的努力。两者在一定的条件下可以互相转化。

新生儿已有无意注意,如出生后第1个月内,外界各种强烈的刺激就可引起新生儿的注意。3个月的婴儿已能比较集中地注意人的脸及声音,但时间短暂。婴儿时期以无意注意为主,随着年龄的增长、生活内容的丰富、活动范围的扩大、语言的发展,逐渐出现有意注意。小儿注意的稳定性较差,容易分散,注意的范围不大,注意容易转移。5~6岁时能独立控制自己的注意。

培养婴幼儿的注意力要加强注意目的性的教育,排除外来干扰,有意注意和无意注意两者交替进行。

(二)记忆的发展

记忆是指人们在过去生活实践中经历的事物在大脑中遗留的印迹。印迹的保持和再现,表示记忆的存在。人们如果没有记忆,就不可能积累经验和增长知识。

记忆是复杂的心理过程,包括识记(事物在大脑中暂时联系的形成)、保持(事物在大脑中留下的痕迹)及回忆(联系的痕迹在大脑中的恢复)。新生儿出生后第2周出现哺乳姿势的条件反射是最早的记忆。3~4个月开始出现对人与物的认知。5~6个月的婴儿已能再认母亲,但重现尚未出现。1岁时能再认几日或10日前的事物,3岁时可再认几个月以前的事,4岁时可再认1年以前的事,4岁以后可再认更久以前的事。1岁以内重现尚未出现,1岁以后出现重现,最初仅限于几日内的事物,3岁时可以保持几个星期,4岁时可保持几个月,4岁后可保持更长的时间。大多数的人对童年生活的回忆只能追溯到四五岁。

婴儿记忆的特点是记得快、忘得快。记忆的内容和效果很大程度上依赖于事物外部的特点,如颜色鲜艳、内容新奇等。婴幼儿记忆不精确,是片段的、不完整的,记不住主要的、本质的内容;而情绪色彩浓厚、无关紧要的内容却记得很牢。记忆的暗示性大,容易服从成人的论断。随着年龄的增长、生活内容的扩大、经验的丰富,要求记忆的内容愈来愈多,无意识的记忆、机械记忆逐渐被有意识的记忆、理解记忆、逻辑记忆所代替。

注意和记忆两者关系密切,培养婴幼儿的记忆要注意:①要明确识记的目的性和增强识记的积极性;②培养儿童在积极的思维过程中识记材料,弄懂了就容易记忆,弄不懂的即使暂时记牢,也容易忘记;③帮助儿童采用多种方法进行识记;④通过游戏或活动,良好的情绪可以帮助记忆。

(三)思维的发展

思维是客观事物在人脑中概括的、间接的反映,是借助语言实现的,属认知的高级阶段,是人类智力活动的核心。思维是人类区别于动物的基本界限。思维活动一般是和语言联系在一起的。儿童的思维是在其与周围现实世界之间相互交往和活动中逐渐发展的。

思维过程的发展经过直觉行动思维、具体形象思维及抽象逻辑思维三个阶段。

婴幼儿以直觉行动思维为思维特点,这种思维与婴幼儿自身的行动密切相关。婴幼儿不能离开物体和行动而主动地计划和思考,因而思维不具有概念性。

学龄前儿童主要以具体形象思维为其特点,表现为:①具体形象性;②进行初步抽象概括的可能性。

培养小儿的思维能力应该加强对小儿教育、学习和训练。思维的发展总是经过直觉行动思维、具体形象思维和抽象逻辑思维的过程,教育、学习、训练可以加速这个过程;但在方法上要采取启发式,要结合小儿目前的知识水平,引导小儿自己去思考问题。

(四)想象的发展

想象是在客观事物的影响下,通过语言的调节,在头脑中创造出过去未曾遇到过的事物的形象,或者将来才能成为现实的形象的思维活动。想象带有明显的间接性和概括性。

新生儿没有想象。1~2岁时由于生活经验少,语言尚未充分发展,仅有想象的萌芽。3岁左右想象活动逐渐丰富,因而出现妄想性的游戏,把一种物体想象为另一种物体。但总的说来,3岁左右想象内容贫乏、简单,缺乏明确的目的,多数是片段、零散的。

学龄前儿童以无意想象及再造想象为主,有意想象和创造想象正在逐步发展。无意想象有以下特点:①想象的主体多变;②想象与现实分不开,常被别人认为在说谎;③想象具有特殊的夸大性;④常常以想象为满足。再造想象反映于各种游戏活动中,较小年龄的小儿往往重复生活中的经验,而创造性的内容很少。随着生活经验和知识的增长,许多在想象中才能获得满足的东西已经成为现实。因此如"过家家"这类游戏逐渐消退,代之以竞争性游戏。

培养小儿的想象力,还要注意培养想象的基本技能,如写作、绘画、手工、做模型、朗诵、唱歌等。也可通过讲故事、补画面、提问题、由小儿自己来解决具体的问题及听音乐等来培养小儿的想象力。

(五)情绪、情感的发展

情绪是人们从事某种活动时产生的兴奋心理状态,是一种原始的简单的情感。情绪持续时间短暂,外部表现特别显著,容易观察。情感是人们的需要是否得到满足时所产生的一种内心体验。情感常是一种比较高级的、复杂的情绪,常与社会需要相联系。和情绪相比,情感持续时间较长,外部表现不显著。

新生儿的情绪反应,一种是愉快的,如吃饱、环境温暖;另一种是不愉快的,如饥饿、疼痛。出生2个月后愉快的情绪逐渐增加。

　　婴幼儿的情绪表现有以下特点:①短暂性,产生情绪的时间较短;②强烈性,微小的刺激可引起强烈的反应;③易变性,情绪可在短期内有很大改变;④真实性和外显性,情绪毫不掩饰,完全表现在外面;⑤反应不一致,对同一刺激有时反应强烈,有时则无反应;⑥容易冲动,遇到激动的事短期内不能平静,听不进别人的劝告。随着年龄的增长,情绪逐渐趋向稳定,有意识控制自己情绪的能力逐渐增强。

　　培养婴幼儿良好的情绪,应为婴幼儿创造良好的条件,如:①生活上的关心、爱护,提供营养丰富的食物,保证充足的睡眠,制定有规律的生活制度;②除了满足生理上的需要外,还应当经常和儿童交往,并提供必需的玩具;③愉快的家庭生活,融洽的家庭氛围,避免情绪高度紧张;④提供多样化的活动和适当的交际机会。

(六)意志的发展

　　意志是自觉地克服困难来完成预期的目的、任务的心理过程。新生儿没有意志,婴幼儿随着语言的发展,在有意行动或抑制某些行动的时候,就出现了意志的最初形态。3岁左右,孩子出现"自己来"的行动时,是意志行动开始发展的标志。

　　积极的意志品质为自觉性、坚持性、果断性和自制性。年龄越小,意志的品质表现越差。在成人教育的影响下以及语言、思维不断发展的过程中,上述积极的意志品质有了较大的发展。孩子的行动可以服从于别人或自己提出的要求,而不受外界环境或内部心理过程的影响,所以也同时出现有意注意、有意记忆及有意想象等。消极的意志品质为依赖性、顽固性及冲动性。

　　培养婴幼儿具有创造性的思维活动或行动,首先应从培养坚强的意志着手。培养婴幼儿积极的意志,可以从以下几个方面着手:①从小培养正确的观点、明确的目的。培养的目的要稳定,不要随便改变,要反复讲明,为婴幼儿所了解、接受。②通过培养良好的生活习惯来培养儿童的自制力。③从生活小事上培养独立性,锻炼自己的意志,嘱做力所能及的事情。④培养责任感,要有意识地让儿童在困难的环境中锻炼。

(七)性格的发展

　　性格是人们个性心理特征的重要方面。性格和能力是个性心理特征。性格并非先天决定,而是在后天的生活环境中形成的。但一个人的性格形成之后,就有相对的稳定性(但也有一定的可塑性)。随着年龄的增长,人类内在的动力与外界的环境构成一系列的矛盾,如果解决了矛盾,则形成积极的个性;如果矛盾解决不了,则形成消极的个性。

　　婴幼儿期的性格尚未定型,应及早进行培养,有人认为父母对孩子的态度可以影响小儿的性格。

(吴华丽)

第四节　儿童神经心理发育的评价

　　儿童神经心理发育的水平表现在儿童在感知运动、语言和心理等过程中的各种能力,对这些能力的评价称为心理测验或社会心理测验。社会心理测验只能判断儿童神经心理发育的水平,其结果仅仅反映被测试者当时的情况,而不能预测将来的智能水平。社会心理测验需由经专门训练的专业人员根据实际需要选用,不可滥用。

社会心理测验的类别较多,我国较为常用的社会心理测验方法,以测验目的的不同可分为筛查性及诊断性两大类。筛查性的方法仅为筛查出正常或异常。异常者要进一步进行诊断性的检查及病因诊断、治疗。筛查方法快速、简便,能在短时间内得出结果,可在基层单位进行。但筛查出来后要转至上级医疗或保健单位进行确诊。

筛查性测验常用的有丹佛发育筛查测验、入学合格测验、绘人试验、图画词汇试验、瑞文试验。

诊断性测验常用的有贝利婴儿发育量表、盖瑟尔发育量表、斯坦福-比内智能量表、韦茨勒学前及初小儿童智能量表、韦茨勒儿童智能量表、南德视觉-运动完形试验等。

下面介绍社区常用的筛查方法——丹佛发育筛查测验(Denver Developmental Screening Test,DDST)。

该测验由美国儿科医师 W K Frankenburg 和心理学家 J B Dodds 于 1967 年在美国丹佛市制定,原版共 105 个项目,国内修订的 DDST 共 104 项,见图 2-6 所示,适用于 0～6 岁儿童的发育筛查。

(1)应用目的　①这是儿童神经行为发育筛查最常用的方法,可以及早发现问题;②对高危婴儿进行发育监测;③作为衡量儿童发育的指标,使父母根据儿童的年龄给予适当的环境刺激,并设计未来的训练计划。

(2)基本情况记录

姓名_____性别_____年龄_____体重_____身高_____头围_____

胎次_____产次_____　　　　足月、早产、难产、窒息　　出生体重_____ kg

新生儿黄疸□生理性□病理性　　　　抽搐□无□有　初次发作月龄_____

住址_____　　　　　　检查者_____

(3)测验内容　一共分 4 个能区。①身边处理及社会性:与人相处和关怀他人的需求。②精细动作及适应:手眼协调,小物体的操作与解决问题的能力。③语言:听觉、理解力和语言的使用。④粗动作:坐、走、跳和整体大肌肉的动作发展。每个项目用一条横条表示,横条安排在一定的年龄范围之间。每一横条上有 4 个点,分别代表 25％、50％、75％和 90％的正常儿童在相应的年龄通过该项目。横条内有"R"者表示该项目允许通过向家长询问而得到结果(也可通过检查获得)。横条内注有"1,2,3,…,28"提示该项目需参考注解进行测试。表的顶线和底线均有年龄标记。

(4)测验工具　①红色皮球(直径约 10cm)1 个;②葡萄干大小的糖丸若干粒;③细柄拨浪鼓 1 个;④正方形积木(边长 2.5cm)8 块,颜色为红、黄、蓝、绿;⑤无色透明玻璃小瓶 1 个,瓶口直径为 1.5cm;⑥小铃铛 1 只;⑦网球 1 个;⑧铅笔 1 支;⑨白纸 1 张。

(5)测验前的准备　向陪同的家长说明本测验是发育筛查,如果有些项目不能完成,家长不必紧张。对询问的项目家长要如实回答。测验成功与否,与儿童能否合作密切相关。测验时儿童应精神饱满,体位舒适,双手很容易接触到测验工具。用测查日期减去儿童的出生日期,计算出儿童的准确年龄。如为 1 岁以内早产儿,则需用测查日期减去其预产期,算出婴儿的矫正年龄。满 1 周岁以后不必矫正。连接测验表顶线和底线上相同的年龄标记点,得到被测试儿童的年龄线,并在顶线上写明测验日期。

(6)测验程序　每个能区年龄线左侧最靠近年龄线的项目,至少先做 3 个,然后测验压年龄线的所有项目。每个项目可重复 3 次。对询问的项目,检查者不能暗示家长。在测查过程中,检查者要观察儿童的行为、注意力、自信心、与家长的互动关系等。每个项目的评分记录在横条的 50％处。以"R"表示不合作,以"F"表示失败,以"P"表示及格,"NO"表示儿童没有机会或没有条件表演。

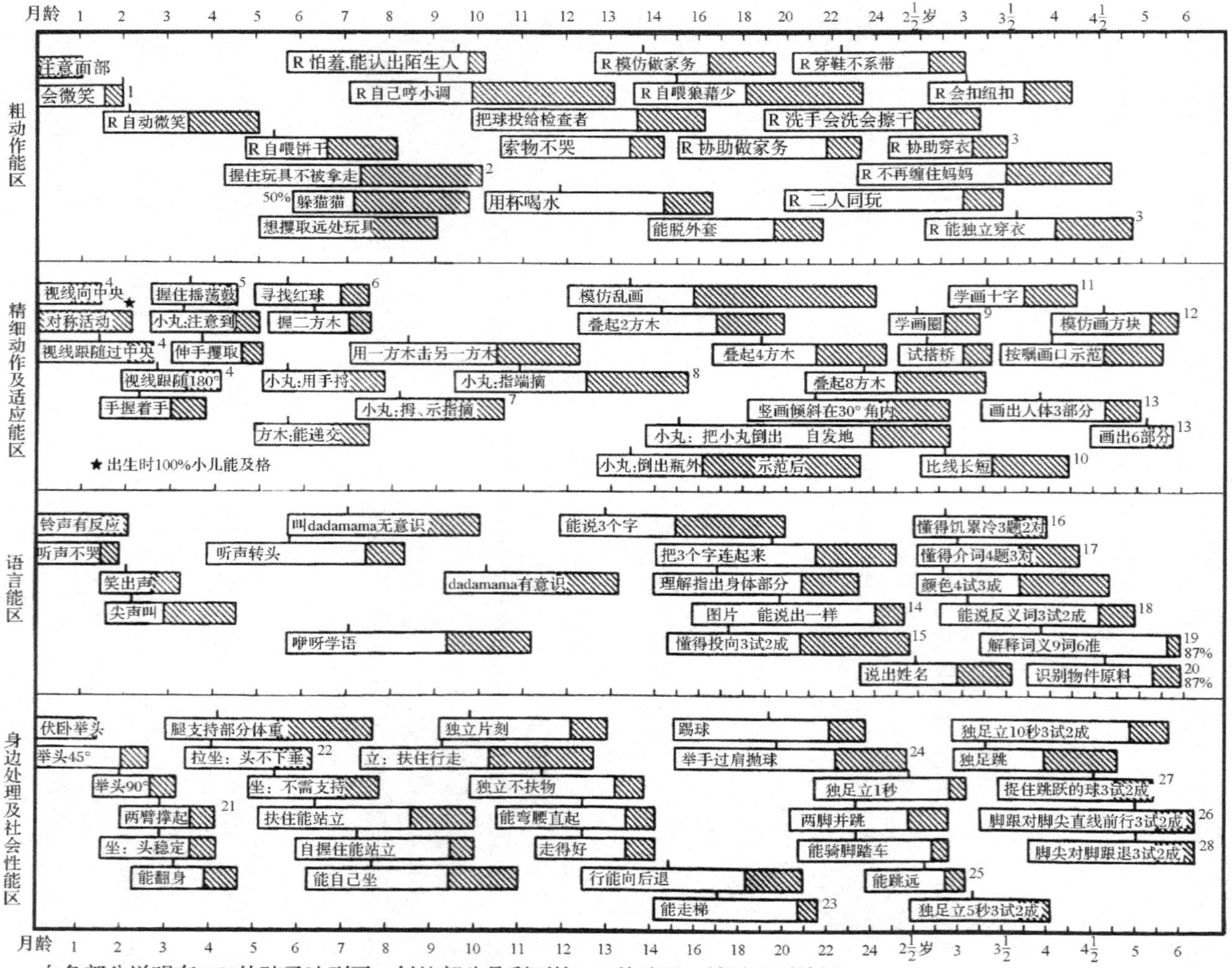

白色部分说明有75%的孩子达到了，斜纹部分是剩下的25%的孩子，越早达到越好。

图2-6　丹佛发育筛查测验

(7)结果判断 年龄线左侧的项目如果失败,那么认为该项发育延迟,除了用"F"表示外,还应该将横条的最右端用红笔醒目地标出。而年龄线上的项目失败时,不能认为发育延迟,仅用"F"表示即可,不必用红笔标记。测试结果有四种:正常、可疑、异常及无法判断。

异常:①2个或更多能区具有2项或更多项目发育延迟;②1个能区具有2项或更多项目发育延迟,加上另1个或更多能区具有1项发育延迟和同区通过年龄线的项目都失败。

可疑:①1个能区具有2项或更多项目发育延迟;②1个或更多能区具有1项发育延迟和同区通过年龄线的项目都失败。

无法判断:不合作项目和评为"NO"的项目太多,以致最后的结果无法判定。

正常:无上述情况。

(8)复试 第一次测验未达到正常的儿童2~3周后应予以复试。如果复试结果仍然为异常、可疑或无法判断,而且家长认为检查结果与儿童的日常表现相一致,则应做诊断性测验,以确定是否为发育异常。

DDST 的注解如下:

1.筛查者逗引儿童笑:筛查者自己向儿童微笑或交谈挥手,但不要接触儿童,儿童作出微笑答应。

2.当儿童正在高兴地玩着玩具时,筛查者硬把他手里的玩具拿开,他若表示抵抗算通过。

3.自己穿鞋时不要求系鞋带,穿衣时不要求自己扣背部纽扣。

4.把一线团慢慢地按照一个弧形从一边移到另一边,距儿童的脸15cm,如果(在不同项目要求下)儿童眼睛跟踪90°到中线、跟过中线、跟踪180°,算通过。

5.用拨浪鼓接触儿童指尖或手指的背部,他能握住它。

6.儿童视线会跟随线团,好像在追逐它,或想看它究竟到哪里去了(筛查者松手放线团时,应敏捷地使线团落下,勿挥臂)。

7.儿童用拇指和另一指捏小丸。

8.用示指、拇指端捏小丸,捏时腕部离桌面,从上面捏。

9.临摹画圆[图2-7(a)],不可示范,不说出名称。要求画线的头尾连接成封闭圆即可。

10.先给看长短2条线[图2-7(b)],然后问哪一条线长些?(不要问大一些)把纸旋转180°,再问哪条长?3试3成。

11.能临摹画成"+"字形便通过(2条线交叉)[图2-7(c)],不要求指定角度。

12.筛查者先嘱儿童照样临摹[图2-7(d)],要求图案具有4个角度便通过,不要说出式样。

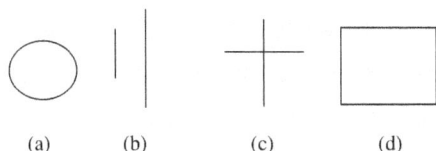

| (a) | (b) | (c) | (d) |

图2-7 临摹画图

13.评分时对称部分每对算作一处(两臂、两腿、两眼等仅算作一处)。

14.指点画(图2-8),令儿童说出名称(仅作声而未叫出名称,不通过)。

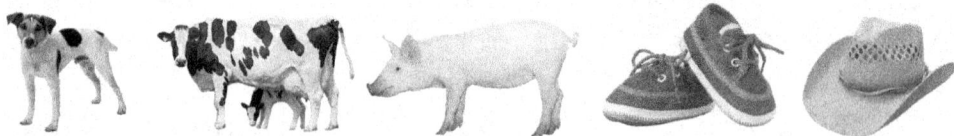

图 2-8　指点画

15. 筛查者嘱儿童：①把积木给妈妈；②把积木放在桌上；③把积木放在地上。3 试 3 成（注意：筛查者不要指点，也不用头、眼示意）。

16. 筛查者问儿童：①冷了怎么办？②饿了怎么办？③累了怎么办？3 问 2 次答对算通过。

17. 筛查者嘱儿童执行以下命令：①把积木放在桌面上；②把积木放在桌子下；③把积木放在椅子前；④把积木放在椅子后。4 试 3 成算通过（注意：筛查者不用手指点或用头、眼示意）。

18. 筛查者问下列问题，嘱儿童回答：①火是热的，冰是××；②妈妈是女人，爸爸是××；③马是大的，老鼠是××。3 问 2 次答对算通过。

19. 筛查者嘱儿童解释下列 9 个字中 6 个字的意义：球，(湖)河，香蕉(苹果)，桌子，房子，天花板，窗帘，篱笆(围墙)，人行道。能说出用途、结构、成分或分类都算通过。

20. 筛查者问儿童：①勺子是用什么做的？②鞋是用什么做的？③门是用什么做的？不准用其他事物代替。3 试 3 对算通过。

21. 儿童俯卧用双侧前臂或用双手撑起胸部离开桌面。

22. 筛查者握住儿童双手轻轻拉他(她)，从仰卧位到坐位，这时儿童头不后垂，算通过。

23. 儿童上台阶时允许手扶墙壁或栏杆，但不准成人搀扶或爬行。

24. 儿童举手过肩扔球给 90cm 以外的筛查者。

25. 儿童能并足跳约 21cm 远(跳过一张纸)。

26. 筛查者嘱儿童向前步行，前脚跟与后脚尖的距离不超过 2.5cm。筛查者可示范，要求儿童连续走 4 步。3 试 2 次成功即通过。

27. 筛查者在 90cm 处，把球拍给儿童，要求儿童能用手接球，不准用臂抱球。3 试 2 次成功即通过。

28. 筛查者嘱儿童后退走，前脚跟与后脚尖的距离不超过 2.5cm。筛查者可示范，要求儿童连续退 4 步。3 试 2 次成功即通过。

(吴华丽)

第五节　各年龄期儿童保健

一、胎儿期保健

(一)胎儿期特点

胎儿期是自受精卵形成至胎儿娩出前。胎儿依赖母体而生存。胎儿早期是器官形成的阶段，其中 3～8 周是胚胎细胞高度分化的时期，极易受环境的干扰导致胎儿缺陷与畸形，甚至流产、死胎。中晚期是胎儿组织、器官迅速生长发育，生理功能逐渐成熟的时期，此时如母体营养不良、感染或受不良环境因素干扰,可导致胎儿宫内发育迟缓,损害胎儿大脑和其他重要组织器官,导致功能障碍等。

围生期国内定义为自胎龄满 28 周至出生后 7d。此期包括妊娠后期、分娩过程和新生儿早期三个阶段。该期是胎儿经历从依赖母体到新生儿独立存活的巨大变化、适应环境、生命受到威胁的重要时期。围生期死亡率是衡量一个国家和地区的卫生水平、产科和新生儿科质量的重要指标,也是评价妇幼保健卫生工作的一项重要指标。因此,切实做好胎儿期和围生期保健工作,将有利于减少胎儿致残率,提高儿童健康水平和生命质量,降低围生期发病率和死亡率。

(二)胎儿期保健措施

胎儿的生长发育与孕母密切相关。胎儿期保健就是通过对母亲孕期的系统保健,达到保护胎儿宫内健康发育以及最终安全分娩的优生优育目的,属一级预防保健。重点预防先天性发育不全或畸形、先天性营养不良和低出生体重、早产、宫内感染、宫内窒息等。

胎儿期保健的实施可分为两个阶段。①胚胎期与胎儿早期(16 周之前):是预防畸形、先天性发育不全的关键期。②胎儿中后期:主要保证胎儿组织器官的生长发育、生理功能的成熟,预防宫内发育迟缓或营养不均衡,预防感染和胎儿组织器官受损,注意防治妊娠并发症导致的胎儿缺氧、窒息、营养代谢障碍等。胎儿期保健具体措施如下:

(1)预防遗传性疾病　通过遗传咨询、产前诊断,早期诊断遗传性疾病并终止妊娠。

(2)预防感染　孕母感染弓形虫、风疹病毒、巨细胞病毒、单纯疱疹病毒、细小病毒等可直接损害胎儿细胞,破坏免疫活性细胞,使组织血管发生炎症并梗死,染色体结构改变;受感染的细胞分化受到抑制,导致畸形,也可引起胎儿死亡。妊娠早期感染致畸率可高达 50%,而后致畸率逐渐下降至 10% 左右,但可导致发育迟缓。因此,孕母应避免与病毒感染患者接触,尽量不去人多空气混浊的公共场所。目前,可采取提前接种麻腮风疫苗的措施,使其具有较高免疫水平,以免在孕期发生这些感染。

(3)避免接触有害物质　孕母在孕期尤其是在胎龄 16 周之前,接触铅、汞、苯及有机磷农药等有毒物质或放射线,可导致胎儿生长发育障碍或发生先天畸形;孕母吸烟、饮酒,长期居住在氰化物、一氧化碳等有毒气体含量较高的居室中也不利于胎儿的发育。

(4)慎用药物　不少药物可经过胎盘进入胎儿体内,药物对胎儿的影响与用药的孕周及药物种类有关。孕 3 个月后除性激素类药物外,一般药物不再致畸,但可影响胎儿的生长与器官功能。

(5)治疗慢性病　母亲健康对胎儿影响极大。孕母患慢性疾病,如糖尿病,甲状腺功能减退,心、肾、肝疾病,结核病等,应尽量在怀孕前积极治疗。孕期应在医生指导下进行治疗,高危孕产妇应定期产前检查,必要时终止妊娠。

(6)保证孕期充足的营养,合理安排作息时间　孕早期胎儿生长发育速度相对缓慢,妊娠早期反应可使孕母消化功能发生变化,因此孕早期的膳食应富营养、少油腻、易消化及适口。从孕中期开始胎儿进入快速生长发育期,直至分娩,此期孕母应重视饮食的质和量,以保证胎儿生长发育所必需的营养供应,同时还应注意铁、钙等微量元素的补充,防止因孕母贫血和缺钙而影响胎儿的发育。

(7)保持良好的情绪和适量的身体活动　胎儿在孕 5 周后就逐步具备运动、感觉、听觉、触觉等能力,孕母良好的情绪和心理准备将有助于胎儿的健康和能力的发展。孕期适当的身体活动,如散步、做操等,有助于维持适宜的体重增长和自然分娩,户外活动有助于改善维生素 D 的营养状况,促进胎儿和母体自身的骨骼发育和健康。

(8)预防和管理高危妊娠　妊娠高危因素与高危儿的发生密切相关。高危儿死亡率高,存活后残疾发生率高。因此,在围生医学保健中对高危妊娠的预防和管理十分重要。妊娠高危因素包括:①母亲年龄、身材,如年龄小于18岁者或大于35岁的高龄产妇;②孕母患有生殖道疾病(子宫肌瘤、胎盘功能不良等)、急慢性疾病(心、肝、肾病,糖尿病,甲状腺功能亢进,肺结核等);③母亲孕期有阴道流血、病毒感染,吸烟、吸毒或酗酒史,母亲为 Rh 阴性血型,过去有死胎、死产或性传播疾病等;④孕母有妊娠并发症,如妊娠高血压综合征、先兆子痫、羊膜早破、胎盘早剥、前置胎盘、羊水胎粪污染、各种难产及手术产(产钳、胎头吸引、臀位产)、分娩过程使用镇静和镇痛药物史;⑤出生时高危因素,包括多胎、早产、低出生体重、小于胎龄儿、巨大儿、先天畸形、羊水过多(常伴胎儿神经管畸形)、羊水过少(常伴胎儿肺、肾发育不全)、宫内发育迟缓、脐带绕颈、宫内缺氧、窒息等。

在孕期应重视孕妇保健,加强早孕登记、建卡、定期产检,以保证对妊娠高危因素做到早发现、早干预。凡明确为高危妊娠者,必须专案管理、系统监护、严密观察、积极处理,尽早消除和控制有关危险因素对孕母、胎儿的影响和危害。建立健全三级医疗保健网和转诊系统,定期记录各种检查结果,确保业务技术的逐级指导,做到预防积极、治疗及时和处理正确有效。

二、新生儿期保健

(一)新生儿的分类

新生儿分类有不同的方法,可分别根据胎龄、出生体重、出生体重和胎龄的关系及出生后周龄等进行分类。

1.根据胎龄分类

(1)足月儿　37 周≤胎龄<42 周。

(2)早产儿　胎龄<37 周。

(3)过期产儿　胎龄≥42 周。

2.根据出生体重分类(出生 1h 内的体重)

(1)正常出生体重儿　2500g≤出生体重<4000g。

(2)低出生体重儿　1500g≤出生体重<2500g。

(3)极低出生体重儿　1000g≤出生体重<1500g。

(4)超低出生体重儿　出生体重<1000g。

(5)巨大儿　出生体重≥4000g。

3.根据出生体重和胎龄分类

(1)适于胎龄儿　出生体重在同胎龄儿平均体重的第 10 至 90 百分位的婴儿。

(2)小于胎龄儿　出生体重在同胎龄儿平均体重的第 10 百分位以下的婴儿。

(3)大于胎龄儿　出生体重在同胎龄儿平均体重的第 90 百分位以上的婴儿。

4.根据出生后周龄分类

(1)早期新生儿　出生后 1 周以内,也属于围生儿。

(2)晚期新生儿　出生后第 2 周至第 4 周末。

5.高危儿

高危儿是指已发生或可能发生危重疾病而需要监护的新生儿。常见于以下情况:

(1)母亲疾病史　糖尿病、感染、慢性心肺疾患史,吸烟、吸毒或酗酒史,母亲为 Rh 阴性血型,过去有死胎、死产或性传播疾病史等。

（2）母孕史　年龄＞40岁或＜16岁,孕期有阴道流血、妊高征、先兆子痫、子痫、羊膜早破、胎盘早剥、前置胎盘等。

（3）分娩史　分娩时难产、手术产、急产、产程延长,分娩过程中使用镇静和止痛药物等。

（4）新生儿　窒息、多胎、早产、小于胎龄儿、巨大儿、宫内感染和先天畸形等。

（二）新生儿的特点

新生儿期是自胎儿娩出后从脐带结扎开始至未满28d。新生儿从宫内依赖母体生存到出生后离开母体适应宫外环境,要经历身体各个系统解剖和生理功能上的巨大变化,是生命最脆弱的时期,该期发病率高、死亡率高。故新生儿保健是儿童保健的重点,早期新生儿保健是重中之重。

1.新生儿外观特点

（1）正常足月儿外观特点　正常足月新生儿出生时体重在2500～4000g,身长大于48cm,头围34cm,胸围32cm,头相对大,四肢短,头约为身体总长的1/4。皮肤红润,皮下血管丰富、脂肪丰满;表面有少许灰白色胎脂,起着保护皮肤的作用;面部、鼻尖、鼻翼、面颊等处可见到黄白色粟粒疹,称皮脂栓,因皮脂腺堆积形成;背部、臀部可有灰蓝色或蓝绿色色斑,称为"胎生青记"。乳头突起,乳晕已显。头发易梳理,黑而有光泽。新生儿腹部相对较大;脐带生后经无菌结扎,一般1～7d脱落。男婴睾丸已降,阴囊皱襞多;女婴大阴唇完全遮盖小阴唇。四肢相对短小呈屈曲状;指（趾）甲长到或超过指（趾）端,足底有较清晰的足纹。

（2）早产儿外观特点　早产儿体重低于2500g,身长小于47cm,皮肤薄、红嫩或绛红、水肿、胎毛多,头发短而细,似绒毛,乳房摸不到结节,乳晕不清,指（趾）甲薄软,未达指（趾）尖,足底光滑少足纹,仅前部有1～2条。男婴睾丸未降到阴囊,女婴大阴唇不能遮盖小阴唇。

2.新生儿生理特点

（1）体温调节　需适宜的环境温度或中性温度,特别是低体重或早产儿,环境温度过低可导致体温不升,甚至可发生硬肿症,环境温度过高可导致脱水。故保温并维持中性环境温度非常重要。

（2）循环系统　出生后胎儿循环系统功能向成人循环系统功能转变,任何原因使肺动脉压力增加,都可重新出现右向左分流（持续肺动脉高压）,导致发绀。

（3）消化系统　消化道解剖与功能发育可适应出生后纯乳汁的营养摄入;具有最基本的进食动作——觅食反射、吞咽反射,但吞咽时咽-食管括约肌不关闭,食管无蠕动,食管下部括约肌不关闭,易发生溢乳。出生后小肠上皮细胞渗透性高,以吞饮方式吸收,易产生过敏与感染。新生儿出生时肠道无菌,出生后2d出现双歧杆菌,7d到达高峰,为新生儿的优势菌。母乳喂养儿的酸性粪便有利于双歧杆菌的生长。

（4）泌尿系统　出生时肾小球过滤功能低下,肾浓缩功能差;肾小管排磷功能差,选用蛋白质、矿物质含量高的牛乳喂养对新生儿肾脏有潜在损害。

（5）神经系统　大脑皮质兴奋性低,对外界刺激反应易于疲劳,以睡眠状态为主;皮质下中枢兴奋性高,呈蠕动样动作,肌张力高;脊髓的固有反射（非条件反射）存在。

（6）免疫系统　细胞免疫功能已较为成熟,体内有通过胎盘从母体获得的抗体（IgG）。新生儿非特异性和特异性免疫功能发育不成熟,肠道分泌型IgA较低。

（7）体格发育　新生儿期是婴儿期增长最快的阶段,为宫内生长的延续。正常足月婴儿出生后第一个月体重增加可达1～1.5kg,身长增加4～5cm。

3. 新生儿特殊生理状态

(1)"马牙"和"螳螂嘴" 在口腔上腭中线和齿龈部位,有黄白色、米粒大小的小颗粒,是由上皮细胞堆积或黏液腺分泌物积留形成,俗称"马牙",数周后可自然消退;新生儿面颊部的脂肪垫俗称"螳螂嘴"。"马牙"和"螳螂嘴"均属正常现象,不可挑破,以免发生感染。少数初生婴儿在下切牙或其他部位有早熟齿,称新生儿齿,通常不需拔除。

(2)乳腺肿大 由于母体雌激素的影响,男、女新生儿出生后 1 周左右均可出现乳房逐渐胀大,甚至有少量乳汁分泌,出生后 2 周左右最明显,2～3 周以后逐渐消退。这是一种常见的生理现象,不需特殊处理,严禁挤压乳头,以免发生感染。

(3)假月经 在怀孕期间,母体雌激素进入胎儿体内,引起阴道上皮和子宫内膜的增生。当新生儿出生后,母体雌激素的影响突然中断,增生的阴道上皮和子宫内膜脱落,分泌出白色黏液,即白带。部分女婴出生后 5～7d 阴道有少许血性分泌物流出,可持续 1～3d,这就是假月经,是一种生理现象,一般不需要治疗和处理,保持会阴部清洁即可。

(4)新生儿红斑 新生儿出生后 1～2d,在头部、躯干及四肢常出现大小不等的多形性鲜红色斑丘疹,1～2d 后自然消失,称为新生儿红斑。这是受空气、温度、湿度的不良刺激的结果,也是一种生理现象,一般不需要处理,可自行消退。

(5)粟粒疹 新生儿出生后的 3 周内,在鼻尖、表面的皮疹,称为粟粒疹。这是新生儿皮脂腺功能发育尚未成熟、皮脂腺堆积的结果,也是一种生理现象,一般不需要处理,可自行消退。

(6)生理性黄疸 新生儿胆红素代谢特点决定了新生儿会出现生理性黄疸。50%～60% 的足月儿和 80% 的早产儿会出现生理性黄疸。皮肤出现轻度发黄,但吃奶、睡眠、精神等一般状况良好。足月儿出生后 2～3d 出现黄疸,4～5d 达高峰,5～7d 消退,最迟不超过 2 周;早产儿黄疸多于出生后 3～5d 出现,5～7d 达高峰,7～9d 消退,最长可延迟到 4 周。

(7)生理性体重下降 由于新生儿出生后环境的改变、呼吸的建立、皮肤水分的蒸发,加之出生后进食较少、胎粪排出等因素,新生儿出现了生理性体重下降(俗称脱水膘)。新生儿生理性体重下降从出生后 2～3d 开始,一般下降出生体重的 6%～9%,不超过 10%,在 7～10d 恢复到出生时体重。

(三)新生儿家庭访视

新生儿期的大部分时间是在家庭中度过的,因此新生儿家庭护理尤为重要。社区保健人员对新生儿的定期家访可帮助新生儿家长做好新生儿的家庭护理,预防新生儿疾病的发生。新生儿家庭访视十分重要,这是因为新生儿娩出后,其生理功能尚未完善,对外界环境适应能力差,抵抗力弱,易患各种疾病,死亡率高。因此,必须加强新生儿家庭访视,使新生儿一出生就能在保健员和家长的密切配合下免遭外界不良因素的影响,健康成长。

新生儿自产院出院后,在出生后 28d 内家庭访视应不少于 1 次,每次访视应有重点,根据新生儿和家庭、家长的具体情况进行有针对性的指导,对于有异常情况的新生儿应增加访视次数,对异常情况及时作出决策,并详细记录。每次访视前,医护人员应清洗双手、戴口罩,严防交叉感染。访视时要认真细心,动作要轻柔,随时将情况向其家长反馈。每次访视及时填写新生儿访视记录。如发现异常情况,应指导家长到上级医院进行进一步检查。访视结束后,填写儿童健康档案,对一切正常的新生儿转入婴儿期系统管理,预约第一次儿童保健门诊的检查。对体弱新生儿转入体弱儿进行专案管理。

新生儿访视内容包括:

(1)了解新生儿居室的卫生状况,如室温、湿度、通风状况、用具是否清洁、新生儿的衣被及尿布是否符合卫生要求。

（2）向母亲询问新生儿出生时的体重、身长测量值，娩出方式，有无窒息，以及新生儿的吸吮、睡眠、哭声、大小便性状等，是否已接种乙肝疫苗和卡介苗。

（3）观察新生儿的一般健康状况，如呼吸、面色和皮肤颜色、有无黄疸、身体各个部位有无畸形、各种原始反射和病理反射情况等。

（4）测量体重、身长及全身检查。检查时动作要轻柔，要注意颈、腋、腹股沟等处的皮肤有无充血、破溃、糜烂，有无红臀，脐部有无分泌物或感染。

（5）宣传指导母乳喂养、正确护理和预防感染等方法。

（四）新生儿保健措施

（1）保暖　新生儿居室的温度与湿度应随气候温度变化调节，冬季室内温度保持在 20～22℃，相对湿度以 55%～60% 为宜；夏季应避免室内温度过高，衣被过厚，否则易引起新生儿发热。

（2）喂养　母乳是婴儿最好的食物，尤其是初乳，含有丰富的免疫活性物质。指导母亲使用正确的哺乳方式以维持良好的乳汁分泌。当母亲感到奶水不足时，帮助母亲分析母乳不足的原因，不要轻易添加其他奶类。确实母乳不足或无法进行母乳喂养，指导母亲选用配方奶喂养，配方奶可每 3h 一次，每日喂养 7～8 次；纯母乳喂养的新生儿 2 周后应补充维生素 D 400IU/d；母亲适当补充维生素，多吃蔬菜水果。指导母亲哺乳期的营养、睡眠，以保证乳汁分泌充足。

（3）护理　衣服用柔软的棉布制作，要宽松不妨碍肢体活动，易穿易脱，干燥清洁。冬衣要能保暖。尿布用柔软吸水的棉布制作，勤换勤洗，以防尿布疹。婴儿包裹不宜过紧，更不宜用带子捆绑，最好能使两腿自由伸曲。脐带残端可用消毒液进行消毒，特别注意保持脐带残端清洁和干燥，脐带脱落前应保护好，不可进水。洗澡水温以略高于体温为宜。经常观察臀部和腋下等皮肤皱褶处，保持清洁干燥。可经常变换婴儿体位，俯卧位对呼吸功能有益，但注意将婴儿头转向一侧，避免口鼻堵塞发生窒息。

对新生儿进行感知觉刺激，多与新生儿说话、唱歌，吸引其目光追随，多做抚触。

（4）新生儿疾病筛查　新生儿出生后，应按规定进行新生儿疾病筛查，主要包括苯丙酮尿症、先天性甲状腺功能低下症、半乳糖血症、肾上腺皮质增生症及听力筛查等。

三、婴儿期保健

（一）婴儿期的特点

出生全未满 1 周岁为婴儿期。此期的特点是：①婴儿的体重、身长增长最快，系第一个生长高峰期。1 周岁末体重为出生时的 3 倍，身长增长 25cm，头围由平均 34cm 增加至 46cm。②神经心理发育快速，主要表现为运动、感知觉、语言、情绪和行为的发展。③因生长速度快，对热量、蛋白质的需求多，但此期消化和吸收功能尚未发育完善，若喂养不当，易发生营养缺乏性疾病和生长发育落后，也易发生消化不良。④从母体得到的免疫抗体于出生后 6 个月逐渐消失，而自身免疫功能尚未成熟，易患感染性疾病。

（二）婴儿的喂养

1. 婴儿营养摄入特点

新生儿先天即有原始的进食技能。

觅食反射:用手指或乳头抚弄婴儿的面颊,婴儿会转头张嘴,开始吸吮动作。

吸吮反射:最早在胎儿 28 周时即有吸-吞反射,新生儿出生时,即有吸吮能力。

咀嚼动作:咀嚼发育代表小儿消化功能发育成熟。后天学习咀嚼行为的敏感期在 4~6 个月,7 个月左右可有意训练婴儿咬嚼块状食物,有利于儿童口腔发育成熟。

婴儿胃排空特点为:乳汁在胃内排空时间各异,如母乳 2~3h,牛乳 3~4h,水 0.5~1h,混合食物 4~5h。

2. 母乳喂养

2002 年,世界卫生组织(WTO)和联合国儿童基金会(UNICEF)制定了《婴幼儿喂养全球策略》,提出了全球公共卫生建议:保护、促进和支持母乳喂养。建议婴儿于出生后 1h 内开始母乳喂养,在此之前不应喂任何食物或饮料;婴儿出生后最初 6 个月内应纯母乳喂养;婴儿 6 个月后应及时添加辅食,在添加辅食基础上继续母乳喂养至 2 岁或 2 岁以上。

(1)母乳喂养的定义

①纯母乳喂养:指只给婴儿喂母乳,而不给其他任何的液体和固体食物,甚至不给水。可以服用维生素或矿物质补充剂和药物滴剂或糖浆。

②部分母乳喂养:指除母乳外,还给婴儿吃乳类制品及谷类食物。

(2)母乳的成分和变化

①蛋白质:蛋白质是一类重要的营养成分,所有的乳类均含有提供热量的脂肪、生长所需的蛋白质和乳糖,但动物乳汁含的蛋白质比人乳多,因为动物生长比人类快,所以动物需要高浓度的蛋白质。而对婴儿不成熟的肾脏来说,排出这些来自动物乳汁的多余蛋白质代谢物是很困难的。

不同乳品中蛋白质含量不同,母乳中含有很多乳清蛋白,其中大部分是抗感染蛋白,保护婴儿免于感染。牛乳中含酪蛋白较多,在婴儿胃内形成难以消化的凝块,因此人工喂养婴儿可能会对动物乳汁中的蛋白产生不耐受,出现腹泻、皮疹等。

②脂肪:母乳中含有的必需脂肪酸,是婴儿脑、眼及健康的血管所必需的。刚出生时,婴儿的肠腔内尚未产生消化乳脂所必需的全部酶,而人乳中含有的脂肪酶,可帮助消化脂肪。人乳中的脂肪酶又称为胆盐激活的脂肪酶,它只有在胆盐存在的情况下才工作,在未与胆汁混合前,胃中的脂肪酶并无活性。动物乳或配方乳中不含脂肪酶,所以人乳中的脂肪比牛乳或配方乳中的脂肪吸收更完全,更能被机体所利用。

③碳水化合物:没有一种乳类所含的碳水化合物为淀粉,乳糖是乳类中主要的碳水化合物,所有乳类都含有乳糖,可提供热量。母乳比其他乳类含有更多的乳糖。

④矿物质:铁对于预防婴儿贫血很重要。虽然不同的乳汁中所含的铁都非常少,但人乳中的铁吸收率很高,是牛乳的 5 倍。

⑤抗感染成分:在出生后第一年内,婴儿的免疫系统尚未发育成熟。母乳含有帮助婴儿抵抗感染的抗体、白细胞、双歧因子、乳铁蛋白、溶菌酶等抗感染蛋白和抗感染因子。母乳中主要的免疫球蛋白是分泌型 IgA,从乳房分泌到乳汁中,这点与其他免疫球蛋白(如 IgG)不同,后者是通过血液携带的。代乳品没有活性的白细胞或抗体,几乎没有其他抗感染因子,所以提供的保护力要小得多。

⑥不同时期母乳成分不同。

初乳:初乳是母亲分娩后最初几日内产生的乳汁,外观黏稠,发黄或清亮,比成熟乳含有更多的抗体和其他抗感染蛋白、白细胞及丰富的维生素 A,有助于预防新生儿感染,帮助清理婴儿肠腔内的胎粪,从而排出胆红素,预防黄疸。初乳含有的生长因子,有助于婴儿肠腔发育,预防婴儿发生过敏或不耐受。因此,让婴儿吃到初乳非常重要。

成熟乳:继初乳几日后的乳汁。成熟乳分泌量大,蛋白质、乳糖、脂肪含量增加,能提供婴儿生长发育所需的能量。

(3)母乳喂养的优点

①母乳包含婴儿需要的所有营养素。

②母乳喂养可提供生命最早期的免疫物质。

③母乳喂养能促进婴儿神经系统发育。

④母乳喂养能增进母子间的情感。

⑤母乳喂养能减少成年后代谢性疾病。

⑥母乳喂养能促进母亲健康恢复。

⑦母乳喂养经济方便。

(4)母乳喂养的技巧　成功的母乳喂养应当是母子双方积极参与,并都感到满足。同时要具备三个条件:一是孕母分泌充足的乳汁;二是哺乳时出现有效的射乳反射;三是婴儿有效的吸吮。

①尽早开奶、早吸吮、按需哺乳:正常新生儿出生后即可哺乳。产后母婴同室,将裸体婴儿置于母亲胸前进行皮肤直接接触,同时吸吮乳头,以促使产妇早分泌、多分泌乳汁。

②哺乳期,母亲要给婴儿更换干净尿布,母亲洗手,清洁乳头,按摩乳房,促进乳房感觉神经的传导和泌乳。母亲取舒适体位,全身肌肉松弛,以利于乳汁排出。一般取坐位,背后用枕头垫牢,怀抱婴儿,使其头肩部枕于母亲哺乳侧的肘弯部,母亲用乳头触及婴儿面颊,在婴儿转头寻找乳头且张大口时,将乳头送入婴儿口中,帮助婴儿含住乳头和大部分乳晕,开始有效吸吮。若母亲乳房很大,可用另一手拇指和四指分别将乳房托起,注意观察婴儿吸吮和吞咽情况。当奶量过急,婴儿出现呛奶时可采取"剪刀式"手法将乳晕轻夹。

③哺乳的持续时间和频率:喂养的时间取决于婴儿的需要。应先让婴儿吸空一侧乳房后,再吸吮另一侧乳房。如婴儿食量小或母乳的奶量过多,仅一侧乳房便可满足,则另一侧乳房中的乳汁可用吸奶器吸出。一般每次哺乳持续 10～20min 为宜。喂养的频率应以婴儿和母亲的需要而定,即婴儿饥饿时和母亲乳胀时进行哺乳。2～3 个月的婴儿每昼夜应哺乳 8～10 次,3 个月以上的婴儿每昼夜 6～8 次为妥。

④哺喂完毕,将婴儿竖直抱起,头前额靠在母亲肩上,轻拍背部,使空气排出,然后保持右侧卧位,以防溢奶。

⑤不宜哺乳的情况:凡是母亲感染艾滋病、患有严重疾病(慢性肾炎、糖尿病、恶性肿瘤、精神病、癫痫或心功能不全等),应停止哺乳。

3. 婴儿食物的转换

(1)婴儿食物转换的意义　补充乳类中营养素的不足。乳类中维生素 B、D、C 及铁质含量较低,不能满足婴儿生长发育的需要,如不及时补充,极易发生相应的营养素缺乏。促进婴儿逐渐适应各种食物的味道,由乳类为主逐渐转换为固体食物为主的饮食。大于 3 个月的婴儿消化酶的分泌逐渐成熟,6 个月起乳牙开始萌出,对食物的消化能力逐渐增强。婴儿逐渐习惯用匙、杯、碗进食,培养摄入其他食物的兴趣,可促进婴儿吞咽功能和口腔肌肉的协调发育。

(2)过渡期食物的添加原则及注意事项

原则:辅食品种从单一到多样,辅食质地由稀到稠,由少到多,制作由细到粗。

注意事项：初喂宝宝辅食需要耐心，为宝宝进食创造愉快的气氛，尝试了解宝宝进食的反应，注意宝宝是否对食物过敏。

（3）各月龄适宜添加的辅食及喂食方法　见表 2-3。

表 2-3　各月龄适宜添加的辅食及喂养方法

月　龄	食物性状	种　类	供给的营养素	餐　数	
				主食	辅食
满 6 个月	泥状	谷物、米糊、米粉、菜泥、水果泥等	增加热量、植物蛋白质、铁、维生素	6 次奶	一次 2～3 勺
7～9 个月	末状	粥、烂面、鱼泥、蛋、肝泥、肉末、豆腐、动物血等	补充热量、动物蛋白质、铁、锌、维生素 A、维生素 B	奶量 600～800mL	1 次谷物类、动物性食物 1 次水果
10～12 个月	碎食	厚粥、软饭、面、馒头、碎菜、碎肉、带馅食品等	补充热量、维生素 B、矿物质、蛋白质、膳食纤维	奶量 600～800mL	2 次谷物类、动物及植物性食物 2 次水果

4.婴儿大便可反映婴儿喂养状况

保健人员在指导合理喂养过程中，提醒家长注意观察婴儿的大便，特别是在婴儿开始食物转换时，帮助家长及时判断某种食品的增加是否过量，婴儿的肠胃对该食品是否适应。若食物过量或引入食物成分不适宜，容易引起婴儿消化功能紊乱或腹泻。

婴儿正常大便：母乳喂养的婴儿，大便呈金黄色，软膏状，略带酸性，每天排便 4～6 次。喂奶粉的婴儿，大便呈浅黄色、酸臭味较大，每天排便 1～2 次。

婴儿异常大便：大便带白色奶瓣，表明奶中的蛋白质成分超出婴儿消化能力，蛋白质未被消化吸收而排出体外；大便臭味明显，表明蛋白质消化不良，这时适当减少奶粉量或加水稀释奶液；大便中多泡沫，表明碳水化合物消化不良，必须减少甚至停止喂食淀粉类食物；大便外观如奶油状，显示脂肪消化不良，应减少油脂类食物的摄入；大便干结，是肠道中的水分不足；粪便呈灰白色，表明胆道梗阻或进食牛奶过多或糖过少，产生的脂肪酸与食物中的矿物质和镁相结合，形成脂肪皂，粪便也可呈现灰白色质硬，并伴有臭味；黑色便，表明患有胃肠道上部出血或服用了铁剂；蛋花汤样粪便，表明患有病毒性肠炎和致病性大肠埃希菌性肠炎；水样粪便，多见于食物中毒急性肠炎；豆腐渣样粪便常见于真菌引起的肠炎；绿色大便、液多，属饥饿性腹泻；此外，一些吃了配方奶的婴儿排出的粪便呈暗绿色，其原因是一般配方中加入一定量的铁质，这些铁质经消化道并与空气接触之后，呈暗绿色。

婴儿机体营养储备不足，长时间腹泻会引起营养缺乏症，甚至贫血。因此，每当增添一种新的辅助食品，应注意观察婴儿的大便，了解其消化功能。

（三）婴儿的日常护理

（1）婴儿衣着　面料柔软的棉布，易吸水、保暖性强、通透性好，容易洗涤；样式简单、宽松不妨碍肢体活动；衣着薄厚适度，应从小养成少穿衣的习惯，增强耐寒能力。

（2）清洁卫生　每天早晚两次洗脸、洗脚、洗臀部，有条件者每天给婴儿沐浴。大便后及时洗臀部。尿布用柔软吸水性好的纯棉制品。

（3）睡眠　婴儿睡眠方式个体差异较大。随年龄增长睡眠时间逐渐减少，且日间与夜间睡眠的间隔延长。2 个月内婴儿每日睡眠 16～18h，4 个月时婴儿每日睡眠 15～16h，9 个月时婴儿每日睡眠 14～15h,12 个月时婴儿每日睡眠 13～14h。平均夜间可睡 10～12h。婴儿的睡眠环境不需要过分安静,光线可稍暗。睡前避免过分兴奋,仰卧和俯卧都是安全的睡眠姿势,但通常侧卧是最安全和舒适的,要注意两侧经常更换,以免面部或头部变形。

(4)牙齿　婴儿 4～10 个月乳牙萌出,唾液分泌开始增加,但由于婴儿口底浅,尚不能及时吞咽所分泌的全部唾液,常发生生理性流涎;牙龈有痒感,婴儿吸手指、咬物品,严重时会表现烦躁不安、无法入睡和暴食等。

(5)大小便训练　指导家长对婴儿进行大小便训练,会坐后可以练习坐盆大小便,每次约 3～5min。婴儿坐盆排便时,不要分散其注意力。1 岁时训练白天不用尿布。

(6)婴儿体质锻炼　婴儿抚触、三浴锻炼(空气浴、日光浴、水浴)、婴儿被动操、主动操。

四、幼儿期保健

(一)幼儿期的特点

自满 1 周岁至未满 3 周岁为幼儿期。此期的特点是:①体格生长速度较婴儿期缓慢,食物已转换为固体,如果不注意均衡膳食,供给充足的营养,仍易发生体重增长缓慢,甚至营养不良。②神经精神发育较迅速,语言、动作能力和情绪行为明显发展,培养良好的行为习惯非常重要。③活动范围扩大,由于缺乏对危险食物的识别能力和自身保护意识及能力,容易发生意外伤害和中毒,应注意预防。④活动范围增加,接触感染的机会增多,必须注意预防传染病。

(二)幼儿期的喂养

(1)膳食的营养充足　幼儿的膳食为细碎、易咀嚼的主副食混合餐,供给足够的热量和各种营养素,以满足体格生长、神经精神发育和活动增多的需要,但幼儿在 2 岁半以前,乳牙尚未出齐,咀嚼和胃肠消化能力较弱,因而食物宜细、软、烂。要为他们安排平衡膳食,还要注意培养良好的进食习惯。

(2)膳食的合理安排　三种产热营养素之间的正确比例:蛋白质供给热量应占总热量的 12%～15%,脂肪占 20%～30%,碳水化合物占 50%～60%。一般一日热量的大致分配是:早餐占 25%,午餐占 35%,午点占 10%,晚餐占 30%。

(3)良好的饮食习惯　幼儿自主性增加,喜欢自己进食,家长应鼓励幼儿自己进食的行为,并提供小块食物,可以用手拿着食物食用。餐前 15min 让幼儿做好心理和生理上的就餐准备,以免由于幼儿兴奋或疲劳影响食欲。进食的时间应是愉快和享受的时间。家长要以身作则,不挑食、不偏食,为幼儿树立良好的榜样。在幼儿碗中放入少量食物,吃完后再添加,使幼儿吃完后有成就感。就餐时注意仪式,尽量用固定的碗、杯和汤匙等。

(三)幼儿日常护理

由于幼儿自理能力不断增强,家长在日常照顾幼儿时应注意既要促进幼儿的独立性也要保证安全和卫生。

(1)衣着　宽松、保暖、轻便易活动,衣服颜色应鲜艳,预防交通事故的发生。可锻炼幼儿自己穿脱衣服。鞋子要舒适,鞋底平软厚底,以便保护双脚。

(2)口腔的保健　进食后要及时用温水漱口,父母用指套牙刷或纱布帮助幼儿刷牙,预防龋齿。少吃糖果类食物,纠正含奶嘴及边喝牛奶、果汁边入睡的不良习惯。学会用杯子喝水。家长定期带幼儿做口腔检查。

(3)充足的睡眠　1～2 岁幼儿每晚可睡 12h,2～3 岁幼儿每晚可睡 10～11h。睡前常需有人陪伴或带一个喜欢的玩具上床,使幼儿有安全感。养成自然睡眠和规律睡眠的好习惯。

(4)大小便训练　幼儿18～24个月时,大脑皮质的控制功能发育较完善,开始能够自主控制排便。认知的发展使幼儿能够正确理解排便的时间和地点,愿意学习控制大小便。

(5)定期健康检查　每隔3～6个月应进行体格检查1次,重点为视力测试,血、尿、便常规检查,牙齿检查,体格生长监测,预防佝偻病、营养不良、肥胖、贫血、泌尿道感染、龋齿等。

五、学龄前期保健

(一)学龄前期特点

满3周岁至6岁为学龄前期。此期,儿童的体格生长应保持均衡增长的过程,体重每年平均增加2.0kg,身高每年平均增长5cm,神经精神发育迅速,精细动作、共济运动发育接近协调;语言、思维、想象力逐渐成熟,能用语言和简单的文字表达自己的思想。与外界环境接触日益增多,模仿性强。由于活动和锻炼增多,体质渐强,感染性疾病发病减少,而免疫性疾病如肾炎、肾病等有增多趋势。5～6岁时,乳牙开始松动脱落,恒牙依次萌出,若不重视口腔卫生,易发生龋齿。学龄前期儿童活动范围扩大,智力发展快,自理能力增强,机体抵抗力逐渐增强,但仍易患小儿传染病。

(二)学龄前期的保健措施

(1)平衡膳食　满足此期小儿生长发育的需要,必须为他们安排平衡膳食。培养良好的饮食习惯。坚持定时进食,不随意吃零食,不暴饮暴食,不吃腐烂变质的食物。

(2)促进思维发展　根据此期儿童的智能发育特点,教师和家长要有计划地组织儿童参加各种游戏活动,安排合适的教育方法与内容。培养其学习习惯、想象与思维能力,使其具有良好的心理素质。

(3)保护视力　3岁以后,小儿喜欢拿笔画画,看儿童读物,用眼负担日益加重。这时家长必须经常教育儿童保护视力,经常向儿童讲清楚近视眼的危害,使他们自觉养成良好的阅读习惯,端正坐姿。家长每6个月带儿童到医院检查视力,以便尽早发现视力障碍,及时矫治。

(4)入学前准备　儿童迈进小学的大门是人生的一件大事,家长应帮助初入学的儿童迈好这人生的第一步。帮助儿童与教师建立亲近的关系,教育其有礼貌地和教师打招呼,上课认真听讲,积极回答问题;教育儿童主动和同学打招呼,共同游戏;帮助儿童熟悉学校环境,尽早适应学校生活;培养儿童自觉遵守校规,放学回家自觉做作业,自己整理文具。

(5)进行安全教育　学龄前儿童喜欢活动,但动作不够协调,缺少生活实践经验,易发生意外事故。因此,要结合日常生活对他们进行安全教育,如遵守交通规则,不玩弄电器和开关,以防触电,不到河边玩耍,以防溺水等。

(6)体格锻炼　要加强体格锻炼,增强体质。多到室外活动,保证每天有一定时间的户外活动,接受日光照射,呼吸新鲜空气。

六、学龄期儿童保健

(一)学龄期儿童特点

学龄期儿童智力发育更加成熟,对事物具有一定的分析、理解能力,认知和心理社会发展非常迅速,是小儿获取知识的重要时期,也是心理发展重要的转折期。学龄儿童机体抵抗力增强,发病率较低,在个人卫生、营养、体育锻炼、娱乐、睡眠、安全等方面应达到具备自理能力的目标。

(二)学龄期儿童保健措施

(1)合理营养　膳食要求营养充分、均衡,以满足小儿生长发育的需求。应重视早餐,保证早餐的质量,注意课间加餐以保证体格发育。同时要特别重视补充强化铁食品,以降低贫血发病率。纠正小儿挑食、偏食、吃零食、暴饮暴食、吃垃圾食品等不良饮食习惯。

(2)体格锻炼　每天进行户外活动和体格锻炼。应进行系统的体育锻炼,如跑步、球类活动等均能促进小儿体力、耐力的发展。课间参加户外活动还可清醒头脑,缓解躯体疲劳。劳动也可增强体质,而且可养成小儿爱劳动的习惯和思想,促进其全面发展。

(3)预防意外伤害　学龄期儿童面临更宽广的环境,安全问题仍十分重要,如车祸、溺水、摔伤、骨折等,要增强小儿预防意外事故的意识,以减少伤残的发生。

(4)预防疾病和促进健康　定期进行健康检查,继续按时进行预防接种,宣传常见传染病的预防知识,对传染病要早发现、早报告、早隔离、早治疗;培养良好的睡眠习惯,养成按时上床和起床习惯;保持牙齿健康,换牙期注意口腔卫生,定期进行牙科检查,培养早晚刷牙的习惯;预防近视,保持正确的写字姿势,课间进行远眺以缓解眼肌疲劳,积极开展眼保健操,定期测视力;培养正确的坐、立、行走和读书等姿势,预防小儿骨骼畸形;禁止小儿吸烟、饮酒、随地吐痰等不良行为,加强素质教育,通过兴趣的培养陶冶高尚情操,帮助小儿抵制社会上各种不良风气的影响;消除心理行为问题,帮助小儿尽快适应学校生活。

(吴华丽)

第六节　儿童计划免疫

计划免疫是指国家根据传染病的疫情监测及人群免疫水平的调查分析,有计划地为应免疫人群按年龄进行常规预防接种,以提高人群免疫水平,达到控制乃至最终消灭相应传染病的目的。按照国家卫生和计划生育委员会的规定,婴儿必须在1岁内完成卡介苗、脊髓灰质炎疫苗、百日咳、白喉、破伤风类毒素混合制剂和麻疹减毒活疫苗、乙肝疫苗的接种(表2-4)。根据流行地区和季节,进行乙脑、流脑、麻腮风、甲肝等疫苗的接种。

表2-4　我国规定的儿童计划免疫程序

年　龄	接种途径	接　种　疫　苗
出生	皮内注射	卡介苗
出生、1月龄、6月龄	肌肉注射	乙肝疫苗
2、3、4月龄	口服/肌肉注射	脊髓灰质炎疫苗、灭活脊髓灰质炎疫苗
3、4、5月龄	肌肉注射	百白破三联疫苗
6～18月龄	皮下注射	A群流脑疫苗(2剂)间隔3个月
8月龄	皮下注射	麻疹疫苗、麻风疫苗
18～24月龄	皮下注射	百白破三联疫苗、麻腮风疫苗、甲肝疫苗、乙脑疫苗
3周岁、6周岁	皮下注射	A+C群流脑疫苗
6周岁	肌肉注射	白破疫苗

一、计划免疫的禁忌证

（1）一般禁忌证　患自身免疫性疾病、有免疫缺陷者；急性传染病、活动性肺结核；在接受免疫抑制治疗期间；有较重的心、肝、肾疾病；患严重湿疹及其他皮肤病者；有接种过敏史者；慢性疾病急性发作者。

（2）特殊禁忌证　有明确过敏史者慎用动物血清制品（如新霉素过敏不能接种麻疹疫苗、牛乳或乳制品过敏不能接种脊髓灰质炎疫苗、酵母过敏不能接种乙肝疫苗等）；发热或有腹泻者禁服脊髓灰质炎疫苗；有抽搐史者禁用百白破三联疫苗；近3个月内注射过免疫球蛋白者不能接种疫苗。

二、接种免疫制剂的反应及处理

预防接种可能引起一些反应。①卡介苗接种后2周左右局部可出现红肿，6～8周显OT试验阳性，8～12周后结痂。若化脓形成小溃疡，腋下淋巴结肿大，可局部处理以防感染扩散，但不可切开引流。②脊髓灰质炎疫苗接种后有极少数婴儿发生腹泻，但往往能不治自愈。③百日咳、白喉、破伤风类毒素混合制剂接种后局部可出现红肿、疼痛或伴低热、疲倦等，偶见过敏性皮疹、血管性水肿。若全身反应严重，应及时到医院诊治。④麻疹疫苗接种后，局部一般无反应，少数人可在6～10d内产生轻微的麻疹，予对症治疗即可。⑤乙型肝炎病毒疫苗接种后少有不良反应，个别人可有发热，或局部轻痛，不必处理。

社区预防接种工作由社区卫生服务中心完成，具体工作职责包括：认真执行《全国计划免疫工作条例》，常年开展接种工作，建立健全预防接种登记卡、记录单及流动人口预防接种卡。接种时严格执行无菌操作制度，告知可能出现的接种反应，并及时处理、登记和上报。严格执行疫苗的管理、储存和使用登记制度。对未按时接种的儿童要实施跟踪追查，并实施补种。

（吴华丽）

第七节　高危儿管理

随着社会的发展，医疗技术的提高，早产儿、极低体重儿等高危儿存活率增高，但这些人群往往会存在一系列的发育问题，如脑损伤和脑发育异常、体格发育落后等。儿童营养性疾病直接关系到孩子的生长发育，甚至还会影响儿童的神经系统发育，影响智力和学习能力。这些问题没有及时治疗和康复会给孩子和家庭带来困扰和负担。儿童营养性疾病、高危儿管理一直是儿童保健工作的重点和难点。社区卫生服务中心、乡镇卫生院由于医疗保健设备配置不够、儿童保健医师业务技术水平参差不齐等问题造成基层营养性疾病和高危儿的管理质量一直难以提高。为了提高儿童保健质量，规范高危儿营养性疾病管理，依据国家卫生计生委《儿童保健技术规范》，结合实际工作情况，制定了《婴幼儿高危儿和营养性疾病管理方案》。

一、管理对象

辖区0～6岁（7岁以下）健康检查筛查出的患营养性疾病、高危的儿童。

二、管理范围

营养性疾病、蛋白质-能量营养不良(生长迟缓、体重低下、消瘦)、营养性缺铁性贫血、维生素 D 缺乏性佝偻病、微量元素缺乏症、超重/单纯性肥胖、高危儿、早产低出生体重儿、小于胎龄儿、巨大儿、先天性心脏病、遗传代谢性疾病、新生儿听力筛查异常、脑瘫、出生窒息史儿(Apgar 评分 7 分以下)、病理性黄疸史儿、有抽搐和颅内感染史儿、新生儿缺血缺氧性脑病史儿、颅内出血史儿、疑似肺发育不良、疑似髋关节发育不良、反复呼吸道感染史儿。

三、管理程序和管理要求

1. 一级网:社区卫生服务中心(乡镇卫生院)初步筛查、管理和统计信息

(1)按《儿童保健技术规范》筛查、分类、查找、分析病因。

(2)在信息系统中建立儿童健康档案和高危儿、营养性疾病档案。

(3)进行健康教育、喂养指导,轻症者进行干预和管理。

(4)做好报表统计,及时上报。

(5)转诊。中、重度营养不良儿童,活动性佝偻病治疗 1 个月无效者,轻度贫血治疗 1 个月无效者,微量元素缺乏治疗 1 个月无效者,中、重度肥胖儿童,高危儿(早产儿体重低于 2500g 者、巨大儿体重高于 4500g 者),明确诊断的有症状的先天性心脏病者,直接转县、市、区妇幼保健院。

(6)随访。对转出的营养性疾病、高危儿,转出 1 个月内采用电话等方法随访,了解上转管理情况,对未及时上转管理者督促家长及时就诊管理;对已在上级医院管理的儿童,按常规体检时间进行随访。

2. 二级网:县、市、区妇幼保健院

(1)组织辖区内相关人员专项业务培训。

(2)定期召开辖区相关人员工作例会,通报高危儿转诊情况。

(3)定期开展辖区高危儿、营养性疾病筛查,管理工作专项业务指导和督导检查。

(4)做好辖区报表汇总、及时上报。

(5)开设高危儿、营养性疾病门诊,接收社区(乡镇)上转的高危儿、营养性疾病儿童,按《儿童保健技术规范》要求对基层转诊的高危儿进行体格、运动、心理等发育情况评估和随访;对不伴有神经精神、运动等发育异常的高危儿进行干预指导,如健康教育和喂养指导。对辖区产科医院听力初筛可疑患者进行复筛、追踪;将管理、随访信息录入健康管理信息系统。对经过干预仍无好转迹象者,转市妇幼保健院。

3. 三级网:市妇幼保健院

(1)负责全市高危儿、营养性疾病儿童系统管理的技术培训、指导、质量控制和定期总结,制订管理方案。

(2)开设高危儿、营养性疾病门诊,接收基层医疗保健机构转诊的高危儿和营养性疾病儿童,做好登记和信息录入工作。

(3)对转诊高危儿、营养性疾病儿童进行饮食营养状况和体格、运动、心理等发育情况评估,对不伴有精神、运动等异常的高危儿管理到 2 周岁,转回社区管理。

(4)成立高危儿早期综合干预训练中心,开展高危儿脑损伤早期诊断、早期及综合康复治疗,同时定期随访。

（5）对营养性疾病儿童进行营养饮食状况分析和发育评估,查找病因,明确诊断,按《婴幼儿营养性疾病管理技术规范》进行管理、治疗。

（6）对产科医院听力筛查异常儿童进行复筛。

（7）开展宣传工作和健康教育,开设相关的育儿学校课程。

（8）对因受条件影响不能管理的高危儿、营养性疾病或其他疾病儿童,转省级医院或相应的康复机构进一步检查、治疗、康复。

4. 随访时间

先天性心脏病、遗传代谢病、听力异常、髋关节发育不良儿童在上级医院治疗者,按常规体检时间随访;肥胖、超重儿每 3 个月随访 1 次,其余均每月随访。

5. 转归结案标准

以下情况可结案转常规管理:营养性疾病转为正常后再观察 3～6 个月（下一次体检）,仍维持正常者;听力异常轻症者随发育复查转为正常或已治疗康复者（包括佩戴助听器、电子耳蜗）;髋关节发育不良已康复;高危儿心理行为发育和体格发育均正常管理到 2 周岁者。

（吴华丽）

第八节　常见出生缺陷的诊断和治疗

出生缺陷是指胚胎或胎儿在发育过程中,由于染色体畸变、基因突变、不良环境因素致畸,或共同作用导致的解剖或功能异常的总称,包括各种先天畸形,以及先天性代谢、功能、行为的异常。体表或体内严重的结构异常在出生时即可被发现和诊断,而遗传代谢病往往在出生后数月甚至数年才会被发现和诊断,只有通过一些特殊的监测手段才能早期发现、诊断和治疗。

一、肌肉、骨骼系统常见出生缺陷

(一)先天性"弹响指"

小儿"弹响指"又称狭窄性腱鞘炎或扳机指,是小儿常见的先天性畸形,是由于屈指肌腱位于掌指关节远端,受腱鞘狭窄性纤维软骨性病变的束窄,近侧肌腱增粗或呈结节状,导致指间关节呈屈曲位,不能主动伸直,被动伸展时引起疼痛或弹响。

有"弹响指"的小儿一般出生时并不出现症状,常于 6 个月～2 岁才表现为手指屈曲不能伸直,好发部位在大拇指第二、三指的掌指关节处,可触及圆形隆起硬结,轻压痛,伸屈时有弹跳感,而指间关节呈固定屈曲状态,移动伸展时有弹响感。

由于先天性腱鞘狭窄不能自愈,日后易影响手指发育,应尽早给予治疗。一般保守治疗效果不佳,手术效果好。手术宜做掌指关节掌侧横纹处横切口,将狭窄的腱鞘纵向切开,使膨大的肌腱可以通过。术中一定要将狭窄松解彻底,避免损伤血管神经;术后需加强功能锻炼,避免粘连复发。

临床表现

（1）多见于拇指,表现为指间关节屈曲,不能伸直。

（2）掌指关节处可触及增粗的肌腱,如小肿物状,随手指屈伸活动,有时有压痛。

诊断 根据典型临床表现可诊断,X线可排除骨骼畸形。

治疗 包括手术治疗和非手术治疗。

(1)手术治疗 手术切开狭窄性腱鞘,术后效果良好,属于微创,刀口和指纹重合,不会留下明显疤痕。

(2)非手术治疗 可用夹板固定,使发病手指处于伸直状态固定,并定时按摩发病手指及周边区域,但恢复效果慢,且不一定能治愈。

(二)先天性肌性斜颈

先天性肌性斜颈是由一侧胸锁乳突肌挛缩引起的先天畸形。

临床表现 出生后1周于一侧胸锁乳突肌中、下部可扪及枣核大小、质硬、固定肿块;头倒向患侧,下颌转向健侧,下颌向患侧旋转受限;患侧面颊短而扁,眼、眉、口角低下。

诊断 根据典型临床表现可诊断,X线检查可排除颈椎畸形。

治疗 非手术治疗适用于1岁以内小儿,包括理疗和手法矫治。手术治疗适用于保守治疗无好转、严重畸形或年龄超过1岁者。

(三)先天性髋关节脱位

先天性髋关节脱位是多种因素引起的股骨头部分或完全脱出髋臼外。

临床表现 新生儿期可见大腿及臀纹不对称,肢体不等长;患儿下肢活动较差;外展试验呈阳性;X线骨盆平片示:股骨头及髋臼发育不良,髋臼指数>25°,兴登线不连贯,股骨头位于帕金方格外下或外上,CE角<15°。

诊断 根据症状、体格检查以及X线和B超可诊断。

治疗 包括非手术治疗和手术治疗。

(1)非手术治疗 适用于3岁以下病儿:出生6个月内的患儿,可行尿布枕、Pavlik吊带、外展支架固定术,以保持髋关节屈曲外展位6个月;出生6个月至3岁的患儿,可行内收肌松解、手法复位以及人类位石膏裤固定,每3个月更换一次,6个月后改为"人"形石膏裤固定,共9个月;对于手法复位失败或脱位高的患儿,可行牵引复位石膏固定。

(2)手术治疗 主要适用于3岁以上、手法复位失败、再脱位以及前倾角过大的病儿。

(四)先天性马蹄内翻足

先天性马蹄内翻足是最常见的足部先天畸形,且男性多于女性,可伴有多指、髋关节脱位等其他先天畸形。

临床表现 表现为一足或双足踝关节跖屈,跟腱紧张,足尖低于足跟,呈马蹄形;跟骨内翻,足内缘高于足外缘,呈内翻形;前足内收,胫骨内旋。

诊断 根据典型症状和体征,结合X线检查以确定内翻和马蹄畸形程度,可明确诊断。

治疗 包括非手术治疗和手术治疗。

(1)非手术治疗 适用于6个月以内的病儿,主要有手法矫正和石膏矫正。

(2)手术治疗 适用于6个月以上的病儿,主要有跖内侧软组织广泛松解、跟腱延长、后侧关节囊松解术、肌腱移位术等,术后予石膏靴固定;年龄过大病儿,可于10岁后行三关节固定术。

(五)先天性漏斗胸

漏斗胸是指胸骨体及其相应两侧第3～6肋骨向内凹陷,致使前胸壁形似漏斗状的胸廓异常。漏斗胸是胸壁最常见的先天畸形。具体病因不明,可能因局部肌肉与胸骨、肋骨和脊柱发育不平衡造成。

临床表现　轻微的漏斗胸可以没有症状,严重者可压迫心、肺,影响呼吸和循环功能,出现反复呼吸道感染、肺活量下降等。年龄较大者可出现活动后气促、心悸,甚至心前区疼痛等,有些病儿还可以出现心律失常及收缩期杂音等。漏斗胸还可合并先天性肺发育不全、马方综合征等其他先天畸形。

诊断　根据临床表现可进行诊断。计算漏斗指数可判定漏斗胸严重程度,心电图和 X 线检查可协助诊断。

治疗　本病需手术矫正畸形。

二、消化系统常见出生缺陷

(一)先天性肥厚性幽门狭窄

先天性肥厚性幽门狭窄是由于幽门基层增生肥厚,致使幽门管狭窄而引起的机械性梗阻。

临床表现　多于出生后 3～4 周开始呕吐,呕吐物为白色奶水或奶块,不带黄绿色胆汁,并进行性加剧,从溢奶发展成喷射性呕吐,且呕吐后仍有很强的食欲。体检见上腹部膨隆,特征性体征为:右上腹行双合诊可触及一橄榄样肿块,质中、界清、活动度大,可有触痛。

诊断　除典型临床表现外,B 超检查和钡餐造影可明确诊断。

治疗　本病需手术矫治。

(二)食管闭锁

食管闭锁是指食管的连续性中断,90% 的病例可合并有气管食管瘘。食管闭锁是由于胚胎发育早期(3～8 周),原始前肠发育不正常,分隔、空化不全引起的先天畸形。根据解剖特点,可将食管闭锁分为五型。Ⅰ 型:食管上、下段均闭锁,无气管食管瘘,占 4%～8%。Ⅱ 型:食管上段有瘘管与气管相通,食管下段盲闭,两者距离相差甚远,占 0.5%～1%。Ⅲ 型:食管上段闭锁,下段有瘘管与气管相通,占 85%～90%;Ⅳ 型:食管上、下段均与气管形成瘘管,约占 1%。Ⅴ 型:无食管闭锁,但有瘘管与气管相通,即单纯性气管食管瘘,占 2%～5%。

临床表现　食管闭锁胎儿不能吞咽羊水,故孕母往往羊水过多;新生儿出生后多有唾液过多,并伴有恶心、咳嗽、气急和阵发性青紫等;进食后可反复发作呛咳、发绀,并有奶汁从鼻孔和口腔内溢出。Ⅲ、Ⅳ 型食管闭锁病儿查体时,往往发现腹部明显膨胀,叩诊呈鼓音;而 Ⅰ、Ⅱ 型,由于下段食管未与气管相通,故腹部平坦瘪塌,呈"舟状腹"。

诊断　典型临床表现,X 线食管碘油造影,以及 B 超检查可明确诊断。

治疗　早期手术。

(三)先天性巨结肠

先天性巨结肠是由于结肠的肌层、黏膜下层神经丛内神经节细胞缺如,引起该肠段平滑肌持续收缩、痉挛,形成功能性肠梗阻,而近端正常肠管因粪便滞留、剧烈蠕动而代偿性扩张、肥厚,形成巨结肠。先天性巨结肠是一种多基因遗传病,遗传度为 80%,主要是胚胎期壁内神经发育停顿,致使外胚层神经纤维无法参与正常的壁内神经丛发育而引起的。根据狭窄肠管的长短,可分为超短段型、短段型、常见型、长段型和全结肠型。

临床表现　典型的新生儿先天性巨结肠可表现为首次胎便排出时间延迟和顽固性便秘、呕吐和腹胀。

诊断　X 线腹部立位平片呈低位肠梗阻表现;钡剂灌肠造影可显示狭窄和扩张肠管,其诊断准确率达 80%;直肠黏膜活体检查和 HE 染色组织学检查可明确黏膜下层神经丛内有无神经节细胞,可确诊。

治疗 包括非手术和手术治疗。

(1)非手术治疗 适合于超短段型、短段型和常见型新生儿巨结肠以及一般情况良好、腹胀不明显者。常用方法有扩肛、灌肠、口服缓泻剂、润滑剂和中西医结合治疗。

(2)手术治疗 指征为除超短段型以外确诊的各型巨结肠、经非手术治疗无效的各型巨结肠、一般情况差,脱水、腹胀、发热者可急诊行肠造瘘术。

(四)腹股沟斜疝

腹股沟斜疝的形成与腹膜鞘状突未完全闭合或腹股沟部位解剖结构薄弱等因素有关。病儿均为腹股沟斜疝,几乎没有直疝,以单侧多见,男性多于女性。

临床表现 腹股沟部有一肿块,哭闹、用力排便或直立时突出,平卧后消失;肿块逐渐增大并向阴囊内伸展;斜疝发生嵌顿时,肿块可变硬变疼,伴呕吐和哭闹。体检于腹股沟处扪及一球形肿块,增大后可降至阴囊,质软、有弹性、可回纳;咳嗽时手指置于内环上可有冲动感;嵌顿时,肿块变硬,伴触痛,回纳困难。

诊断 根据典型症状和体征,结合 B 超检查,可明确诊断。

治疗 腹股沟斜疝治疗以手术为主。存在以下情况,可暂缓手术:6 个月以下婴儿、疝发作不频繁、有自愈可能,可先观察至 6 个月;有长期慢性咳嗽及患有其他严重疾病。

三、泌尿、生殖系统常见出生缺陷

(一)尿道下裂

由于胚胎前期尿道发育不全,尿道沟不能完全融合至龟头的远端,致使尿道口位于冠状沟至会阴之间的任何部位,可同时伴有阴茎下曲畸形。根据尿道开口的位置可将尿道下裂分为四型:阴茎头冠状沟型、阴茎体型、阴茎阴囊型和会阴型。

临床表现 阴茎头冠状沟型的尿道口位于冠状沟腹侧,系带缺如,包皮位于龟头的背侧,呈帽状,阴茎发育正常,龟头轻度下曲;阴茎体型的尿道口位于阴茎体腹侧,阴茎向腹侧弯曲;阴茎阴囊型的尿道口位于阴茎阴囊交界处,阴茎严重向腹侧弯曲,不能站立排尿;会阴型的尿道外口位于会阴,阴茎发育不良、严重下曲、阴囊对裂,伴阴茎、阴囊转位,外生殖器外观酷似女性。

诊断 该病应与两性畸形鉴别。故除典型临床表现外,还应行染色体检查、B 超、腹腔镜检查是否存在子宫、卵巢等女性生殖器官,以明确诊断。

治疗 四型尿道下裂均需手术治疗,手术方法主要是尿道成形术。以 6～18 个月时手术为宜;对阴茎发育短小者,可先行 1～2 个疗程人绒毛膜促性腺激素治疗后再行手术;对于严重会阴型尿道下裂可先行阴茎下曲矫正,半年后再行尿道成形术。

(二)隐睾

隐睾是指睾丸未能按正常发育过程从腰部腹膜后下降至阴囊内,故又称为睾丸未降。单侧多于双侧,右侧多于左侧。

临床表现 单侧或双侧阴囊空虚,阴囊发育差,阴囊内无睾丸。

诊断 根据临床表现,结合 B 超检查或腹腔镜检查可明确诊断。

治疗 激素治疗,适用于 1 岁以内的病儿,出生 6 个月之后即可使用,主要是人绒毛膜促性腺激素肌注。手术治疗适用于激素治疗无效或就诊年龄已超过 1 岁者,手术应在 2 岁前完成。

(三)两性畸形

两性畸形是指外生殖器形态非男非女,只能依靠染色体检查和性腺探查来区分性别的先天畸形,可分为真两性畸形、男性假两性畸形和女性假两性畸形。

临床表现

(1)真两性畸形　染色体核型为 46,XX,少数为 46,XY 或 46,XX/46,XY 嵌合体;体内同时具有睾丸和卵巢两种性腺;外生殖器外形介于两性之间;血、尿雌激素及 17-酮类固醇值低于正常值。

(2)男性假两性畸形　染色体核型为 46,XY;腹腔内有睾丸,无卵巢;外生殖器可为女性、男性或介于两者之间。

(3)女性假两性畸形　染色体核型为 46,XX;腹腔内有卵巢,无睾丸;外生殖器有不同程度的男性化,如阴蒂肥大,似阴茎。

诊断　根据临床表现,结合染色体核型分析,血雌激素、雄激素水平,尿 17-羟皮质类固醇和 17-酮类固醇水平以及 B 超或腹腔镜性腺探查和活检,才能明确诊断。

治疗　以手术矫形为主,性别决定手术应在 1.5 岁前完成。性别应根据性腺、外生殖器发育情况、心理性别、社会性别以及双亲愿望进行选择。

四、心血管系统常见出生缺陷(先天性心脏病)

先天性心脏病(congenital heart disease,CHD)简称先心病,是胎儿期心血管发育异常或发育障碍所引起的心血管解剖结构异常的一组疾病。最常见的有室间隔缺损、房间隔缺损、动脉导管未闭、单纯性肺动脉狭窄、法洛四联症、主动脉狭窄等。随着医学科学的发展,许多先心病已可以得到早期治疗,因此应了解并及早发现先心病的可疑症状,及时检查,明确诊断,以便采取适当的措施,使先心病患儿健康成长。

先心病的种类很多,根据左、右心之间以及与大血管之间有无分流,可将先心病分为三类。

(1)左向右分流型　这一类型的先心病在平时不出现青紫,当肺动脉或右心室压力增高并超过左心室压力时,血液从左向右分流而出现暂时性青紫,如当婴儿患肺炎、用力啼哭时均可出现青紫,故称这一类型的先心病为潜伏青紫型。常见的有室间隔缺损、房间隔缺损、动脉导管未闭等。

(2)右向左分流型　因某些原因使右心压力增高并超过左心,血液经常从右向左分流,或因大动脉起源异常,使大量静脉血流入体循环,而出现持续性青紫,故此类先心病称为青紫型。常见的有法洛四联症、大动脉转位等。

(3)无分流型　左、右心之间或动、静脉之间无异常通路或分流,故不出现青紫,又称为无青紫型,常见的有肺动脉狭窄、主动脉狭窄等。

临床表现

1.各类先心病的共同特点

(1)心肺功能不全的表现　先心病病儿自幼哭声低微,面色苍白或青紫,烦躁不安,喂养困难,容易发生呕吐,易疲劳,时有咳嗽、气急现象,容易反复发生呼吸道感染,易患肺炎等。

(2)生长发育迟缓　体重不增,身高增长缓慢。

(3)缺氧的表现　出生后可出现皮肤、口鼻唇周围、指(趾)甲青紫,长期缺氧手指可呈鼓槌状,哭闹或剧烈活动时可因缺氧而出现昏厥。

(4)体格检查可发现心脏杂音 因病变类型不同,杂音的性质和部位也不同。

2.不同类型先心病的不同临床表现

(1)室间隔缺损(ventricular septal defect,VSD) 室间隔缺损的直径小于0.5cm时,病儿无症状,生长发育正常,体检时发现心脏杂音,在胸骨左缘第3、4肋间可闻及3/6~6/6级全收缩期杂音,常伴有收缩期震颤。中型室间隔缺损者在婴儿期即出现症状,如反复呼吸道感染,活动时出现气促、面色苍白。随着年龄增长如缺损变小,症状可减轻或消失。大型室间隔缺损者在新生儿期即可出现症状,喂养困难,安静时出现呼吸急促,易反复发生呼吸道感染,生长发育落后,活动时出现青紫等。

(2)房间隔缺损(atrial septal defect,ASD) 婴儿期症状较轻或无症状,缺损大或分流量大的病儿易在活动后出现气促、易疲劳、反复呼吸道感染。在胸骨左缘第2、3肋间可闻及2/6~3/6级喷射性收缩期柔和的吹风样杂音,左向右分流量大时,在三尖瓣区可闻及2/6级舒张期杂音,无震颤。

(3)动脉导管未闭(patent ductus arteriosus,PDA) 临床表现取决于未闭导管的粗细、分流量的大小和肺动脉高压的情况。未闭导管细、分流量小时可出现喂养困难、吃奶时气促、反复呼吸道感染、易出现心力衰竭。因肺动脉扩张压迫喉返神经可出现声音嘶哑。在胸骨左缘第1、2肋间可闻及粗糙的连续性杂音,并有震颤。分流量大时心尖区可听到舒张期杂音。

(4)肺动脉狭窄(pulmonary stenosis,PS) PS约占先心病的10%,常单独存在。临床表现取决于狭窄的严重程度,一般3岁内无明显症状,随年龄的增加在活动后可出现气促、心悸、乏力、胸痛等。病儿的生长发育基本正常。严重的狭窄可影响生长发育,可见颈静脉搏动及周围性青紫。在胸骨左缘第2、3肋间可闻及响亮的粗糙的喷射性4/6~6/6级收缩期杂音,向左肺及背部传导。

(5)法洛四联症(tetralogy of Fallot,TOF) TOF包括肺动脉狭窄、室间隔缺损、主动脉骑跨及右心室肥厚。在婴儿出生6个月以后即可出现青紫,活动或哭闹时加重。出现呼吸困难,尤其在吃奶或活动后加重,经常有缺氧发作,如突然发生呼吸困难、青紫加重,出现晕厥、抽搐甚至昏迷。发作可持续数分钟或数小时,多能自行缓解。哭闹、排便、哺乳或感染均可诱发缺氧发作。病儿在行走过程中经常出现蹲踞动作,病儿侧卧位时经常采取双膝屈曲状,以减少右向左的血液分流,使进入肺部的血液增多,从而缓解青紫。病儿的生长发育迟滞,智力发展落后,出现杵状指(趾)。在胸骨左缘第1或第3、4肋间及心尖部可闻及3/6~6/6级喷射性收缩期杂音,伴有收缩期震颤。

诊断 病儿的病史、临床症状和体征、心脏杂音的特点是诊断的重要依据。为进一步确诊还需要做心电图、X线胸片、超声心动图、心导管和心血管造影等检查。

管理 对先心病病儿的管理原则为及早发现、确诊和早期矫正干预,暂不干预者则应加强护理,采用药物控制或减轻心肺功能不全,控制感染,在合适的年龄进行介入或手术治疗。

五、神经系统常见出生缺陷(先天性脑积水)

先天性脑积水是由于颅腔内脑脊液大量蓄积从而出现以脑室扩张为主要特征的先天畸形。绝大多数脑积水是由脑脊液循环障碍引起的,如果障碍发生在第四脑室孔以上,则出现非阻塞性脑积水。

临床表现 典型症状为:头围进行性增大,出生时就明显大于正常,也可在出生后数周或数月后开始增大;颅面比例失调,前囟门扩大、紧张或隆起,颅缝增宽、颅骨变薄、前额突出、头皮静脉怒张,双眼球转至下方,呈"落日征"。

诊断　严重脑积水病例可产前诊断。出生后可根据其典型临床表现及头颅 B 超、CT 等明确诊断。脑室穿刺和腰椎穿刺可区分阻塞性和非阻塞性脑积水,阻塞性脑积水其脑室内压力与蛛网膜下隙压力不同,而非阻塞性脑积水其脑室内压力与蛛网膜下隙压力一致。

治疗　内科治疗:限制饮水、使用利尿剂及中医治疗,单用效果不佳,多与外科治疗联合应用。外科治疗:常用的方法有脑室-腹腔分流术和神经内镜下三脑室底造瘘术。

（吴华丽）

第九节　新生儿疾病筛查

新生儿疾病筛查是指在新生儿群体中,用快捷、简便、敏感的检查方法,对一些危害儿童生命、导致儿童体格及智能发育障碍的先天性、遗传性疾病进行筛查,作出早期诊断,在病儿临床症状出现之前,给予及时治疗,避免病儿机体各器官受到不可逆损害的一项系统保健服务。

目前除西藏以外,已有 30 个省(区、市)相继开展筛查,浙江新生儿疾病筛查率已达到 95%,浙江省儿童医院建立的浙江省新生儿疾病筛查中心,与全省 1200 余家分娩接产单位建立了筛查网络体系,已成为全国乃至全世界最大的筛查中心。目前浙江省开展的新生儿疾病筛查主要有四种:苯丙酮尿症(phenylketonuria,PKU)、先天性甲状腺功能减退症(congenital hypothyroidism,CH)、葡萄糖-6-磷酸脱氢酶缺乏症(glucose-6-phosphate dehydrogenase deficiency,G-6-PD)、先天性肾上腺皮质增生症(congenital adrenal hyperplasia,CAH)。

一、苯丙酮尿症(PKU)

PKU 是一种较常见的氨基酸代谢异常性遗传病,是苯丙氨酸代谢途径中的酶缺乏,使得食物中的苯丙氨酸不能转化为酪氨酸,导致苯丙氨酸及其酮酸蓄积并从尿中大量排出。临床主要表现为智力障碍、惊厥发作和皮肤毛发色素减少。本病属常染色体隐性遗传病,分经典型和四氢生物蝶呤缺乏型。其发病率随种族而异,美国约为 1/15000,日本为 1/80000,我国为 1/11680。

临床表现　病儿出生时正常,一般在 3~6 个月后出现症状。

(1)神经系统　早期可有神经行为异常,如兴奋不安或嗜睡、萎靡;少数出现癫痫或婴儿痉挛症样发作,智能发育落后日渐明显。四氢生物蝶呤缺乏型的神经系统症状出现较早且较严重,如不治疗,常在幼儿期死亡。

(2)外貌　由于黑色素合成不足,病儿生后数月毛发、皮肤和虹膜色泽变浅。皮肤干燥,有的常伴湿疹。

(3)其他　从尿和汗液中排出苯乙酸,呈特殊的鼠尿臭味。

筛查和诊断　本病为少数可治性遗传性代谢病之一,上述症状经过饮食控制治疗后可逆转,但智力发育难以逆转,应力求早期诊断、早期治疗。由于病儿早期症状不典型,必须借助实验室检测。

(1)Guthrie 细菌生长抑制试验　作为新生儿期筛查的常规方法,也用于疑似病儿的初步诊断。

（2）血浆氨基酸分析和尿液有机酸分析　可为本病提供生化诊断依据。

（3）尿蝶呤分析　用于鉴别各型 PKU。

（4）DNA 分析　该技术广泛用于 PKU 诊断、杂合子检出和产前诊断。

治疗　一旦明确，应尽早给予饮食治疗。开始治疗的年龄越小，效果越好。

（1）饮食治疗　对病儿可喂特制的低苯丙氨酸奶粉，到幼儿期添加辅食时应以淀粉类、蔬菜、水果等低蛋白食物为主，维持血中苯丙氨酸浓度在 $0.12 \sim 0.6 \text{mmol/L}$。饮食控制至少需持续到青春期以后甚至终身。

（2）药物治疗　对于四氢生物蝶呤缺乏者，除饮食控制外，需给予药物治疗。

预防　避免近亲结婚。开展新生儿筛查，早发现、早治疗。对于有本病家族史的孕妇必须采用 DNA 分析或检测羊水，对胎儿进行产前诊断。

二、先天性甲状腺功能减退症（CH）

CH 是儿童时期常见的智残性疾病，早期无明显表现，一旦出现症状，是不可逆的。CH 又称呆小病，此病可导致身材矮小、智力低下、生理功能低下。如在 2 个月内发现，及时治疗，终身服药，智力基本正常。

临床表现

（1）新生儿期表现　患儿常为过期产。出生体重常大于第 90 百分位，身长和头围可正常，前、后囟门较大。生理性黄疸期延长。胎便排出延迟，出生后常有腹胀、便秘、脐疝，易误诊为先天性巨结肠。患儿多睡，对外界刺激反应迟钝，肌张力低下，吸吮差，喂养困难，哭声低且少，声音嘶哑，呼吸慢，体温低（常小于 35℃），四肢冷，末梢循环差，皮肤出现斑纹或有硬肿现象等。

（2）典型症状　多数于出生半年后出现典型症状。

①特殊面容和体态　颈短、头大，皮肤粗糙，面色苍黄，毛发稀少、干燥、无光泽，面部黏液水肿，眼睑水肿，眼距宽，鼻梁低下，唇厚，舌大而宽厚、常伸出口外。腹部膨隆，常有脐疝。患儿身材矮小，躯干长而四肢短小，上部量/下部量大于 1.5。

②神经系统症状：智能发育低下，表情呆板、淡漠，神经反射迟钝，运动发育迟缓，如翻身、坐、立、走的时间均延迟。

③生理功能低下：精神、食欲差，安静少哭，不善活动。对周围事物反应少，嗜睡，声音低哑，体温低而怕冷。全身肌张力较低，肠蠕动减慢，腹胀和便秘。脉搏和呼吸均缓慢，心音低钝，可伴心包积液。

诊断　根据典型的临床表现和甲状腺功能测定，诊断不难。应与下列疾病鉴别：

（1）先天性巨结肠　出生后即开始便秘、腹胀，常有脐疝，但其面容、精神反应及哭声等均正常，钡剂灌肠造影可见结肠痉挛段与扩张段。

（2）唐氏综合征　患儿智能、骨骼及动作发育均迟缓，有特殊面容：眼距宽，外眼眦上斜，鼻梁低，舌伸出口外，皮肤和毛发正常，无黏液水肿。染色体核型分析可鉴别。

（3）佝偻病　有动作发育迟缓、生长落后等表现，但智能正常，皮肤正常，无甲状腺功能减退特殊面容，有佝偻病体征，血生化和 X 线片可协助诊断。

（4）骨骼发育障碍的疾病　如骨软骨发育不良、黏多糖病等都有生长迟缓症状，骨骼 X 线片和尿中代谢物检测可鉴别。

治疗　不论何种原因造成的甲状腺功能减退，都需要甲状腺素制剂终身治疗，以维持正常生理功能。CH 在早期严重损害小儿的神经系统功能,但该病的治疗容易且疗效颇佳,因此早期确诊、早期治疗至为重要。

三、葡萄糖-6-磷酸脱氢酶(G-6-PD)缺乏症

G-6-PD 缺乏症俗称蚕豆病,是最常见的一种遗传性酶缺乏病。我国是本病的高发区之一,其发病原因是 G-6-PD 基因突变,导致该酶活性降低,红细胞不能抵抗氧化损伤而遭受破坏,引起溶血性贫血。

临床表现 本病临床表现的轻重程度不同,多数患者,特别是女性杂合子,平时不发病,无自觉症状,部分患者可表现为慢性溶血性贫血症状。常因食用蚕豆、服用或接触某些药物、感染等诱发血红蛋白尿、黄疸、贫血等急性溶血反应。严重的如不及时处理,可引起肝、肾或心功能衰竭,甚至死亡。

诊断 临床表现及实验室检查可确诊。

治疗 输血是本病急性发作时最有效的疗法,其次是纠正酸中毒、处理肾衰。轻中度溶血患者一般用补液治疗。

预防 禁止食用珍珠末、金银花、牛黄、腊梅花、熊胆、保婴丹、川连等。严禁食用蚕豆或蚕豆加工品,避免在蚕豆开花、结果或收获季节去蚕豆地。G-6-PD 缺乏症患儿用药须十分谨慎,禁用磺胺嘧啶、呋喃唑酮、硝酸异山梨酯(消心痛)等药物,慎用链霉素、各种退热药、化痰颗粒、蒙脱石散(思密达)等。

四、先天性肾上腺皮质增生症(CAH)

CAH 是一组由肾上腺皮质激素合成过程中酶的缺陷所引起的疾病,属常染色体隐性遗传,引起男性化者又称肾上腺性征异常综合征。本病以女孩多见,男女比例约为 $1:2$。

临床表现

(1)女孩表现为假两性畸形,在出生时呈现程度不同的男性化体征,如阴蒂肥大,类似男性的尿道下裂,大阴唇似男孩的阴囊,但无睾丸,或有不同程度的阴唇融合。患儿 $2\sim3$ 岁后可出现阴毛、腋毛;于青春期,女性性征缺乏,无乳房发育和月经来潮。

(2)男孩表现为假性性早熟,出生时无症状,4 个月后出现性早熟征象,外生殖器明显增大,阴囊增大,但睾丸大小与年龄相称。可早期出现阴毛、腋毛、胡须、喉结、痤疮,声音低沉和肌肉发达。

诊断 临床表现及实验室检查可确诊。

治疗 早期给予糖皮质激素治疗,根据染色体检测结果行外生殖器重建手术。

五、新生儿听力筛查

新生儿听力障碍是常见的出生缺陷。正常的听力是儿童语言学习的前提。儿童听力发育的最关键期为 $0\sim3$ 岁。胎儿后期听觉已较为敏感,这就是早期教育中能够对胎儿进行胎教的理论基础。但是新生儿听力较差,需要较强的声刺激才能引起反应。$3\sim4$ 个月时头可以转向声源;6 个月时能够辨别父母的声音;8 个月时能够辨别声音的来源。由于儿童听力的发展与儿童的智能以及社交能力有密切关系,故早期发现儿童听力障碍应及时干预。听力障碍的后果不在于聋而在于哑。听力障碍儿童最终的语言发展水平并不是取决于听力障碍的严重程度,而是取决于其被发现和干预的早晚。不管听力损害的程度怎样,若能在 6 个月前发现,通

过适当的干预,病儿的语言发育能力可以基本不受影响;6个月前发现的病儿其语言发育水平明显优于6个月后被发现者。

虽然可以对高危儿家庭进行追踪管理,但仅能发现50%的病儿;用常规的体检和父母的观察几乎不能在1岁内发现轻中度听力障碍儿童。目前的医学知识和技术还不能完全预防先天性听力障碍的发生,因而如果能在新生儿期或婴儿早期及时发现听力障碍的儿童,可通过放大技术等方法重建其语言刺激环境,使其语言发育不受或少受损害,使先天性听力障碍的病儿做到聋而不哑,从而避免家庭和社会的不幸,减轻家庭和社会的经济负担。新生儿听力筛查是一项利国利民的大事,对于提高我国出生人口素质,减少出生缺陷具有重要意义。因此,1999年我国卫生部、残疾人联合会等10个部门联合下发通知,将新生儿听力筛查纳入妇幼保健的常规检查项目。

(一)新生儿听力筛查的方法

新生儿听力筛查的方法有主观测听法和客观测听法。

1. 主观测听法

主观测听即行为测听,依据受检者对刺激声信号作出的主观判定来筛查听力情况,其准确度受到受检者主观意识、情绪、年龄、文化程度、反应能力和行为配合程度的影响。主观测听法包括音叉试验、纯音听力计检查法、阈上听功能测试、言语测听法、秒表试验、语音检查法等。主观测听法能判定和鉴定耳聋性质、听力受损程度、蜗性病变与蜗后性病变、语言康复训练效果等。主观测听法主要用于国内司法、劳动力和伤残鉴定。

2. 客观测听法

客观测听法无须受检者行为配合,不受其主观意识等的影响,结果相对客观可靠,但结论判断的正确性与操作者的经验和水平有关。客观测听法包括声导抗测试、耳声发射测试、电反应测听等。客观测听法可用于婴幼儿听力筛查、非器质性耳聋和感应神经性耳聋的鉴别,以及听力受损程度的鉴定。

对筛查方法的总体要求:所用的筛查方法须客观快速、操作简便、便于标准化、准确性可以接受、有良好的敏感性和特异性、价廉。目前国内常用的筛查方法为耳声发射法(otoacoustic emission,OAE)和(或)自动(快速)脑干诱发电位法(automated auditory brainstem response,AABR)。

(二)筛查对象

1. 初次筛查对象

凡诊疗科目中设有产科或儿科的医疗机构均应按照《新生儿听力筛查技术规范》的要求开展新生儿听力筛查,时间为生后48~72h;各级妇幼保健机构应在儿童首次健康检查建卡时核查儿童听力筛查情况。未做筛查者应补做听力筛查。

2. 复查、监测对象

初次筛查不通过者应进行复查,复查仍不通过者,应进行诊断性测定。具有高危因素的婴幼儿应定期进行听力复查或监测。儿童听力障碍的高危因素包括:

(1)有儿童期永久性听力障碍家族史。

(2)有巨细胞病毒、风疹病毒、疱疹病毒、梅毒或弓形虫等宫内感染史。

(3)颅面骨畸形者,包括耳郭和耳道畸形等。

(4)出生时体重低于1500g。

(5)高胆红素血症达到换血要求。

(6)母亲孕期曾使用过耳毒性药物或滥用药物和酒精。

(7)有病毒性或细菌性脑膜炎。

(8)宫内或产程、产后有窒息史(APGAR 评分 1min 为 0～4 分或 5min 为 0～6 分)。

(9)新生儿重症监护室住院超过 24h。

(10)临床上存在或怀疑有听力障碍有关的综合征或遗传病。

(11)机械通气时间 5d 以上。

(三)听力筛查操作流程

听力筛查操作流程见表 2-5。

表 2-5　听力筛查操作流程

阶　段	对　象	地　点	时　间	方　法
第一阶段	新生儿	医疗机构	出生后 48～72h	OAE 和(或)AABR
	初筛未通过者	医院(或妇幼保健院)的产科	出院时	OAE 和(或)AABR
	出院时仍未通过者和新生儿期漏筛者	妇幼保健院	42d 内	OAE 和(或)AABR
第二阶段诊断和干预	复筛未通过者	儿童听力诊断中心	出生后 3～6 个月	诊断型听性脑干诱发电位法(ABR)、诊断型声导抗等
第三阶段康复阶段	确诊患有听力损害需康复者	各级医疗保健康复中心	确诊时	听力、言语等能力的训练

(四)儿童耳聋程度分级

根据 1997 年 WHO 制定的障碍、残疾和残废的国际分类标准进行分级。

正常听力水平　　≤25dB(可以听到耳语声)

轻度听力障碍　　26～40dB(听小声讲话困难)

中度听力障碍　　41～60dB(听一般讲话有困难)

重度听力障碍　　61～80dB(听大声讲话亦有困难,影响工作和生活)

极重度听力障碍　≥81dB(几乎听不到任何声音,残存听力一般不能利用,儿童则为聋哑)

(五)儿童耳聋的预防

1. 一级预防

(1)避免使用或慎用耳毒性药物。

(2)开展耳聋遗传咨询,实行优生优育。

(3)加强免疫接种,预防相关疾病。

2. 二级预防

(1)积极治疗能致聋的感染性疾病,如细菌性脑炎、巨细胞病毒感染,尤其是慢性中耳炎。

(2)妥善处理高危孕妇、高危分娩和高危新生儿情况。

(3)开展婴幼儿听力筛查,早期发现听力障碍,早期干预。高危儿童,应在 3 岁前接受听力检测追踪。

3.三级预防

儿童耳聋三级预防的目的是不失时机地对病儿进行语言培训,尽可能地提高其听力和语言沟通能力,这是一项具有抢救性和长远意义的工作。

（吴华丽）

第十节　新生儿常见疾病的防治

一、新生儿鹅口疮

1.发病原因

鹅口疮由白色念珠菌感染引起。白色念珠菌污染了乳头、奶嘴、奶瓶等,传染给新生儿。另外,长期使用广谱抗生素、激素或患营养不良、腹泻的患儿常并发本病。

2.疾病表现

新生儿起病时,症状较轻,流口水,口腔黏膜充血、水肿。经过 1～2d 后,口腔黏膜表面可逐渐融合成大片白色乳凝块样片状物。以唇、颊、舌、软腭多见,白膜界限清楚,不易擦去,周围无炎症反应。一般情况下,不痛、不流延,不影响吃奶,无全身症状;重症患者则整个口腔均被白色斑膜覆盖,甚至可蔓延到咽、喉头、食管、气管,可发生全身性白色念珠菌感染,伴低热、拒食、吞咽困难。

3.护理措施

（1）清洗法　用 2% 碳酸氢钠溶液清洗口腔,再用盐水棉球擦拭干净,早晚各一次,一般 2d 左右痊愈。

（2）涂抹法　将制霉菌素片碾成细末,加生理盐水配成混悬液,然后将液体涂抹于口腔黏膜上,每日 2～4 次,一般 2～3d 可见效,大部分患儿 5d 内可治愈。

（3）可口服肠道微生态制剂,纠正肠道菌群失调,抑制真菌生长。

4.预防措施

（1）注意饮食卫生,保持餐具和食品的清洁,奶瓶、碗勺每次用完后要煮沸消毒。母乳喂养者每次喂奶前,母亲应先洗手,并清洁乳头,然后喂哺。

（2）保持口腔局部碱性环境是防止鹅口疮的重要环节。

（3）饮食应注意营养,提倡母乳喂养,增强体质。食物宜易消化吸收和富含优质蛋白质,适当增加维生素 B 和维生素 C 的供应。

（4）积极治疗营养不良、腹泻,不滥用抗生素。

二、新生儿脐炎

新生儿脐炎是指脐带残端被细菌入侵、繁殖所引起的急性炎症。

1.发病原因

新生儿出生断脐时或出生后脐部处理不当导致化脓性细菌感染。最常见的是金黄色葡萄球菌,其次为大肠埃希菌、溶血性链球菌等。

2.疾病表现

起病缓慢,开始无全身症状,易被忽视。随后脐轮与脐周皮肤轻度红肿,可伴有少量浆液性分泌物。重者脐部和脐周明显红肿发硬,分泌物呈脓性且量多,常有臭味,可向周围皮肤或组织扩散,引起腹壁蜂窝织炎、皮下坏疽、腹膜炎、败血症、门静脉炎,患儿出现发热、烦躁不安、嗜睡、呕吐、拒食等全身感染中毒症状。

3.护理措施

勤换尿布,在换尿布时用棉球将脐部残端和皮肤之间的黏液清除干净,并将脐部暴露在空气中,保持脐部干燥。若脐周皮肤红肿,有脓性分泌物,可用碘酊消毒。重者需选用适当的抗生素静脉注射。若有脓肿形成,则需行切开引流。

4.预防措施

断脐与护理脐残端部时均应严格无菌操作,勤换尿布,保持脐部干燥和清洁。

三、尿布疹

尿布疹也称红臀,是新生儿最常发生的皮肤问题,多引起全身性感染,威胁幼儿生命。

1.发病原因

未及时更换尿布;便后不清洗;臀部潮湿;尿布粗糙吸水性差;新生儿腹泻大便次数增多,臀部皮肤持续受粪便刺激;pH改变,吃牛乳的新生儿大便为碱性,促使病菌繁殖,更容易患尿布疹;对洗涤剂、一次性尿布过敏;长期使用抗生素等药物。

2.疾病表现

局部皮肤表现:外生殖器、会阴及臀部等尿布覆盖区域皮肤充血、发红、渗液、脱皮,可伴有红斑、丘疹;重度可表现为局部较深的溃疡,甚至压疮,皮疹向外延及大腿内侧或腹壁等处。全身表现:新生儿常因红臀而烦躁、哭闹、睡卧不安、拒乳,严重时细菌从感染的局部侵入血液,引起败血症。

3.护理措施

对尿布过敏者,立即停用,改用纯棉尿布;臀部清洗后要擦干,室温高时让臀部尽量暴露在空气中,多晒太阳使之保持干燥;在发生尿布疹的部位涂上尿布疹膏,如10%鞣酸软膏等;新生儿如发生腹泻应及早治疗。

4.预防措施

勤洗澡,保持皮肤皱褶处清洁;使用合适的尿布;棉质尿布清洁消毒要彻底,选用性质温和的洗涤剂;家长为新生儿更换尿布前,应用清水和肥皂洗手,避免手中的细菌污染尿布或将细菌带到新生儿身上。

四、新生儿病理性黄疸

新生儿血中胆红素超过$5\sim7mg/dL$可出现肉眼可见的黄疸。部分高非结合胆红素血症可引起胆红素脑病,严重者病死率高,存活者多留有后遗症。

1.发病原因

(1)胆红素生成过多　如红细胞增多症、血管外溶血、感染、肠肝循环增加、血红蛋白病等。

(2)肝脏摄取和结合胆红素功能低下　如窒息和心力衰竭引起的缺氧等。

(3)胆汁排泄障碍　如新生儿肝炎、先天性代谢缺陷、宫内感染、胆管阻塞等因素。

2.疾病表现

(1)出生后 24h 内出现黄疸。

(2)血清胆红素,足月儿>12.9mg/dL、早产儿>15mg/dL,或每日上升超过 5mg/dL。

(3)黄疸持续时间,足月儿>2 周,早产儿>4 周;黄疸退而复现。

(4)血清结合胆红素>2mg/dL。

具备其中任何一项者即可诊断为病理性黄疸。

3.护理措施

(1)光照疗法　是降低血清非结合胆红素简单而有效的方法。

(2)药物治疗　输血浆或白蛋白,以增加其与非结合胆红素的联结,减少胆红素脑病的发生;应用碳酸氢钠等纠正代谢性酸中毒;应用肝酶诱导剂;静脉注射人免疫球蛋白。

(3)换血疗法(详见其他专业文献)

(4)其他治疗　如防止低血糖、低体温,纠正缺氧、贫血、水肿和心力衰竭等。

五、新生儿败血症

新生儿败血症是指病原体侵入新生儿血液循环,并在其中生长、繁殖、产生毒素而造成的全身性反应。常见的病原体多为细菌,以葡萄球菌最多见,其次为大肠埃希菌。

1.发病原因

(1)病原体的侵入。

(2)新生儿免疫功能差,如机体的各种屏障功能差;淋巴结发育不全,缺乏吞噬细菌的过滤作用;补体成分含量低,机体对某些细菌抗原的调理作用差;中性粒细胞产生及储备均少;单核细胞产生细胞因子的能力低下;新生儿体内只有来自母体的 IgG,且其含量与胎龄相关,胎龄越小,IgG 含量越低,因此,早产儿更易感染。

2.疾病表现

早期症状、体征常不典型,一般表现为反应差、嗜睡、发热或体温不升、不吃、不哭、体重不增等症状。出现以下表现时应高度怀疑败血症:①黄疸迅速加重或退而复现;②肝脾轻、中度肿大;③皮肤黏膜有瘀点、瘀斑,注射针眼处渗血不止,消化道出血,肺出血等;④休克,皮肤呈大理石样花斑,少尿或无尿,硬肿症出现常提示预后不良;⑤其他:呕吐、腹胀、呼吸窘迫或暂停、青紫;⑥合并肺炎、脑炎、坏死性小肠结肠炎、化脓性关节炎和骨髓炎等;⑦使用抗生素前做血培养、脑脊液培养细菌检查阳性。

3.护理措施

(1)抗生素应用要早期、联合、足量、足疗程。

(2)及时处理严重并发症。

(3)注意保温,供给足够热量和液体,维持血糖和血电解质在正常水平。

(4)静脉注射人免疫球蛋白,重症患儿可行换血疗法。

(吴华丽)

第十一节　婴幼儿期常见的疾病

一、蛋白质-热能营养不良

蛋白质-热能营养不良是由缺乏能量和(或)蛋白质所致的一种营养缺乏症,即热量及蛋白质供给不足,以消瘦为主要表现。蛋白质-热能营养不良常见于 3 岁以下的婴幼儿。

(一)发病原因

(1)喂养不当,如母乳不足,未及时进行辅食转换;幼儿不良饮食习惯,长期偏食、厌食、吃零食。

(2)患有疾病,如急慢性疾病或消化道先天畸形等。

(3)其他因素,如早产、多产、多胎等,导致新陈代谢低下和各系统功能异常。

(二)疾病表现

蛋白质-热能营养不良的早期表现为体重不增或逐渐减轻;皮下脂肪减少,乃至消失,皮下脂肪逐渐消失的顺序为腹部—躯干—臀部—四肢—面部。随着病情加重额部出现皱褶,两颊下陷,颧骨突出,如"老人貌"。若长期营养不良,则出现身材矮小,精神不安,烦躁,淡漠,皮肤干燥、苍白、松弛,肌肉萎缩、肌张力下降,体温低于正常,脉搏减慢、心音低钝,血压偏低。最常见的并发症为营养性贫血,其次为干眼症、上呼吸道感染、鹅口疮、肺炎、肠炎、肾炎等。营养不良可根据其疾病表现分为三度,见表 2-6。

表 2-6　营养不良的表现与分度

表　现	轻　度	中　度	重　度
体重低于正常平均值	15%～25%	26%～40%	>40%
腹壁下脂肪厚度	0.4～0.8cm	<0.4cm	消失
身长(高)	正常	低于正常	明显低于正常
皮肤颜色及弹性	正常或稍苍白	苍白、弹性差	多皱纹、弹性消失
肌张力	基本正常	降低、肌肉松弛	烦躁不安
精神状态	正常	明显低下、肌肉萎缩	萎靡、呆滞、烦躁与抑制交替出现

(三)护理措施

1. 饮食调整

(1)饮食调整遵循由少到多、由稀到稠、循序渐进、逐步补充调整的原则。对轻度营养不良患儿,在维持原膳食基础上,一周后增加能量与蛋白质含量较高的食物,从 80～100kcal/(kg·d)开始,以后逐渐递增;对中、重度营养不良患儿,能量供应先从 40～60kcal/(kg·d)开始,若消化尚好,每隔2～3d,可逐渐增加至 120～150kcal/(kg·d),体重接近正常后,可逐渐恢复正常能量的供应。注:营养学中习惯用千卡(kcal)作为能量单位,1kcal=4.184kJ。

(2)保证营养素摄入,补充维生素及微量元素。患病期间根据患儿情况可按医嘱给维生素 B 类及维生素 C 等,必要时给维生素 A、维生素 D、叶酸、铁、锌等制剂。患儿的消化功能恢复后应主要从食物中补充。

（3）促进消化，改善食欲，给予帮助消化的药物，如胃蛋白酶、胰酶等。

2. 预防感染

预防呼吸道感染，室内保持适宜的温、湿度，通风，每周室内紫外线消毒，少去公共场所。

3. 预防低血糖

保证营养物质的摄入，密切观察病情，低血糖易发生在夜间或清晨，当患儿出现低血糖症状时，立即按医嘱静脉输入葡萄糖，使血糖恢复正常。

4. 健康指导

（1）指导家长了解营养不良发生的原因，掌握小儿科学喂养知识、方法和饮食卫生常识，学会调整饮食方法，观察病情的变化。

（2）加强社区保健工作，定期对辖区内小儿进行生长发育、健康监测；进行科学营养膳食和良好饮食习惯的指导；预防治疗传染病、先天性疾病及慢性消耗性疾病等。

二、支气管肺炎

支气管肺炎是小儿时期最常见的肺炎，多见于婴幼儿。全年均可发病，以冬、春寒冷季节及气候骤变时多发，营养不良、先天性心脏病、低出生体重儿、免疫缺陷儿更易发生。支气管肺炎可由细菌、病毒引起。肺炎链球菌肺炎占细菌性肺炎的90%以上；病毒感染以腺病毒、呼吸道合胞病毒、流感病毒为主。支气管肺炎的预后取决于肺部炎症能否及时控制，感染病原体的数量、毒力强弱及对抗生素的敏感程度，患儿机体免疫状况，有无严重并发症等。

（一）发病因素

（1）病原体　主要病原体为细菌和病毒。细菌以肺炎链球菌多见，其次为葡萄球菌、流感嗜血杆菌等；病毒以呼吸道合胞病毒最常见，其次为腺病毒、流感病毒等。

（2）机体因素　小儿气管、支气管管腔相对狭窄，黏膜血管丰富，软骨柔软，缺乏弹性组织，支撑作用弱；肺的弹力纤维发育差，血管丰富，肺间质发育旺盛，肺泡小且数量少，使肺的含血量多而含气量相对较少；胸腔狭小，肺相对较大，呼吸肌发育差，呼吸时胸廓活动范围小，肺的扩张、通气和换气不充分；鼻前庭无鼻毛，气管黏膜纤毛运动差；呼吸中枢发育未完全成熟；呼吸道黏膜缺乏分泌型IgA，肺泡吞噬细胞功能不足，溶菌酶、乳铁蛋白、干扰素及蛋白分解抑制酶含量低且活性不足。

（3）环境因素　居室通风不良，空气污浊，气候骤变；与病毒性肺炎患儿同室居住，交叉感染。

（二）疾病表现

（1）一般表现　寒战、面色潮红、发热（体温可达38～40℃），以弛张热或不规则热为主。可伴有拒食、呕吐、烦躁不安、全身不适等症状。

（2）呼吸系统症状　以咳嗽、气促为主，起初咳嗽频繁，为刺激性干咳，病情严重时咳嗽反而减轻，恢复阶段咳嗽有痰；呼吸频率加快，可有鼻翼扇动、点头呼吸、三凹征，甚至口周及指（趾）端发绀。肺部可闻及固定的中、细湿啰音。病灶扩大时，可闻及管状呼吸音。

（3）循环系统症状　心肌炎表现、心力衰竭表现等。

（4）神经系统　烦躁、嗜睡，脑水肿时出现意识障碍，反复惊厥，呼吸不规则，瞳孔对光反射迟钝或消失等。

(5)消化系统　腹胀、呕吐、腹泻等；重症肺炎可引起中毒性肠麻痹和消化道出血等。

(三)辅助检查

(1)外周血细胞检查　病毒性肺炎白细胞总数大多正常或减少，细菌性肺炎白细胞总数及中性粒细胞常增多，并有核左移，胞质中可见中毒颗粒。

(2)病原学检查　取鼻咽拭子、痰液、气管吸出物、胸水等做细菌培养，可明确病原体；用间接免疫荧光法等可快速进行病毒抗原检查。

(3)胸部 X 线检查　支气管肺炎早期肺纹理增粗，以后出现大小不等的斑片状阴影，可融合成片，以双肺下野、中内带居多，可伴有肺不张或肺气肿。

(四)治疗措施

采取综合措施，积极控制感染，改善肺的通气功能，对症治疗及防治并发症。根据不同病原体选用敏感药物，积极控制感染，使用原则为早期、联合、足量、足疗程。重症者宜静脉途径给药。细菌性肺炎以青霉素为首选药；大环内酯类对支原体、衣原体肺炎均有效。疗程应持续至体温正常后 5～7d，或临床症状基本消失后 3d。支原体肺炎至少用药 2～3 周，以免复发。病毒感染尚无特效药物，可用利巴韦林、干扰素等。若症状明显、严重且伴有并发症，可应用肾上腺糖皮质激素。

(五)保健措施

(1)良好的休息环境　居室要安静、整洁、阳光充足、通风。患儿应卧床休息，减少活动。

(2)适宜的营养补充　高热量、高维生素、易消化的流质或半流质饮食，多饮水。酌情补充维生素 C、维生素 A、维生素 D 等。限制钠盐的摄入。禁油腻、辛辣食物。

(3)保持呼吸道通畅　半卧位或抬高床头，定时更换体位；扣背；痰液黏稠不易咳出时可进行超声雾化吸入；呼吸道分泌物多，呼吸不畅时可气道吸痰。

(4)改善肺的通气功能　吸氧。

(5)维持正常体温　小儿正常口温为 37℃，腋温为 36～37℃，肛温为 36.5～37.5℃。

(6)观察病情，防治并发症　如心力衰竭、中毒性肠麻痹、中毒性脑病等。

三、小儿腹泻

小儿腹泻是一组由多病原、多因素引起的以大便次数增多和性状改变为特点的消化道综合征，是我国婴幼儿最常见的疾病之一。6 个月～2 岁发病率高，一年四季均可发病，但夏秋季多见。严重者可引起脱水和电解质紊乱。小儿腹泻是造成小儿营养不良、生长发育障碍的主要原因之一。

(一)发病原因

(1)易感因素　婴幼儿消化系统发育尚未成熟，消化酶分泌少，不能适应食物质和量的较大变化；婴幼儿水代谢旺盛，对缺水的耐受力差，一旦失水容易发生体液紊乱；机体防御功能差，婴儿胃酸偏低，对进入胃内的细菌杀灭能力弱；血清免疫球蛋白和胃肠道分泌型 IgA 均较低。

(2)感染因素　食物污染、饮食不卫生、长期应用广谱抗生素或糖皮质激素致肠道菌群失调或机体免疫力低下继发感染等；寒冷季节的婴幼儿腹泻 80% 由病毒感染引起，主要为轮状病毒，其次为诺沃克病毒、腺病毒等。细菌感染以大肠埃希菌为主，其次为鼠伤寒沙门菌、弯曲杆菌、金黄色葡萄球菌、志贺菌、肉毒杆菌等。

（3）非感染因素　常因喂养不定时、饮食量不当或食物成分不适宜等引起；对牛奶或某些食物成分过敏或不耐受也可引起腹泻；腹部受凉使肠蠕动增加；天气过热使消化液分泌减少，均可诱发腹泻。

（二）疾病表现

（1）轻型腹泻　常由饮食因素及肠道外感染引起。以胃肠道症状为主，食欲缺乏，偶有呕吐、大便次数增多，但每次大便量不多，稀薄带水，呈黄色或黄绿色，有酸味。无脱水及全身中毒症状，多在数日内痊愈。

（2）重型腹泻　多由肠道内感染引起或由轻型腹泻发展而来，表现为严重的胃肠道症状，明显的脱水、电解质紊乱和全身中毒症状。腹泻频繁，每日 10 次以上，黄色水样便或蛋花汤样便，量多，可有少量黏液。还可有烦躁不安、嗜睡，甚至昏迷、惊厥、休克等表现。水、电解质及酸碱平衡紊乱；同时会出现酸中毒和低钾血症症状等。

（三）保健措施

（1）补充液体　根据病情可选择口服或静脉补液。轻型腹泻可给予口服补液，严重脱水和呕吐患儿需静脉输液并观察病情，纠正脱水、酸中毒、电解质紊乱。

（2）调整饮食，供给足够营养　适宜的营养对促进恢复、减少体重下降和生长停滞的程度、缩短腹泻病程、预防营养不良非常重要。故腹泻脱水患儿除严重呕吐者暂禁食 4～6h（不禁水）外，均应继续进食。根据患儿腹泻的症状和引起腹泻的原因，调整饮食配方和喂养方法以缓解病情促进康复。

（3）严格消毒隔离，减少感染的传播　对感染性腹泻患儿应施行消化道隔离，注意会阴部的卫生，护理患儿前后认真洗手，防止交叉感染。

（4）保护臀部皮肤　由于腹泻频繁，大便含有大量的肠液及消化酶，对皮肤有很强的刺激性，故每次便后用温水清洗臀部并擦干。

（5）健康指导　向家长介绍有关患儿疾病状况及治疗措施知识，指导家长及时报告脱水的表现及口服补液中出现的问题，指导家庭成员了解防止感染传播的措施。清洁处理排泄物。指导合理喂养，逐步添加辅食，防止过食、偏食及饮食结构突然改变。及时治疗营养不良、佝偻病等，加强体格锻炼，增强体质。

四、营养性缺铁性贫血

营养性缺铁性贫血是由体内铁缺乏导致血红蛋白合成减少而引起的一种小细胞低色素性贫血。任何年龄均可发病，但以 6 个月至 2 岁的小儿最多见，是小儿贫血中最常见的一种，为我国重点防治的小儿疾病之一。

（一）发病原因

（1）铁的储存不足　胎儿储存铁主要在胎儿期最后 3 个月从母体获得，故早产、双胎、孕母患缺铁性贫血等都可以导致胎儿储存铁减少。

（2）铁摄入不足　铁摄入不足是导致小儿缺铁性贫血的主要原因。如婴儿长期以乳类喂养，未及时添加含铁丰富的食物，年长儿偏食均可造成铁的摄入不足。

（3）生长发育迅速　婴儿期是生长发育第一高峰期，早产儿及低出生体重儿生长发育更快，对铁的需要量相对增多，更容易发生缺铁。

（4）铁的吸收、利用障碍　慢性腹泻、消化道畸形、反复感染及不合理的食物搭配均可影响铁的吸收、利用,增加铁的消耗而导致缺铁。

(5)铁的丢失过多   服用未经加热的鲜牛奶的婴儿,可因蛋白过敏而发生少量肠出血,患有肠息肉、膈疝、钩虫病等,也可因慢性少量肠出血致铁丢失过多。

(二)疾病表现

(1)症状   婴儿表现精神不振、不爱活动或烦躁不安、食欲缺乏、恶心、呕吐、腹泻,少数有喜吃泥土、墙皮、煤渣等异食癖现象。重度贫血婴儿因免疫功能降低,易患呼吸道感染、中耳炎等感染性疾病。

(2)体征   查体时发现婴儿皮肤黏膜苍白,以嘴唇、口腔黏膜、甲床最明显。头发枯黄无光泽,指甲薄脆、不光滑甚至出现反甲。常有口腔炎、舌乳头萎缩。可出现肝、脾、淋巴结肿大等骨髓外造血表现,且年龄越小、病程越长,贫血越严重肿大越明显。严重贫血患儿可出现心率增快、心脏扩大或心前区可闻及收缩期吹风样杂音,甚至发生心力衰竭。

(三)实验室检查

(1)血液检查   红细胞、血红蛋白均低于正常,以血红蛋白减少更明显;红细胞体积小、染色浅、中心淡染区扩大;平均红细胞体积(MCV)、平均血红蛋白含量(MCH)、平均血红蛋白浓度(MCHC)均低于正常;网织红细胞、白细胞、血小板多正常或稍降低。

(2)骨髓检查   红细胞系统增生活跃,以中、晚幼红细胞增生为主,各期红细胞体积均较小,胞质量少,染色偏蓝,胞质发育落后于胞核,粒细胞系统、巨核细胞系统一般无明显异常。

(3)铁代谢检查   血清铁减少,总铁结合力增高,血清铁蛋白含量降低,运铁蛋白饱和度降低。

(四)保健措施

(1)合理安排饮食,正确应用铁剂   在能量充足供给的基础上,给予高蛋白膳食,蛋白质应占能量的15%～20%,其中优质蛋白质应占50%以上。指导婴儿家长正确的母乳喂养方法,及时添加含铁丰富的辅食。应多选用含血红素铁和维生素C丰富的食物,如猪血、鸡鸭血、瘦肉、鱼、肝、肾、蛋黄、黄豆、紫菜、木耳、绿色蔬菜、柑橘、苹果等。尽量少用粗粮、韭菜、豆芽等含粗纤维多的食物,禁用辛辣调味品。食物烹调方法和餐饮应按患儿年龄及食欲等情况来设计安排。为了增加食物的摄入量,一般可用少量多餐的方法,每天5～6餐。实施人工喂养的婴儿需及时添加含铁或铁强化食品,对早产儿、低体重儿应在出生2个月时补充铁剂。

(2)贫血婴儿多食欲缺乏,应采取措施增加婴儿食欲,鼓励进食   如创造良好的进食环境;更换饮食品种,注意饮食色、香、味、形的调配;按医嘱服用助消化药物,如胃蛋白酶等;餐前不安排过于剧烈的活动,避免引起婴儿疼痛、不适的检查及治疗、护理操作等。

(3)鲜牛奶必须加热处理后才能喂养婴儿,以免因过敏而至肠道出血。

(4)铁剂的应用   口服铁剂时应注意:为减轻胃肠道反应,宜从小剂量开始,并在两餐之间服药;补充铁剂时,应加用维生素C;忌与抑制铁剂吸收的牛乳、钙剂同服;用吸管服药,以防止牙齿发黑;服用铁剂后,大便呈黑色,停药后可恢复正常。服用铁剂时要观察疗效,定期复查血红蛋白。

(5)注意休息,适量活动   轻、中度贫血婴儿,对日常活动均可耐受;对易烦躁、激动的婴儿,应耐心看护、陪伴,护理操作应集中进行,以免增加耗氧量,加重病情;对严重患儿,应让其卧床休息以减轻心脏负担,定时测量心率,观察有无心悸、气喘、呼吸困难、缺氧、发绀等,必要时吸氧。

（6）预防感染　铁缺乏时可造成细胞免疫功能下降，增加感染机会，而感染又会进一步影响铁的吸收，加重贫血。多晒太阳增强抵抗力，尽量不到人群集中的公共场所。不与感染患儿同室，避免交叉感染。保持口腔卫生，勤换衣裤，保持肛周、臀部清洁，减少皮肤感染。

（7）健康指导　改善饮食习惯，补充含铁的食物，哺乳期妇女应多吃含铁丰富的食物，及时发现和治疗贫血；婴儿提倡母乳喂养，并及时添加含铁辅食；早产儿及低体重儿应从 2 个月开始补充铁剂，足月儿母亲孕期贫血的从 4 个月开始补充铁剂；寻找病因，治疗原发病；做好宣教，掌握铁剂治疗的方法；解除家长的心理压力，对有异食癖的婴儿，家长应正确对待，细心看护和耐心引导，不可过多责备；加强婴儿的教育和训练，促进其智能和体能的不断恢复，使患儿尽快痊愈。

五、维生素 D 缺乏性佝偻病

维生素 D 缺乏性佝偻病简称为佝偻病，是由于儿童体内缺乏维生素 D，导致钙、磷代谢失常，使正在生长的骨骺端软骨板不能正常钙化，造成骨骼病变的一种慢性营养性疾病。

（一）发病原因

（1）日光照射不足　冬季日光照射不足、户外活动减少、高层建筑多、空气尘埃污染多或烟雾多的环境，使皮肤中的 7-脱氢胆固醇转变为维生素 D 减少。日光中的紫外线易被尘埃、烟雾、衣服、普通玻璃吸收，影响了皮肤对紫外线的利用，婴儿易患佝偻病。

（2）维生素 D 的摄入不足　婴儿每日维生素 D 的需要量为 400～800IU，而食物中维生素 D 含量很少，即使维生素 D 含量较高的人乳、蛋黄、肝等食物，也不能满足小儿生长发育的需要，如不及时补充维生素 D，易患佝偻病。

（3）生长发育迅速　骨骼的生长速度与维生素 D 的需要量成正比。婴儿生长发育迅速，维生素 D 的需要量相对较大，佝偻病的发生率也较高，尤其以早产儿、多胞胎更为多见。

（4）食物中钙、磷含量不足或比例不适宜　人乳中钙、磷比例适宜（2.1∶1），易于吸收；牛乳中钙、磷含量虽然较高，但比例不适宜，不易吸收。因此，人乳喂养儿佝偻病的患病率较牛乳喂养儿低。

（5）其他疾病和药物的作用　肝、胆、胃肠道慢性疾病（如肠炎、慢性痢疾、肠结核等）均可影响维生素 D 及钙、磷的吸收和利用；严重的肝、肾疾病阻碍了维生素 D 的羟化，活性的 $25\text{-}(OH)D_3$ 生成减少，也影响钙、磷的吸收和利用。长期服用苯妥英钠、苯巴比妥类药物，通过促进肝氧化酶的作用使 $25\text{-}(OH)D_3$ 分解失去活性，导致佝偻病。

（二）疾病表现

（1）非特异性神经、精神症状　出生后 3 个月即可出现易惊、夜哭、多汗，即婴儿睡眠不安，经常惊跳，外界轻微刺激就可使婴儿惊醒，并伴哭闹，每晚 3～5 次，伴有与室温、季节无关的多汗，使婴儿摇头擦枕致枕后脱发形成"枕秃"。

（2）骨骼改变　婴儿身体各部位骨骼的生长速度不同，骨骼改变往往在生长快的部位最明显，故不同年龄有不同的骨骼改变：①3～6 个月婴儿，头部容易出现颅骨软化，用指尖轻压枕骨、顶骨的中央部，可有似压乒乓球的感觉，8～9 个月可出现方颅；正常婴儿 4～6 个月出牙，2～2.5 岁出齐，而佝偻病患儿常常乳牙萌出延迟至 1 岁开始，3 岁出齐；正常婴儿前囟门闭合时间是 18～24 个月，佝偻病患儿囟门增宽并延迟闭合，严重者 2～3 岁才闭合。②胸骨出现"肋骨串珠"：肋骨与肋软骨交界处骨样组织增生呈钝圆形隆起，上下排列呈串珠状，以第 7～10 肋骨最明显;"肋膈沟":因肋骨软化,膈肌附着处的肋骨受膈肌牵拉内陷,形成一条横向浅沟;"漏斗胸":婴儿的胸骨剑突部向内凹陷;"鸡胸":由于肋骨骺部内陷,胸骨向前突起,形成鸡胸样畸形。③四肢出现腕部或踝部畸形,即"手镯"或"脚镯",见于6个月以上婴儿,腕部或踝部可因骨样组织增生堆积,形成钝圆形环状隆起;1岁时婴儿开始站立后,因身体负重可出现下肢骨弯曲,形成O型腿或X型腿。④脊柱、骨盆的改变,1岁后患儿久坐可致脊柱后凸或侧弯及扁平骨盆等。

(3)肌肉、韧带松弛　患佝偻病的婴儿头颈软弱无力,其抬头、坐、立、行等运动功能发育落后,大关节过伸,腹肌张力低下致腹膨隆如"蛙腹"状。运动发育延迟。

(4)血钙、血磷、碱性磷酸酶的变化。

(5)X线检查　可见长骨临时钙化带模糊或消失呈毛刷样或杯口样改变;骨骺软骨增宽。

(三)保健措施

(1)增加体内的维生素D　增加户外活动的时间,指导家长多带婴儿定期户外活动,接受日光照射,每次从数分钟逐渐延长至1~2h。夏季气温太高时,应避免太阳直射。提倡母乳喂养,按时添加辅食,尽量给予含维生素D和钙、磷丰富的食物。遵医嘱供给维生素D制剂。

(2)防止维生素D中毒　在供给维生素D制剂时,要观察有无维生素D中毒的症状,如食欲减退、烦躁、精神不振、嗜睡、大便异常、夜尿增多等,一旦出现,及时与医师联系,考虑停药。在供给鱼肝油制剂时,还要防止维生素A中毒。

(3)预防骨骼畸形和骨折　衣着应柔软、宽松,床铺松软,避免久坐、久站和过早行走。对严重佝偻病患儿进行护理操作时,应避免重压和强力牵拉,防止骨折。

(4)矫正骨骼畸形　有骨骼畸形的婴儿要注意矫正,如胸廓畸形可做俯卧抬胸运动,下肢畸形可做腿部肌肉按摩。

(吴华丽)

第十二节　儿童常见的出疹性疾病

一、麻疹

麻疹是由麻疹病毒引起的一种出疹性急性呼吸道传染病。麻疹病毒属于黏液病毒,在外界生活力不强,在强阳光下直接照射15min即死亡,在新鲜空气中约2h就失去传染力,在流通的空气中半小时就失去活性。麻疹病毒在寒冷、干燥的环境中有较强的耐受力,0℃中可生存1个月。麻疹减毒活疫苗可保存在4℃冰箱中,在冰冻状态下可保存数月或数年,不能在室温中保存以免失效。

(一)流行病学特点

麻疹病儿是唯一的传染源,在发病前2d至发病后5d内,病儿的眼结膜分泌物以及鼻、口咽和器官的分泌物都含有病毒,通过飞沫直接传播,具有较强的传染性,恢复期不带病毒。人类对麻疹的易感性超过其他传染病,易感者接触病儿后90%以上发病。麻疹多发生在6个月至2岁的婴幼儿。麻疹一年四季均可发病,以冬、春两季最为多见。麻疹病后有持久的免疫力或终身免疫。

(二)临床表现

典型麻疹的临床表现可分为四期。

(1)潜伏期　麻疹病毒经呼吸道侵入人体后 10～12d 发病,曾接受被动或主动免疫者可延至 3～4 周。

(2)前驱期　亦称出疹前期,为 3～5d。主要表现为发热(38～39℃),同时出现咳嗽、喷嚏、流涕、眼结膜充血、流泪、怕光。发病 2～3d 时,在口腔两侧颊黏膜上出现白色斑点,周围有红晕,称为麻疹黏膜斑(Koplik 斑),对麻疹的早期诊断有特殊意义。

(3)出疹期　于发热第 3～4 天开始出现皮疹,出疹的顺序:先见于耳后、发际,渐波及前额、面部、颈部,以后自上而下蔓延到胸、背、腹及四肢,最后在手掌和足底出现皮疹,皮疹 3～5d 出齐。皮疹初为淡红色斑丘疹,大小不等,高出皮肤,为充血性皮疹,以后可融合成片,但皮疹间皮肤正常。皮疹出齐后,即开始消退,体温也开始随之下降,直至恢复正常。如果体温持续不降,皮疹出不来,咳嗽加重,呼吸急促,有可能并发肺炎,应及时诊断治疗。

(4)恢复期　出疹 3～5d 皮疹出齐后,按皮疹逐渐消退顺序,伴糠麸样脱屑,并留有浅褐色色素斑,此期为 1～2 周。

(三)诊断

在麻疹流行期,接触过麻疹病儿的易感者,出现发热、上呼吸道卡他症状、口腔黏膜出现麻疹黏膜斑及典型的皮疹即可诊断。

(四)治疗

麻疹病儿的治疗,包括加强护理、对症治疗和防治并发症。麻疹病儿应卧床休息,室内空气要流通、新鲜、温度适宜。做好眼、口腔、鼻的清洁护理。多饮水,给予营养丰富且易消化的食物。病儿腋下体温在 38.5℃ 以上时可服用小剂量的退热药。麻疹病儿应补充维生素 A,以提高眼、口腔、肠道和咽部黏膜细胞对麻疹病毒感染的抵抗力,提高免疫系统对其他疾病的抵抗力。6 个月以下的病儿,第 1 日为维生素 A 5 万 IU,第 2 日再给 5 万 IU;6～12 个月的病儿第 1 日给维生素 A 10 万 IU,第 2 日再给 10 万 IU;12 个月以上的病儿,第 1 日给维生素 A 20 万 IU,第 2 日再给 20 万 IU。应密切观察麻疹病儿发生并发症的早期表现,以便及时采取治疗措施。

(五)预防

对麻疹应采取综合性的预防措施,首先应保护易感人群,按照我国计划免疫程序规定进行麻疹减毒活疫苗的接种,在儿童出生后 8 个月进行初种,接种后免疫力可持续 4～6 年,18 个月时复种麻腮风疫苗。在流行期间,易感者接触了麻疹病儿 2d 内,接种麻疹减毒活疫苗后可减轻症状,也可在接触麻疹病儿后 5d 内,注射人血丙种球蛋白,以防止发病,在接触麻疹病儿 6d 后注射,可减轻症状。在流行前 1 个月可进行麻疹减毒活疫苗的应急接种,以减少麻疹的发病。麻疹病儿应隔离至出疹后 5d,有并发症的病儿应隔离至出疹后 10d,对已接触过麻疹病儿的易感儿应隔离检疫 3 周。

二、风疹

风疹是由风疹病毒引起的急性传染病。风疹病毒是一种小球形包膜病毒,对外界环境抵抗力较弱,但对寒冷及干燥环境有一定的耐受力,能被紫外线及多种消毒剂杀灭。

(一)流行病学特点

风疹病儿是唯一的传染源,出疹前后其传染性最强。风疹病毒存在于病儿鼻咽部的分泌物中,通过空气中的飞沫,经呼吸道传染。6 个月至学龄前儿童为易感人群,病后有持久的免疫力。风疹流行多见于冬春季节,由于多数病儿为隐性感染,或无皮疹及无临床症状出现,往往会低估了风疹的实际流行情况。

(二)临床表现

风疹的潜伏期为 10~21d,开始有发热、全身不适及皮疹,可伴有咳嗽、流鼻涕和咽痛,浅表淋巴结肿大伴有轻度触痛,以耳后和枕部淋巴结肿大最为明显,持续 2~7d 后消退。皮疹的特点是:在病儿发热的当日或第 2 天即出现皮疹,呈充血性斑丘疹,多见于面部及躯干部位,四肢较少,手脚心多无皮疹出现。皮疹经 2~3d 即开始消退,一般没有皮屑脱落,也不遗留色素沉着。

先天性风疹病毒又称先天性风疹综合征,是胎儿在母体内经胎盘而感染风疹病毒,多发生在妊娠头 4 个月内。受感染的胎儿在宫内发育迟缓,器官结构缺损,可造成各种先天性畸形,常见有失明(白内障、视网膜病变)、先天性心脏病(动脉导管未闭、肺动脉狭窄)、耳聋、小头畸形及智力障碍等,较少见的有活动性肝炎、青光眼、腭裂、脑瘫及脑膜炎等。

(三)诊断

因风疹的临床症状轻微而难以诊断。在风疹流行期,根据皮疹的特点,如皮疹出现得较早且细小色淡、皮疹分布的特点、全身症状轻微、耳后及枕部淋巴结肿大,即可作出诊断。

(四)治疗及预防

目前尚无抗风疹病毒的特效药,发病后应加强护理,卧床休息,多喝水,食用易消化的食物,必要时采取对症治疗。为预防风疹病毒感染,接种风疹减毒活疫苗是最有效的措施。8 个月以上的婴幼儿可接种麻疹、腮腺炎和风疹减毒活疫苗,12 岁以上的女童可接种风疹减毒活疫苗,以预防先天性风疹的发生。

三、幼儿急疹

幼儿急疹又称婴儿玫瑰疹,是由人类疱疹病毒引起的一种急性发疹性传染病。幼儿急疹主要是由人类疱疹病毒-6 B 组引起,极少由 A 组引起,约有 10% 是由人类疱疹病毒-7 组感染引起的。

(一)流行病学特点

幼儿急疹的传染源是唾液排病毒的无症状成人和急性期病儿。经呼吸道感染,多数为非显性感染,仅有 30% 为显性感染。6~18 个月的婴幼儿为易感人群。该病多为散发,一年四季均可发病,以春秋季节发病较多。

(二)临床表现

幼儿急疹的潜伏期为 7~17d,平均 10d。起病急骤,无前驱症状,体温突然升高,可达 39~41℃,持续 3~5d 后体温骤降。退热后病儿全身出现皮疹,最初出现在颈部和躯干,然后蔓延至全身,以腰部和臀部较多,其次为头额、颈、上臂、股等部位,而面部、肘和膝以下部位较少见。皮疹为充血性玫瑰色丘疹,直径 2~3mm。皮疹在 24h 内出齐,1~2d 内完全退尽,皮疹退后无脱屑也无色素沉着。在发病期间,病儿的精神状态良好,少数病儿可有轻微的呼吸道症状,以咽炎较多。消化道症状多为恶心、呕吐。极少数病儿在高热时可出现高热惊厥。

(三)诊断

根据易感人群的年龄(6~18 个月),突发高热,热退后全身出现皮疹,即可作出诊断。实验室检查可发现白细胞总数减少,淋巴细胞增多。

(四)治疗及预防

发病后注意加强护理,多休息、多饮水,必要时采取对症处理,如降温、镇静等。幼儿急疹无特效预防措施,与幼儿急疹患儿接触过的婴幼儿应密切观察10d,如有发热,应及时隔离,以免发生疾病的流行。

四、水痘

水痘是由水痘-带状疱疹病毒引起的一种急性传染病。水痘-带状疱疹病毒属于疱疹病毒科,该病毒通过呼吸道进入人体,在鼻咽部淋巴结增殖4~6d后进入血液,在单核-巨噬细胞中复制,然后向全身扩散。部分病毒则以静止状态留在神经节,当复发感染时可表现为带状疱疹。该病毒在体外抵抗力较弱,不耐酸、不耐热,在痂皮中不能存活,在疱液中−65℃可长期存活。

(一)流行病学特点

水痘病儿和患带状疱疹的成人是传染源。通过飞沫经呼吸道传播或接触水痘疱疹液是水痘的主要传播途径。在病儿出疹前1d至疱疹完全结痂均有传染性,但痂皮无传染性。水痘的传染性很强,易感儿接触后90%发病。易感人群为2~6岁儿童,患病后可获得终身免疫。该病多发生在冬春季节。

(二)临床表现

水痘的潜伏期为12~21d,平均14d。在发病的早期可有轻度的不适,如发热、头痛、乏力、咽痛等,也可无症状。持续1~2d后迅速进入出疹期,皮疹的变化特点是起初是红斑疹,数小时后变为红色丘疹,再经数小时后发展成为疱疹,呈椭圆形,3~5mm大小,疱疹液透明,数小时后变为混浊,此时常因瘙痒使患儿烦躁不安,将疱疹抓破而感染。1~2d后从疱疹的中央开始干枯结痂,经数日后痂皮脱落,一般不留疤痕,如有继发感染,可能留有疤痕。这一过程历时1~6d,在整个患病过程中,皮疹可按上述顺序分批出现。水痘的皮疹呈向心性分布,先出现于躯干和四肢的近端,以躯干皮疹最多,其次为头面部,鼻、咽、口腔和外阴等黏膜处也可发疹。水痘为自限性疾病,历时10d左右即可自愈。重症水痘可并发肺炎、肝炎、心肌炎和脑炎。根据水痘皮疹的分布、形态和出疹过程即可作出诊断。

(三)治疗

水痘病儿应卧床休息、多饮水、食用易消化的食物。经常更换内衣,避免搔抓皮肤,以免皮疹继发感染。使用抗病毒药,如阿昔洛韦、阿糖腺苷,早期使用干扰素可较快抑制皮疹发展。注意防治并发症,必要时使用抗生素。

(四)预防

水痘的预防措施,水痘病儿应在家隔离治疗至疱疹全部结痂或出疹后7d。易感者应避免与急性期患者接触,并应及时接种水痘减毒活疫苗。接触病儿12h内肌肉注射水痘-带状疱疹免疫球蛋白5mL,有预防功效,主要用于有细胞免疫缺陷者、免疫抑制剂治疗者和患有严重疾病者。

五、手足口病

手足口病是由多种肠道病毒引起的常见急性传染病,主要由柯萨奇A16(柯萨奇A4、A7、B2、B5、B13等偶尔也可引起)、肠道病毒71型(EV71)和埃可病毒的血清11型引起。

（一）流行病学特点

病儿和隐性感染者是主要传染源。主要通过消化道、呼吸道和接触病儿的粪便、疱疹液、打喷嚏的飞沫、毛巾、茶杯、玩具、餐具、奶瓶及床上用具等而被传染。人群普遍易感，多见于 4 岁以下的婴幼儿，集体儿童机构易发生集体感染。该病的传染性极强，常引起暴发流行，之后是散发，在散发期间易感者积累到一定数量时又会发生新一轮大流行，因此每隔 2～3 年流行一次。近年来该病的流行在亚太地区有上升的趋势。该病多发生在夏秋季。

（二）临床表现

大多数手足口病病儿症状轻微，起病时有发热、厌食。皮疹在发病的当日或第 2 天出现，无痒感。皮疹多发生在手指或足趾掌面、指甲周围、口腔黏膜、肛门周围及会阴处，少数病儿可发生在足跟边缘及足背处，腿部及躯干少见。口腔黏膜疹出现较早，开始为粟米样斑丘疹或水疱，周围有红晕，常伴有流口水、咽痛等症状。手足远端部位的皮疹初为玫瑰色斑丘疹，后转为疱疹，呈圆形或椭圆形，直径 3～7mm，多为散在性疱疹，约在 5d 后转为暗红色，部分疱疹可破溃形成浅溃疡，未破溃者 2～3d 后疱内液体吸收干燥，形成褐色结痂，痂皮脱落后不遗留疤痕及褐色素沉着，局部淋巴结不肿大，有发热的病儿在 1 周左右退热，整个病程 7～10d，预后良好。

个别重症病儿尤其是肠道病毒 71 型感染，病情进展快，合并严重并发症，多器官功能受损，主要有无菌性脑膜炎、脑脊髓炎、脑干脑炎、心肌炎、脑水肿、肺间质性或肺泡炎性改变、心肌受损及瘫痪，严重者可导致死亡。3 岁以下的病儿，在发病后 4d 内如出现持续高热不退、精神萎靡、呼吸浅速、心率加快、末梢循环不良、高血糖、外周血白细胞计数明显增高或降低等，则提示为重症病儿，应及时采取治疗措施。

（三）治疗

手足口病应采取综合治疗措施，注意充分休息，加强营养，补充足够的水分，加强护理，以防止各种并发症的发生。对症处理，如降温、镇静、止痛等。抗病毒治疗可用阿昔洛韦、更昔洛韦、利巴韦林、干扰素等。密切观察病情，及早发现并发症并及时采取治疗措施。

（四）预防

手足口病自 2008 年已被列入丙类传染病管理。易感人群应有良好的个人卫生习惯，勤洗手，注意玩具和餐具的消毒是预防的关键。加强疫情监测，做到早发现、早隔离、早治疗，防止疱疹破溃，如已破溃，应立即用棉签吸干渗出液，再用利巴韦林涂抹患处，以控制传染源，切断传播途径。目前尚无有效的可以临床应用的病毒疫苗，当前疫苗研究的热点集中在引起手足口病的肠道病毒 71 型，包括灭活疫苗、DAN 疫苗、减毒活疫苗和转基因植物（动物）疫苗等。

（吴华丽）

第十三节　儿童艾滋病

艾滋病是获得性免疫缺陷综合征（acquired immune deficiency syndrome，AIDS）的简称，是由人类免疫缺陷病毒（human immunodeficiency virus，HIV）引起的一种传播迅速、病死率极高的感染性疾病。HIV 有两型,即 HIV-Ⅰ 和 HIV-Ⅱ,HIV-Ⅰ 的致命性较 HIV-Ⅱ 强。HIV 具有嗜淋巴细胞性和嗜神经性,主要感染 $CD4^+T$ 淋巴细胞、单核巨噬细胞、B 淋巴细胞、小神经胶质细胞和骨髓干细胞等。HIV 对热敏感,56℃下 30min 即可灭活;25% 以上的乙醇、0.2% 次氯酸钠溶液、10% 漂白粉、0.3% 过氧化氢溶液 10min 能灭活病毒,但对 1% 福尔马林、紫外线和 γ 射线不敏感。

一、流行病学特点

AIDS 的传染源是患者和无症状的病毒携带者,特别是后者。病毒存在于血液、精子、子宫和阴道分泌物中,唾液、眼泪和乳汁中也有病毒存在,均有传染性。AIDS 有三种传播途径:①性接触传播:青少年通过性交可被感染 HIV。②血液传播:使用了被 HIV 污染的血液制品而被感染 HIV。③母婴传播:患 AIDS 的孕妇可经胎盘、分娩过程中和产后通过血性分泌物及乳汁传播给婴儿。HIV 不会通过食物、水、用具、马桶垫、毛巾、呼吸道分泌物、蚊虫叮咬、游泳池等而传播,因此,与 AIDS 患者握手、一起用餐、一起生活、一起玩等不会被感染。高危人群是男性同性恋者、性乱交者、静脉药瘾者、血友病和多次输血者。

二、临床表现

AIDS 的潜伏期较长,感染 HIV 后 2～10 年才发展为 AIDS。儿童的潜伏期较短,病情进展较快。病儿的临床表现与免疫系统受损程度及病儿机体各器官功能状态有关。

1994 年美国疾病预防控制中心根据临床表现将 AIDS 分为四类。

(1)无临床表现　病儿无任何感染的症状和体征,或仅有轻微临床表现中的一个。

(2)轻微临床表现(具有以下 2 个或 2 个以上的表现)　①淋巴结肿大,直径在 0.5cm 以上,发生在 2 个部位以上,双侧对称;②肝脾大;③皮炎;④腮腺炎;⑤反复或持续性上呼吸道感染;⑥鼻窦炎或中耳炎。

(3)中度临床表现　除具有轻微临床表现外,还可出现血红蛋白<80g/L 的贫血,中性粒细胞减少,血小板减少,可持续 30d;细菌性脑膜炎、肺炎或败血症;6 个月婴儿持续 2 个月以上口腔念珠菌病;心肌病;出生后 1 个月内发生巨细胞病毒感染、反复慢性腹泻和肝炎;1 年内发作 2 次以上的单纯疱疹性口腔炎;在出生 1 个月内发生单纯疱疹病毒性支气管炎、肺炎或食管炎;带状疱疹至少发作 2 次或在不同皮损部位;平滑肌肉瘤伴有 EB 病毒感染;淋巴样间质性肺炎或肺淋巴样增生综合征;肾病;诺卡菌属感染,持续发热 1 个月以上;出生后 1 个月内发生弓形虫感染;播散性水痘。

(4)严重临床表现　①严重反复和多发性细菌感染,如脓毒血症、肺炎、脑膜炎、骨关节感染和深部脓肿等;②食管、气管、支气管和肺念珠菌感染,播散性深部真菌感染(肺、肺门和颈部淋巴结以外的区域);③隐球菌感染伴持续腹泻 1 个月以上;④出生后 1 个月内发生巨细胞病毒感染,累及肝、脾和淋巴结以外的部位;⑤脑病,具有以下表现之一,至少持续 2 个月,找不到其他原因者:发育滞后、智能倒退、脑发育受损、后天性小头畸形、脑萎缩、后天性系统性运动功能障碍;单纯疱疹病毒性黏膜溃疡持续 1 个月以上,在出生 1 个月以后发生单纯疱疹病毒性支气管炎、肺炎或食管炎;组织胞浆菌病累及肺、肺门和颈部淋巴结以外的区域;卡波西肉瘤、淋巴肉瘤;结核病,肺外播散型;卡氏肺囊菌肺炎;进行性多发性白质性脑病;沙门菌脓毒血症,反复发作;出生 1 个月后发生脑弓形虫感染;消耗综合征;慢性腹泻,持续性或间歇性发热 1 个月以上。

三、诊断

2002 年,中华医学会儿科学分会感染学组和免疫学组共同制定了儿童 HIV 感染和 AIDS 的诊断标准。①儿童无症状 HIV 感染:HIV 感染母亲所生的小儿,有输入未经 HIV 抗体检测的血液或血制品史;无任何症状和体征;实验室检查,≥18 个月小儿,检测 HIV 抗体阳性或血浆样本中 HIV RNA 阳性,即可确诊。<18 个月小儿的确诊,除具有流行病学史外,还应具备 2 次不同时间的血浆样本中 HIV RNA 阳性。②小儿 AIDS:有流行病学史;具有明显的临床表现,如不明原因的持续性全身淋巴结肿大、肝脾大、腮腺炎;不明原因的持续发热超过 1 个月;慢性反复发作性腹泻;生长发育迟缓,体重下降明显,3 个月体重下降大于基线 10%;迁延难愈的间质性肺炎和口腔炎真菌感染;常发生各种机会性感染或条件感染,如卡氏肺囊菌、弓形虫、隐孢子虫、白色念珠菌、隐球菌等感染;实验室检查示 HIV 抗体阳性、血浆样本中 HIV RNA 阳性、外周血 $CD4^+T$ 淋巴细胞总数减少、$CD4^+T$ 淋巴细胞占淋巴细胞数百分比减少。确诊标准:病儿具有一项或多项临床表现,≥18 个月小儿 HIV 抗体阳性或 HIV RNA 阳性者,<18 个月病儿 2 次不同时间的血浆样本 HIV RNA 阳性者均可确诊。

四、治疗

目前,对 AIDS 尚无特效治疗方法,凡有临床症状或有免疫抑制证据的 HIV 感染均应进行治疗。早期抗病毒治疗是关键,可以缓解病情,减少感染机会,还能缓解 AIDS 相关疾病的发生。目前,抗病毒治疗的药物有三大类:核苷类逆转录酶抑制剂(齐多夫定、拉米夫定等)可抑制 HIV 的复制和转录;非核苷类逆转录酶抑制剂(奈韦拉平)可抑制 HIV 复制;蛋白酶抑制剂(沙奎那韦、奈非那韦等)可抑制 HIV 复制。

五、预防

目前 HIV 疫苗正处于临床前或临床试验阶段,不久的将来即可应用于易感者。对患者或无症状病毒携带者应进行隔离,患者的血、排泄物和分泌物应进行消毒。切断传播途径,严禁高危人群献血,HIV 抗体阳性者不能献血。严格控制血液和血制品的质量。HIV 感染者应避免妊娠。HIV 抗体阳性的母亲和新生儿,应服用齐多夫定,可降低母婴传播及婴儿出生后一年的病死率。加强健康教育,普及预防 AIDS 知识。

(吴华丽)

第十四节 唐氏综合征

唐氏综合征又称 21-三体综合征,欧美地区活产婴儿中的发病率为 1/650~1/1000,我国为 1/600~1/800。其发病率随母亲生育年龄的增大而增高,尤其当母亲年龄大于 35 岁时发病率明显增高,达 1/360。

一、临床表现

本病主要特征为智力低下,具有鼻梁低、眼距宽、眼裂小、双眼外眦向上、耳朵小、常张口伸舌等特殊面容,生长发育迟缓,可伴有多种畸形,约 50% 病儿伴有先天性心脏病,还有胃肠道畸形、无肛、唇裂、多指等;免疫功能低下,易感染、易患白血病;男童可有隐睾、小阴茎,无生殖能力,女童性发育延迟,少数可以生育。

二、实验室检查

1. 细胞遗传学检查

根据染色体核型分析结果,唐氏综合征分为以下三型:

(1)标准型 占病儿总数的 95% 左右,由于亲代(多数为母亲)的生殖细胞在减数分裂时 21 号染色体不分离所致。其核型为 47,XX(XY)+21;父母核型大都正常。

(2)嵌合型 此型占 1%~2%,由于受精卵早期分裂时 21 号染色体不分离所致。病儿体内存在两种细胞系,其核型为 46,XX(XY)/47,XX(XY)+21。此型病儿临床症状的轻重随其异常细胞所占比例的不同而不同。

(3)易位型 此型占 3%~4%,由于突变或由平衡易位携带者亲代传来,有 D/G 易位和 G/G 易位两类。D/G 易位,比较常见,尤以 14 号染色体易位多见,其核型为 46,XX(XY),−14,+t(14q21q);少数为 15 号或 13 号染色体易位。G/G 易位,比较少见,其中绝大多数为两条 21 号染色体发生着丝粒融合,形成等臂染色体,其核型为 46,XX(XY),−21,+t(21q21q);少数为 21 号与 22 号染色体之间的易位,其核型为 46,XX(XY),−22,+t(21q22q)。

2. 分子细胞遗传学检查

用荧光素标记的 21 号染色体相应序列的探针,与外周血中的淋巴细胞或羊水细胞进行原位杂交(即 FISH 技术),唐氏综合征病儿的细胞中呈现三个 21 号染色体的荧光信号。

三、诊断

典型病例根据特殊面容、智力与生长发育迟缓、手掌皮纹等特点不难作出临床诊断,但应做染色体核型分析以确诊,并确定类型。

四、治疗和预防

目前尚无有效的治疗方法,但尽早开始训练与教育可以促进病儿的智能发育和体能改善。为了防止唐氏综合征的发生,应加强孕前和孕期保健,孕早期避免 X 线照射、慎用药物,以避免染色体畸变。对高危孕妇可进行产前筛查和诊断。

(吴华丽)

第十五节　儿童常见精神神经疾病

一、注意缺陷多动障碍

注意缺陷多动障碍(attention deficit hyperactivity disorder,ADHD)以注意障碍、过度活动和冲动控制力差为主要临床特征,是最常见的儿童期起病的神经精神疾病之一,也是儿童心理咨询门诊、儿童保健门诊最常见的疾病之一。

(一)流行病学资料

ADHD 在学龄儿童的患病率一般为 3%～5%，男女比例为(2～3)∶1。

(二)病因

(1)遗传因素　近年来，学者们对 ADHD 的病因进行了众多的分析，发现遗传因素在 ADHD 的发病中起重要作用；分子遗传学研究认为 ADHD 可能与多巴胺的基因多态性有关。

(2)神经生化异常　神经系统的活动主要以神经递质作为媒介进行信息交换。神经递质功能的改变可对心境、警觉、活动度、认知和很多外表行为起作用。国内外许多学者对 ADHD 儿童的血、尿、脑脊液中的去甲肾上腺素、5-羟色胺、多巴胺等做了大量研究，但结果常常不恒定。

(3)脑结构改变　尽管有关 ADHD 儿童的影像学研究报道并非完全一致，但脑的影像学研究结果证实 ADHD 儿童的脑结构和功能与正常对照组儿童存在差异，而且影像学结果异常主要集中分布在脑的额叶、扣带回、纹状体及相关的基底节结构和神经网络。

(4)神经心理缺陷　大量的神经心理学研究发现，ADHD 儿童在持续性注意、执行功能、记忆和学习等认知方面存在不同程度的缺陷。现大多数学者认为由前额皮质调控的执行功能的缺陷是 ADHD 儿童的核心缺陷。

(5)环境因素　包括家庭或学校教育环境不良、父母的养育方式、严重的生活事件等。研究表明 ADHD 与食物过敏、铅中毒、大量的食品添加剂等均无明显的关系。

(三)临床表现

(1)注意障碍　ADHD 的核心缺陷是注意障碍，并由此造成儿童不能有效学习。儿童非常容易受外界的细微干扰而转移注意力，或集中注意力的时间短。

(2)活动过度　活动过度是 ADHD 儿童另一个重要症状，表现为儿童不分场合、无目的的显著多动。大部分病儿在婴幼儿期就有过度活动，只是上学后更易引起家长、老师的关注。病儿无论是在学校还是在家里都表现为明显的多动，如坐不住、上课时做小动作、干扰周围同学、话多插嘴、不顾场合高声喧哗或追逐打闹。

(3)情绪不稳、冲动行为　ADHD 儿童通常情绪不稳，高兴时容易过度兴奋，遇小事易激惹，好冲动，经常与人争吵打架，在需要轮流进行的游戏或活动中不能等候。

(4)学习困难　ADHD 儿童由于注意障碍导致学习成绩落后，同时也可能合并特殊学习技能发育障碍。

(5)其他　ADHD 儿童可能经常受到老师的批评和家长的打骂，病儿往往丧失自信和自尊，继发情绪、品行障碍，包括焦虑、心境障碍、违拗性障碍、抑郁障碍。

(四)诊断和鉴别诊断

(1)ADHD 的诊断基础　根据对儿童行为的主观判断作出诊断，需注意的是要求观察儿童在多个环境下的表现，因此通常在详细询问病史的基础上，还要求教师和家长对儿童的行为作出正式的评估，常用父母问卷和教师问卷，然后根据病史和问卷结果，依照诊断标准获得诊断结论。到目前为止 ADHD 没有可靠一致的实验室检查，也没有客观性的诊断标准，因此出现了不少地区发病率过高，这是值得重视的，特别要注意不能将某些气质类型的儿童误认为是 ADHD。

(2)诊断标准　目前根据以下 ICD-10 多动性障碍的诊断要点：①起病年龄早(小于 6 岁)，

症状持续存在超过半年;②症状标准:注意缺陷和活动过度两大类症状必须同时存在,缺一不可,而且必须在一个以上场合中表现突出;③易冲动、行为鲁莽、做事不顾场合、不重视社会或学校的规范、学习困难等问题可以存在,但这类症状不是诊断本症所必需的;④同时存在多动和品行障碍的特征时,如果多动广泛而严重则诊断为"多动性品行障碍";⑤如同时存在广泛性发育障碍、智力低下或情绪障碍,则诊断上优先考虑此类病,而不是 ADHD。

（3）鉴别诊断

①正常儿童:正常儿童尤其是 3～6 岁的儿童多好动,同时注意力维持时间较短,与儿童气质有关。鉴别时要注意家长和教师自身的气质或个性与儿童气质或个性之间的相互情况,常见于好静的父母或教师给好动的儿童贴上多动症的"标签"。

②精神发育迟缓:两者均可有多动、冲动和注意力不集中等表现,判断精神发育迟滞病儿的注意力水平时,要考虑其实际的智力年龄。而 ADHD 病儿总体智商通常在正常范围。

③抽动症:抽动症的表现与 ADHD 明显不同,主要为身体某部位肌肉或肌群不自主、快速、突然、反复地收缩运动,但是抽动症合并 ADHD 现象很常见,可同时给予两个诊断。

④儿童孤独症:多数孤独症病儿存在显著的多动表现,容易被误诊为 ADHD,但孤独症以社会交往、语言交流障碍和异常的兴趣行为为主要特征,详细询问病史不难鉴别。

（五）保健措施

ADHD 的保健措施包括认知行为治疗、教育干预、家长咨询和药物治疗。

（1）认知行为治疗　目前认为认知行为治疗是控制多动、冲动、攻击性行为的有效方法。减低刺激和自我指导技术是最常用的方法,如帮助病儿学会在学习或做保持注意力集中的事情时尽量减少环境中视觉、听觉等方面的无关刺激,又如让病儿学会类似"一慢、二看、三行动"的自我提醒方法。

（2）教育干预　教育对 ADHD 儿童的发展具有重要作用,无论对合并或没有合并学习障碍的儿童都应该给予个体化特殊教育。例如,给予有针对性的小班教学、个别辅导、社交能力的训练,也可参加专门针对 ADHD 儿童的团体辅导。

（3）家庭咨询　家庭对于 ADHD 的全面了解是治疗的关键。确诊之后,专业人员应给予家长有关疾病的特点、药物治疗以及预后、行为矫正、情感支持等问题全面的咨询,有条件的情况下可成立家长互助组织进行团体辅导。

（4）药物治疗　中枢兴奋剂能够减少 ADHD 儿童多动、冲动性和攻击行为,并改善注意缺陷。

二、儿童孤独症

儿童孤独症是广泛性发育障碍的一种亚型,以男性多见,起病于婴幼儿期,主要表现为不同程度的言语发育障碍、人际交往障碍、兴趣狭窄和行为方式刻板。约有 3/4 的患者伴有明显的精神发育迟滞,部分患儿在一般性智力落后的背景下某方面具有较好的能力。过去孤独症被认为是一种罕见病,但近年来孤独症的发病率显著上升。

（一）病因

（1）遗传因素　据报道,孤独症的单卵双生子同病率为 82%,双卵双生子同病率为 10%。流行病学调查也确认孤独症同胞及双亲存在类似的认知功能缺陷和特定的人格特征,这些都表明孤独症的发病存在遗传学基础。进一步研究发现,孤独症不符合单基因异常的特征,多基因遗传的可能性较大。

（2）神经系统异常　　通过神经解剖和神经影像学研究，发现部分孤独症儿童存在小脑异常，包括小脑体积减小、浦肯野细胞数量减少、相关大脑皮质异常，在神经生化方面发现30%以上的孤独症儿童全血中 5-羟色胺（5-HT）水平增高。近年来研究发现，孤独症儿童脑功能有异于正常儿童。

（3）神经心理学异常　　联合注意缺陷目前被认为是孤独症早期重要异常心理特征，即从婴儿期开始病儿不能与抚养者形成共同注意，而这一能力在正常婴儿是本能性的；孤独症病儿缺乏对他人心理的认识解读能力，该理论较好地解释了孤独症病儿的交流障碍、依恋异常和"自我中心"等行为；孤独症病儿缺乏对事物的组织计划等能力，行为较混乱、多动等；孤独症病儿偏重事物的细节而常常忽略整体，行为刻板。

（4）其他　　孤独症发病与先天性感染有关，如先天性风疹病毒、巨细胞病毒感染等；孤独症病儿自身免疫性疾病发生率较高，T淋巴细胞亚群也与正常人群有差别，提示孤独症存在免疫系统异常。

（二）临床表现

社会交往障碍、言语和非言语交流障碍以及狭隘兴趣和刻板行为是孤独症的三个主要症状，病儿同时在智力、感知觉和情绪等方面有相应的特征。最早从半岁起，多数在2岁左右，家长逐渐发现病儿与同龄正常儿童存在不同。

（1）言语交流障碍　　这是大多数孤独症病儿就诊的主要原因。根据病情轻重，病儿存在不同程度的言语障碍，充分体现孤独症特征，多数病儿语言发育落后，通常在2岁和3岁时仍然不会说话，部分病儿在正常语言发育后出现语言倒退或停滞，部分病儿具备语言能力，但是语言缺乏交流性质，表现为难以听懂的言语、无意义语言、重复刻板语言或自言自语，语言内容单调，有些语言内容奇怪难以理解，病儿多使用"指令"语句，例如"上街""吃肯德基"，很少会使用疑问句或征询意见的语句。

（2）社会交往障碍　　交往障碍是孤独症的核心症状，儿童喜欢独自玩耍，对父母的多数指令常常充耳不闻，但是父母通常清楚地知道病儿的听力是正常的，因为病儿会执行其所感兴趣的指令，如上街、吃东西等。儿童缺乏与他人的交流或交流技巧，缺乏与亲人的目光对视，喜欢独自玩耍，不愿意或不懂得如何与小朋友一起玩，不能参加合作性游戏，通常不怕陌生人，与父母亲之间缺乏安全依恋关系或表现为延迟的依恋，在多数时间对亲人的离去和归来缺乏应有的悲伤与喜悦。

（3）狭隘兴趣和刻板行为　　主要体现在身体运动的刻板和对物件玩具的不同寻常的喜好。患儿对多数儿童喜爱的活动和东西不感兴趣，但会对某些物件或活动表现出超乎寻常的兴趣，因此表现出这样或那样的重复刻板行为或刻板动作，如反复转圈、玩弄开关、来回奔走、排列玩具，特别依恋某一种东西，如车轮、风扇、球等圆形物体，反复看电视广告或天气预报，对动画片不感兴趣。

（4）智力异常　　孤独症患儿的智商从显著低下到天才能力呈谱系分布。约50%的病儿智力落后，50%的病儿智力正常或超常。尽管智力各异，但有较多孤独症儿童可以在机械记忆及音乐艺术方面显得有较强能力，尤其是在机械记忆数字、时刻表、车牌和日历计算等方面，往往给他人留下很深的印象。

（5）感知觉异常　　大多数孤独症儿童存在感知觉异常，有些儿童对某些声音感到特别恐惧或喜好；有些儿童表现为对某些视觉图像的恐惧，或喜欢用特殊方式注视某些物品；很多病儿不喜欢被人拥抱;常见痛觉迟钝;本体感觉方面也显得特别,如喜欢长时间坐车或摇晃,特别惧怕乘电梯等。

(6)其他　多动和注意力分散行为在大多数孤独症患儿中较为明显,常常成为被家长和医生关注的主要问题,也因此常被误诊为多动症。暴怒发作、攻击、自伤等行为在病儿中较常见,这类行为可能与父母教育中较多使用打骂或惩罚有一定关系。少数病儿表现温顺。

(三)诊断

即使对于专业人员,孤独症诊断也存在困难,尤其是不典型病例。在我国孤独症误诊率较高,主要原因在于包括专业人员在内对孤独症缺乏足够的认识,且众多家庭存在着"孩子大些语言就会好"的观点。因此,对于2岁左右语言发育落后的儿童,均应考虑到孤独症的可能,如果合并交往障碍和刻板行为则可初步诊断孤独症。诊断主要通过询问病史、体格检查以及认真细致的行为观察,同时结合使用结构化或半结构化孤独症筛查和诊断量表来进行。

诊断要点:①3岁前起病;②社会交往障碍;③语言交流障碍;④狭隘、反复、固定僵化的行为、兴趣和活动。

孤独症的早期诊断较为困难,但早期诊断是早期干预的基础,对预后的影响十分重要。因此,社区保健人员在定期的健康体检中要详细询问病史、仔细观察儿童的行为,必要时可对18~24个月的儿童使用婴幼儿孤独症筛查量表进行筛查,对可疑病儿转诊到有关专业机构进一步确诊。

(四)保健措施

大多数孤独症病儿预后较差,无法独立生活。但随着干预手段的提高,儿童孤独症的预后正在不断改善,关键取决于病儿病情的严重程度、智能水平、教育和治疗干预的时机及干预程度。早诊断、早干预非常重要,甚至认为,一旦发现有孤独症的症状,不必等到最后确诊,就应该给予干预。因此要通过各种方式宣传孤独症的临床表现,提高基层保健人员及家长对孤独症早期症状的识别能力,掌握基本的干预方法,减少致残率。

治疗应采用以教育和培训为主、药物为辅的综合治疗方法,主要包括:①生理治疗:药物治疗、感觉综合治疗、听觉统合治疗等;②行为教育和行为矫正:方法主要是在认知行为治疗的原则上发展出的应用行为分析、程序结构化教育、自然教学法和图片交换沟通系统等。同时针对家庭的支持治疗也十分重要。

(吴华丽)

第十六节　小儿推拿基础

一、概述

小儿推拿学是推拿学的一个分支,是在中医推拿学和中医儿科学的基础上发展和形成的,具有完整的理论体系。推拿的起源,可能萌于人类本能的自我防护,而小儿推拿则可能与母亲对子女的爱抚有关。小儿推拿是建立在祖国医学整体观念的基础上,以阴阳五行、脏腑经络等学说为理论指导,运用各种手法刺激穴位,使经络通畅、气血流通,以达到调整小儿脏腑功能、治病保健目的的一种方法。

早在公元前 14 世纪,关于按摩和儿科的知识就已有文字记载,如从马王堆三号汉墓中出土的《五十二病方》中就有采用推拿来治疗"婴儿瘛"和"癃"的记载,"令病者北(背)火灸之,两人为靡(摩)其尻(臀),癃已",这是我国现存最早的关于按摩治疗的医方。《汉书》中记载有《黄帝岐伯按摩经》十卷,可惜此书后来散失无存。在《内经》中有不少关于推拿的记载,如《素问·血气形志论》曰"形数惊恐,经络不通,病生于不仁,治之以按摩醪药"。该书记述了使用按摩疗法治疗痿证、痹证、寒证及胃痛、口眼歪斜等病证,初步探讨了按摩疗法的作用机制及补泻手法的具体运用,同时,也记载了用以按摩的针具,就是"九针"中的"圆针"和"银针",它们可以在人体特定的部位或穴位进行按摩刺激。另外,古代还有名医扁鹊运用这种疗法治疗虢太子尸厥证的记载。自汉末到魏晋时代,推拿又有了新的进展,在临床实践的具体运用中不断探索,医治新的病种,扩展了应用范围。汉代医家张仲景在《伤寒杂病论》中将按摩与导引、吐纳、针灸诸法相提并论,认为其具有预防保健的意义,并提及运用"膏摩"之法(即加入某类药膏,将其作为推拿的媒介物质,在按摩时,使药物渗入肌肤而发挥作用),以此逐步形成了推拿学的基础。

二、小儿推拿简史

按摩学盛于隋唐,儿科学形成于宋朝,按摩学和儿科学的成熟,为小儿推拿学的形成奠定了基础。小儿推拿独特的治疗体系形成于明代,其标志为《保婴神术按摩经》《小儿推拿方脉活婴秘旨全书》和《小儿推拿秘诀》三部小儿推拿专著的问世。明代是小儿推拿发展历史中的发达时期,在当时官府的医疗机构"太医院"中医十三科中成立了"按摩科"。同时,小儿推拿的理论水平不断提高,在治疗小儿疾病方面已经积累了丰富的经验,形成了小儿推拿的独特体系,如小儿推拿的穴位有点状穴、线状穴、面状穴等。在小儿推拿临床实践的基础上,又编写了不少小儿推拿著作,如关于小儿推拿的最早专著《保婴神术按摩经》,又称《小儿按摩经》,于 1601 年被收集在《针灸大成》中。该书记载的手法有 15 种(包括小儿按摩八法),穴位 40 多个,基本上形成了小儿推拿的特有手法,确定了特定穴位。该书重视望诊,提出补泻方法,"视病之虚实,虚则补其母,实则泻其子"。推拿方法强调推有定数,不可乱推等,并认为小儿之疾多在肝、脾二脏。总之,该书对小儿推拿从诊法、辨证、穴位、手法、治疗等方面做了全面的论述,对小儿推拿的发展起到了重要的作用。此外,还有龚廷贤的《小儿推拿方脉活婴秘旨全书》、周岳甫的《小儿推拿秘诀》和徐用宣的《袖珍小儿方论》等。

至清代,小儿推拿又有了新的发展,具体表现在以下两个方面:一是在明代小儿推拿的基础上,继续推进推拿术在儿科领域的运用;二是推拿手法为骨科所采用,自我保健按摩仍广泛应用,同时发明了按摩器,并应用于养生保健。此期的专著也较多,清初,熊应雄集明代诸书之长,著有《小儿推拿广意》,这是清代最早的一部小儿推拿著作,全书共 3 卷:上卷总论说明推拿在治疗上的应用,依次叙述儿科疾病的诊断方法,强调望、闻二诊,然后结合主治病证,配合图文,分别介绍推拿的部位和方法;中卷分述各种儿科常见疾病及其推拿疗法;下卷列举内服、外治应用方剂 180 多个。该书是当时最完备的小儿推拿专著。自此以后,小儿推拿专著出版渐多,其中影响较大的有夏禹铸著的《幼科铁镜》、骆如龙著的《幼科推拿秘书》、夏云集著的《保赤推拿法》、徐崇礼著的《推拿三字经》和张筱衫著的《厘正按摩要术》等。

新中国成立后,在各级政府卫生部门的大力扶植、发展下,中医事业犹如枯木逢春,小儿推拿不断发展,不少医学院校成立了推拿系或设置了推拿专业,小儿推拿学的教学工作不断取得新的进展,不仅有小儿推拿专著相继出版,而且有小儿推拿学教材陆续问世。随着相关学科的发展,物理学、化学、数学等不断向生物医学领域渗透,新疗法、新技术得到了广泛应用。运用现代科学技术对小儿推拿加以研究,是推动小儿推拿发展的重要环节。小儿推拿不仅是推拿学和儿科学的组成部分,而且是推拿学的一个重要分支学科。在以后的发展中,小儿推拿将发挥中医药学的优势,为儿童的卫生健康作出更大贡献。

三、小儿生理病理特点及辨证论治

(一)小儿推拿适于0～12周岁的儿童

小儿推拿的适应证范围很广(近100种)。

(1)新生儿疾病:出生儿不啼、目闭、不乳、大便不通、小便不通、肺炎等。

(2)传染病:痢疾、小儿麻痹症及后遗症、麻疹、百日咳、腮腺炎等。

(3)时令病:感冒、夏季热、哮喘、咳嗽、夏季(或秋季)腹泻等。

(4)骨伤疾病:小儿桡骨头半脱位、斜颈、臀肌挛缩、脊柱侧弯、脑瘫、马蹄足、臂丛神经损伤等。

(5)五官科疾病:近视、斜视、鼻炎等。

(二)小儿生理病理特点

小儿生理特点:脏腑娇嫩,形气未充——稚阴稚阳;生机蓬勃,发育迅速——纯阳之体。

小儿病理特点:发病容易,传变迅速;脏器清灵,易趋康复。三个有余,四个不足:阳常有余,阴常不足,心常有余,肝常有余,肺常不足,脾常不足,肾常不足。

(三)辨证论治

1.病因

先天因素(胎弱、胎毒),外感因素,内伤饮食因素。

2.四诊应用

儿科疾病的诊查,与其他各科一样,也应望、闻、问、切四诊合参。但是,由于小儿的生理、病理特点,四诊应用有其特殊情况,如闻诊诊查范围有限;婴幼儿不会叙说病情,较大儿童的主诉也不一定可靠;切脉按诊易因小儿啼哭叫闹而受到影响。因此,历来儿科医家在四诊中最为重视望诊。在传统四诊的基础上,现代中医儿科又不断尝试将听诊器、实验室检查、影像学检查等诊查方法取得的疾病信息资料充实到四诊检查结果中,正在摸索宏观辨证与微观辨证相结合的新型辨证方法。

(1)望诊　望诊,即医生通过视觉观察病情。望诊的内容包括就全身状况诊察的整体望诊,如望神色、望形态;就局部状况诊察的分部望诊,如审苗窍、辨斑疹、察二便、看指纹。望诊诊查的结果一般比较客观、可靠。但是也要注意,在儿科望诊时,要尽量使小儿安静,在光线充足的地方进行,诊查既要全面又有重点,细心而又敏捷,才能提高诊查的效果。

①望神色,包括望精神状态和面部气色。神色望诊,可以对小儿患病状况有一个初步的了解。神,是人体生命活动的总称,又指人的精神意识与思维活动。神是脏腑气血精津阴阳是否充足、和调的外在表现,在小儿尤为重要。望神包括望精神、意识、体态、面目等。目为五脏六腑精气之所主,目内通于脑,为肝之窍、心之使,故望神以察目最为重要。望神主要辨得神与失神。若形体壮实,动作灵活自如,活动睡眠如常,表情活泼,反应灵敏,面色红润光泽,目睛明润灵动,呼吸平顺调匀,语声啼哭清亮,是为得神,表明正气尚充,脏腑功能未衰,无病或病轻。若形体羸弱,精神萎靡不振,反应迟钝,动作迟缓或不由自主,表情淡漠,哭笑反常,面色晦暗,目

睛呆滞不活,呼吸浅弱或气促不匀,寡言声轻含糊或惊啼谵语,是为失神,表现正气不足,脏腑功能衰败,病重或病危。望色主要望面部气色。中国小儿的常色为色微黄、透红润、显光泽。面部气色有五色之偏,所主症候各有区别。

面色青,因气血不畅、经脉阻滞所致,多见于惊风、寒证、痛证、血瘀证。惊风欲作或已作,常见眉间、鼻梁淡青,唇周、爪甲青紫,是为肝风。寒证分虚实,青灰晦暗为阳气虚,乍青乍白为里寒甚。痛证色青多见于腹部中寒,常伴啼哭不宁。血瘀证色青见口唇青紫、面色青灰,乃心阳不振、血脉瘀阻所致。

面色赤,因血液充盈面部皮肤络脉所致,多为热证,又有实、虚之分。外感热证,表热常见面红目赤,恶寒发热;里热常见面赤气粗,高热烦渴;虚热常见潮红颧红,低热绵延。若病重者见面红如妆或两颧艳红,则多为虚阳上越的戴阳证。但是,小儿有因衣被过暖、活动过度、日晒烤火、啼哭不宁等原因而面红者,不属病态。

面色黄而非常色者,常因脾虚失运,水谷、水湿不化所致,多为虚证、湿证。黄疸属湿证,黄而鲜明如橘色是湿热,黄而晦暗如烟熏是寒湿。面色萎黄,是脾胃气虚;面黄浮肿,是脾虚湿滞;面色枯黄,是气血枯竭。有因过食胡萝卜、南瓜、西红柿等食物或阿的平等药物而面黄者,当另作判断。

面色白,是气血不荣、络脉空虚所致,多为虚证、寒证。外感起初,面白无汗,是风寒外束;阵阵面白,啼哭不宁,常为中寒腹痛;突然苍白,肢冷汗出,多是气阳暴脱;面白无华,爪甲苍白,多为营血亏虚;面白色滞,肢面浮肿,多属阳虚水泛。若小儿少见风日,面肤白皙,又当别论。

面色黑,常因阳气虚衰、水湿不化、气血凝滞所致,主虚寒证、水饮证、血瘀证。小儿面色青黑,四肢厥冷,是阴寒内盛;面色灰黑暗滞,多是肾气虚衰;面唇黧黑,多是心阳久衰;唇指紫黑,多是心阳虚衰,血脉瘀滞;面黑浅淡虚浮,常是肾阳亏虚,水饮内停。若因经常日晒风吹,肤色红黑,则不属病态。

②望形态,指望形体和望姿态。通过神、色、形、态的望诊,可以初步推断病证的性质。

形,指形体、外形,包括头囟、躯体、四肢、肌肤、筋骨、指趾等。从小儿外形的壮弱,可以测知五脏的盛衰,分析疾病的发生发展及预后。凡小儿身高正常,胖瘦适中,皮肤柔嫩,肌肉壮实,筋骨强健,身材匀称,毛发黑泽,是先天禀赋充足、发育营养良好的外形表现。若形体矮小,肌肉瘠薄,筋骨不坚,毛发稀细萎黄,则是先天禀赋不足、后天调养失宜的发育营养不良表现。头大囟开,颈不能举,常为肾虚水积之解颅;鸡胸龟背,筋弱肢软,多为肝肾亏虚之弱证;面浮肢肿,按之凹陷,是为水湿潴留;形体肥胖,躯脂满盈,是为痰湿瘀滞;皮肤松弛,肌肉不实,是为脾胃气虚;肌肤干瘦,肤色苍黄,是为气血两虚;四肢枯细,肚腹膨大,是为脾虚夹积。

态,指动静姿态。动静姿态反映人体脏腑阴阳总体的平衡协调状态。多动少静为阴亏阳盛,多静少动为阴盛阳虚。凡坐卧不宁,烦闹不安,是肝阳心火内盛;嗜卧少坐,懒动无力,阳虚阴寒内盛。身体蜷缩,喜偎母怀,常为风寒外感;仰卧伸足,揭衣弃被,常为热势炽盛;鼻扇气喘,端坐难卧,是肺气上逆;喘促气短,动则喘甚,是肺脾气虚或肾不纳气;伏卧抚腹,睡卧不安,多是积滞腹痛;身振目直,四肢抽搐,是为肝风;撮空循摸,谵语妄动,是为心神蒙蔽;背曲肩随,转摇不能,行则振掉,肾气将惫。将患儿具有的动作能力与该年龄组儿童应具备的动作能力相对照,可以及早发现五迟之类发育迟缓的病证。

③审苗窍。苗窍指五官九窍。舌为心之苗,肝开窍于目,肺开窍于鼻,脾开窍于口,肾开窍于耳及前后二阴。脏腑病变,每能在苗窍上有所反映。儿科疾病,有些具有苗窍的特别表现。

察舌:正常小儿的舌象表现为舌体灵活,伸缩自如,舌质淡红而润,舌苔薄白。小儿舌常伸出口外，久不回缩，称为吐舌；舌反复伸出舐唇，旋即回缩，称为弄舌。吐舌常因心脾有热，弄舌可为惊风先兆，两者又皆可见于先天禀赋异常、智能低下者。正常舌色淡红。舌质淡白为气血虚亏；舌质绛红为热入营血；舌红质干为热伤阴津；舌质紫暗为气血瘀滞。舌起粗大红刺，状如杨梅，称杨梅舌，常见于丹痧。舌苔由胃气所生。新生儿多见薄白苔，少数舌红无苔者常于48h内转为淡红舌，长出白苔。舌苔白腻为寒湿内滞或食积内停；舌苔黄腻为湿热内蕴或食积化热。舌苔花剥，经久不愈，状如地图，多为胃之气阴不足所致。舌苔厚腻垢浊不化，伴便秘腹胀者，称"霉酱苔"，为宿食内停、中焦气机阻滞所致。小儿常有因服药、进食而染苔者，如食用橄榄、乌梅、铁剂等可使舌苔染黑，服青黛可使舌苔染青，饮牛乳、豆浆可使舌苔染白，食用橘子水、蛋黄可使舌苔染黄等，均不可误认为病苔。

察目：黑睛等圆，目珠灵活，目光有神，眼睑张合自如，是为肝肾精血充沛。眼睑浮肿，是风水相搏；眼睑开合无力，是元气虚惫；寐时睑开不闭，是脾虚之露睛；寤时睑不能闭，是肾虚之睑废。两目呆滞，转动迟钝，是肾精不足；两目直视，瞪目不活，是肝风内动。白睛发黄，是湿热熏蒸；目赤肿痛，是风热上攻。目眶凹陷，啼哭无泪，是阴津大伤；瞳孔散大，对光反射消失，是正气衰亡。

察鼻：鼻塞流清涕，为外感风邪；鼻流黄浊涕，为风热客肺；长期鼻流浊涕，气味腥臭，为肺经郁热；鼻衄鲜血，为肺热迫血妄行；鼻孔干燥，为肺热伤阴。鼻翼扇动，气急喘促，为肺气闭郁。

察口：口，包括口唇、口腔、齿龈、咽喉，舌象已另作专论。唇色淡白为气血亏虚；唇色淡青为风寒束表；唇色红赤为热；唇色红紫为瘀热互结。环口发青为惊风先兆；面颊潮红，唯口唇周围苍白，是丹痧征象。口腔内要全面诊查。黏膜色淡为虚为寒；黏膜色红为实为热。口腔破溃糜烂，为心脾积热；口内白屑成片，为鹅口疮毒。上下臼齿间腮腺管口红肿如粟粒，按摩腮部无脓水流出者，为痄腮；有脓水流出者，为发颐。齿为骨之余，龈为胃之络。牙齿萌出延迟，为肾气不足；齿衄龈痛，为胃火上冲；寐中磨牙，是肝火内亢；牙龈红肿，是胃热熏蒸。外感时咽红为风热，色淡多风寒。咽部疱疹色红，为外感邪毒；咽部滤泡增生，为瘀热壅结。乳蛾红肿，是肺胃热结；乳蛾溢脓，是热壅肉腐；乳蛾大而不红，称为肥大，多为阴伤瘀热未尽或肺脾气虚不敛所致。咽喉部有灰白色伪膜，拭之不去，重擦出血，常为白喉。

察耳：小儿耳壳丰厚，颜色红润，是先天肾气充沛的表现；耳壳薄软，耳舟不清，是先天肾气未充的症候。耳内疼痛流脓，因风热犯咽传耳或肝胆火盛上炎；耳垂周围漫肿，乃风温邪毒传于少阳经络之痄腮。

察二阴：阴囊紧缩不弛，为外感风寒或肾气不足；阴囊弛而不张，为气虚体弱或外感热病。阴囊睾丸肿大不红，照之透红，为鞘膜积液之水疝；阴囊肿物时大时小，上推可消，为小肠下坠之狐疝。阴囊通体肿大、光亮、阴凉，常见于阳虚阴水；阴囊肿痛，阴部潮红灼热，常见于湿热下注。肛门周围黏膜皮肤色红为热，色淡为虚。肛周灼热燥褐为阳明里热伤津，糜烂潮红为大肠湿热下注。肛口弛而不张为元气不足；直肠脱出肛外为中气下陷。肛门瘙痒，会阴部搔痕潮湿，常是蛲虫病。

④辨斑疹。斑疹见于皮肤。一般说来，点大成片，不高出皮肤，压之不褪色者，称为斑；点小量多，高出皮肤，压之褪色者，称为疹。斑疹在儿科多见于外感时行疾病，如麻疹、奶麻、风痧、丹痧、水痘等，也可见于内伤疾病，如紫癜。斑分阴阳。阳斑指热毒阳证发斑，多见于温病热入营血，其斑大小不一，色泽鲜红或紫红，伴发热等症。阴斑多因伤或者伴有外感而发，色淡红者多气不摄血，色淡紫者多阴虚内热，色紫红者多血热夹瘀。疹有疱疹、丘疹，以疹内是否有

液体而区分。疱疹内液色清,见于水痘;疱疹内液混浊,见于脓疱疮。丘疹细小暗红,先稀后密,面部尤多,常见于麻疹;疹细稠密,色如玫瑰,热退出疹,常见于奶麻;疹点稀疏,色泽淡红,身热不甚,常见于风疹;肤红如锦,稠布疹点,身热舌绛,常见于丹痧;斑丘疹大小不一,如云出没,瘙痒难忍,常见于荨麻疹。

⑤察二便。新生儿出生后 3～4d 内,大便呈黏稠糊状,墨绿色,无臭气,日行 2～3 次,称为胎粪。母乳喂养之小儿大便呈卵黄色,偶带绿色,稍有酸臭气,稠度均匀,日行 3 次左右。以牛乳、羊乳喂养为主者,大便色淡黄,质较干硬,有臭气,日行 1～2 次。小儿饮食过渡到与成人相同时,大便亦与成人相似。大便性状变稀,次数、数量、容积增加,是为泄泻。大便稀薄如水,色黄夹黏液,气味臭秽,为湿热蕴结肠腑;大便质稀色清,夹泡沫,臭气轻,腹痛重,为风寒湿滞大肠;大便稀薄色淡,夹乳片,气味酸臭,为伤乳积滞泄泻;大便稀薄色黄,夹未消化食物残渣,气味腐臭,为伤食积滞泄泻;大便质稀溏,夹未消化物,色淡不臭,食后易泻,为脾虚食滞不化;大便清稀,完谷不化,滑泄不止,为脾肾阳虚失煦。便泄赤白黏冻,伴里急后重,多为湿热下痢;大便色泽灰白不黄,多系胆道阻滞。小便清澈量多为寒,包括外感寒邪或阳虚内寒;小便色黄量少为热,包括邪热伤津或阴虚内热。尿色深黄,为湿热内蕴;黄褐如浓茶,见于湿热黄疸。尿色红或镜检红细胞增多为尿血,可由多种病证引起,大体鲜红为血热妄行,淡红为气不摄血,红褐为瘀热内结,暗红为阴虚血热所致。

⑥看指纹。指纹是指示指桡侧的浅表静脉。婴幼儿皮肤薄嫩,络脉易于显露,故儿科对于 3 岁以下小儿常以看指纹作为望诊内容之一。指纹分三关,自虎口向指端,第 1 节为风关,第 2 节为气关,第 3 节为命关(图 2-9)。

看指纹时,要将小儿抱于向光处,检查者用左手示指、拇指握住小儿示指末端,用右手拇指在小儿示指桡侧从命关向风关轻轻按推几次,使指纹显露。

指纹辨证纲要可以归纳为"浮沉分表里,红紫辨寒热,淡滞定虚实,三关测轻重"。浮指指纹浮现,显露于外,主病邪在表;沉指指纹沉伏,深而不显,主病邪在里。纹色鲜红浮露,多为外感风寒;纹色紫红,多为邪热郁滞;纹色淡红,多为内有虚寒;纹色青紫,多为瘀热内结;

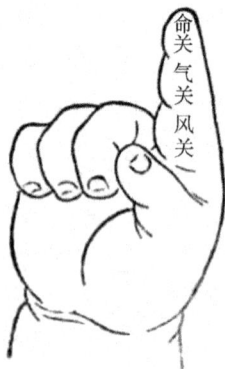

图 2-9 指纹分三关

纹色深紫,多为瘀滞络闭,病情深重。指纹色淡,推之流畅,主气血亏虚;指纹色紫,推之滞涩,复盈缓慢,主实邪内滞,如食积、痰湿、瘀热等。三关是就指纹长短而言,纹在风关,示病邪初入,病情轻浅;纹达气关,示病邪入里,病情较重;纹进命关,示病邪深入,病情加重;纹达指尖,称透关射甲,若非一向如此,则可能提示病情危重。但需注意到,指纹诊应结合患儿无病时的指纹状况,以及患病后的其他各种临床表现,全面加以分析,才能准确辨证。

(2)闻诊 小儿闻诊包括听声音和嗅气味。听声音包括听小儿的啼哭、呼吸、咳嗽、言语等,嗅气味包括嗅口气、大小便臭气等。

①啼哭声。小儿的啼哭有属生理现象,有因某种不适,也有是各种病态的表现。新生儿刚离母腹,便会发出响亮的啼哭。若初生不啼,便属病态,需紧急抢救。婴儿也常有啼哭,正常小儿哭声清亮而长,并有泪液,无其他症状表现,属于生理现象。婴幼儿有各种不适时,也常以啼哭表示,如衣着过暖、温度过高或过低、口渴、饥饿或过饱、要睡觉、要抚抱、包扎过紧妨碍活动、尿布潮湿、虫咬、受惊等。不适引起的啼哭常哭闹不止,但解除原因后,啼哭自然停止。病理性啼哭,若声音洪亮有力者,多为实证;细弱无力者,多为虚证;哭声尖锐惊怖者,多为剧烈头痛、

腹痛等急重症;哭声低弱、目干无泪者,多为气阴衰竭危证。哭声尖锐,阵作阵缓,弯腰曲背,多为腹痛;哭声响亮,面色潮红,注意是否发热;哭而骤止,时作惊惕,须防惊风发作;吮乳进食时啼哭拒进,注意口疮;啼哭声嘶,呼吸不利,谨防咽喉急症;夜卧啼哭,睡卧不宁,为夜啼或积滞;哭声绵长,抽泣呻吟,为疳证体弱;哭声极低,或喑然无声,须防阴竭阳亡。

②呼吸声。正常小儿呼吸平稳、均匀,声音轻柔。呼吸气粗急促,是肺气失肃;气粗有力,多为外邪袭肺;气急鼻扇,多为肺气闭郁;气喘痰鸣,为痰壅气道;鼻息稍促,张口呼吸,可能鼻塞;呼吸急迫,面青不咳,须防喉风;呼吸声弱,是为肺气虚弱;呼吸微弱,声低不续,间歇如泣,须防肺气将绝。

③咳嗽声。有声无痰为咳,有痰无声为嗽,有痰有声为咳嗽。初咳、声咳、咳声不扬,为肺气失宣;剧咳、连咳、咳兼喘憋,为肺失肃降。咳嗽声重,鼻塞流涕,多为外感风邪,涕清多风寒,涕浊为风热;干咳无痰,咳声稍嘶,为燥热伤津;咳声重浊,痰多喉鸣,为痰浊阻肺;咳声嘶哑如犬吠,须防喉风、白喉类疫毒攻喉之症;久咳声哑,为肺阴耗伤;久咳声轻无力,为肺气虚弱;久咳而发作时连咳难止,面红目赤,气急呛咳,涕泪皆出,咳毕回声、作吐,日轻夜重,是为顿咳。

④言语声。正常小儿的言语声应清晰,语调抑扬顿挫有度,语声有力。妄言乱语,语无伦次,声音粗壮,称为谵语,多属热扰心神或邪陷心包;声音细微,语多重复,时断时续,神志不清,称为郑声,多属心气大伤。语声过响,多言躁动,常属阳热有余;语声低弱,断续无力,常属气虚心怯;语声重浊,伴有鼻塞,多为风寒束肺;语声嘶哑,呼吸不利,多为毒结咽喉。小儿惊呼尖叫,多为剧痛、惊风;喃喃独语,多为心虚、痰阻。

⑤嗅气味。正常小儿口中无臭气。口气臭秽,多属脾胃积热;口气酸腐,多属乳食积滞;口气腥臭,有血腥味,多系血证出血;口气腥臭,咯痰脓血,常为肺热肉腐。大便臭秽,为肠腑湿热;大便酸臭,为伤食积滞;便稀无臭,为虚寒泄泻。小便臊臭短赤,多为湿热下注膀胱;小便少臭清长,多为脾肾二脏虚寒。矢气频作臭浊者,多为肠胃积滞。

(3)问诊 儿科问诊通常以询问患儿家属或保育者为主,年龄较大的患儿也可以作为问诊的对象,但对其所诉是否可靠要加以分析。儿科问诊要注意询问一般情况和个人史。

①问一般情况。一般情况包括姓名、性别、年龄、民族、家长姓名、家庭住址、病史陈述者、节气等,其中年龄一项,对于百日内婴儿,要问明天数,3 岁内问明月数,较大儿童问明几岁几个月。了解患儿的实际年龄对判断其生长发育状况,计算体重、饮食量、用药量等,以及某些疾病的诊断,均有重要价值。

②问个人史。个人史主要包括生产史、喂养史、生长发育史和预防接种史。生产史与婴儿疾病诊断关系密切,要询问胎次、产次,是否足月产,顺产还是难产,出生时情况,出生体重等,必要时还要询问母亲孕期情况、家族遗传病病史等。喂养史包括婴儿期喂养方法、添加辅食情况、日常饮食习惯、发病前有无不洁饮食或其他特别饮食等。生长发育史包括小儿体格发育、智能发育等方面的各项重要指标。预防接种史指接受预防接种的情况,与传染病诊断关系密切。

③问病情。问寒热:小儿恶寒可由观察得知,如依偎母怀、蜷缩而卧、肤起鸡皮疙瘩等。发热可通过触摸来感觉,还可以用体温计准确测定。恶寒发热为外感表证,寒热往来为半表半里证,但热不寒为里热证,寒不热为里寒证。问出汗:小儿肌肤嫩薄,发育旺盛,较成人易于出汗。无运动、哭闹、过暖等情况而于安静状态下汗出过多才属汗证。日间多汗为自汗,夜寐多汗为盗汗。虽古有"自汗属阳气虚、盗汗属阴气虚"之说,儿科当综合分析辨证。外感病汗出而热不解,是邪气由表入里的征象。问头身:婴幼儿头痛常表现为反常哭闹,以手击首或摇头。年长

儿可询问其头痛、头晕情况及部位、性质。头身疼痛,常为外邪束表;头痛剧烈须防邪毒犯脑。关节疼痛,屈伸不利,常见于痹证,肿胀而热多热痹,肿胀不热多寒痹。肢体瘫痪不用,强直屈伸不利为硬瘫,多因风邪留络、瘀血阻滞;痿软屈伸不能为软瘫,多因阴血亏虚、络脉失养。问胸腹:胸部窒闷,痰吼哮鸣,为痰阻肺络;胸痛咳嗽,咯吐脓血,为肺热肉腐。婴儿腹痛,常表现为阵发性反常哭闹,曲腰啼叫,或双手捧腹,辗转不安。脐周腹痛,别无它症,急性发作多因中寒,绵绵缓作多因虚寒。脘腹胀痛,嗳气酸馊,为伤食积滞;两胁作痛,呕恶发热,为热结少阳;右上腹痛,剧如钻顶,时急时缓,呕恶吐蛔,为蛔扰入膈;脘痛隐隐,绵绵发作,嗳气吐酸,食欲不振,为中虚气滞。各种腹痛伴有发热、呕吐、腹泻等证,腹部触痛、反跳痛、肌紧张明显,或可触及包块者,皆应做全面检查,以分辨急腹症。

④问二便。询问大便的次数、数量、性状、颜色及夹滞物等,作为泄泻、积滞、便秘等病辨证的重要依据。小便清长,夜尿频多,为肾阳亏虚;尿频尿急,尿时疼痛,为湿热下注;小便刺痛,尿中见血,常为湿热蒸熬之石淋。

⑤问睡眠。询问小儿每日睡眠时间,睡中是否安宁,有无惊惕、惊叫、啼哭、磨牙等。少寐多啼,常为心火上炎;多寐难醒,常为气虚痰盛;寐中露睛,多为久病脾虚;睡中磨牙,多为肝火内盛;寐不安宁,多汗惊惕,常见于心脾气虚之佝偻病。

(4)切诊　切诊包括按诊和脉诊,两者都应在尽可能使患儿安静的状态下进行。

小儿寸口脉位短,一般3岁以上多用"一指定三关法"切脉,3岁以下诊指纹。

①按诊。按诊包括按压和触摸头囟、颈腋、四肢、皮肤、胸腹等。按头囟,小儿囟门逾期不闭,是肾气不充,发育欠佳;囟门不能应期闭合,反而开大,头缝开解,是为解颅。囟门凹陷,名曰"囟陷",常为津液亏损,阴伤欲竭;囟门高凸,名曰"囟填",常为邪热炽盛,肝火上炎。按颈腋:颏下颈项、腋部触及小结节,质稍硬不粘连,是为骨核。若头面口咽有炎症感染,骨核触痛,属痰热壅结之骨核肿痛;连珠成串,质地较硬,推之不易移动者,可能为痰核内结之瘰疬。按四肢:四肢厥冷,多属阳虚;皮肤灼热,多属热证。四肢挛急抽掣,属于惊风;四肢细弱无力,属于痿证。按皮肤:了解寒、热、出汗情况。肤冷多汗,为阳气不足;肤热无汗,为热盛表束;手足心灼热,为阴虚内热。肌肤肿胀,按之随手而起,属阳水水肿;肌肤肿胀,按之凹陷难起,属阴水水肿。按胸腹:胸骨前突为鸡胸,胸椎后突为龟背,胸骨两侧肋骨前端突出称串珠,胸廓在膈部内凹肋缘处外翻称胸肋沟,均因先天不足、后天调养失宜产生。小儿腹部应柔软温和,不胀不痛。左胁肋下按及痞块,属脾肿大;右胁肋下按及痞块,明显增大,属肝大。腹痛喜按,按之痛减者,多属虚属寒;腹痛拒按,按之痛剧者,多属实属热。腹部触及包块,在左下腹如腊肠状者,常为粪块;在右下腹如圆团状者,常为肠痈;大腹触及包块且推之不散者,常为肠结;大腹触及包块但按摩可散者,常为虫瘕。腹部胀满,叩之如鼓者,为气胀;叩之音浊,随体位移动者,为水臌。

②脉诊。小儿脉诊一般适用于3岁以上儿童。小儿寸口脉位短,切脉时可以用"一指定三关"法,即以医生右手的示指或拇指一指指腹按于患儿寸口部切脉。正常小儿脉象平和,较成人细软而快。年龄越小,脉搏越快。若按成人正常呼吸定息计算,初生婴儿一息7~8至(即一呼一吸脉搏跳动7~8次),1~3岁6~7至,4~7岁约6至,8~13岁约5至。若因活动、啼哭等而使脉搏加快,不可认作病态。

小儿病理脉象分类一般较成人简化。儿科基本脉象可分为浮、沉、迟、数、有力和无力6种。浮脉主表证,沉脉主里证,迟脉主寒证,数脉主热证,有力主实证,无力主虚证。6种脉象可以兼见,如浮数主外感风热,沉迟主阳气虚弱,脉数有力主实热证,脉数无力主虚热证等。当然,除以上6种脉象之外,其他脉象在儿科也可见到,如滑脉见于热盛、痰湿、食滞,洪脉见于气分热盛,结脉见于气血亏虚或寒凝瘀滞,代脉见于气血虚衰,弦脉见于惊风、腹痛、痰饮积滞等。

(四)辨证特点

儿科常用辨证方法,自钱乙提出肝主风、心主惊、脾主困、肺主喘、肾主虚的五脏辨证纲领之后,历代不断加以应用和发展。目前,儿科辨证方法应用八纲辨证、脏腑辨证、卫气营血辨证、六淫疫疬辨证、气血痰食辨证等,其中以前三种最为常用。

(五)小儿推拿治疗特点

小儿推拿手法应用特点:轻快柔和,平稳着实。穴位应用特点:除经穴、奇穴、经验穴、阿是穴之外,还有小儿特有的特定穴。治疗法则:与内科治法基本相同。

四、小儿推拿知要

(一)小儿推拿的适应证和禁忌证

小儿推拿兼有治疗和保健双重功效,推拿手法本身轻快、柔和、平稳、着实。理论上,小儿推拿基本没有禁忌证。所介绍的疾病涉及肺、脾、肝、心、肾五大系统,五官、伤科和现代综合病证等都是小儿推拿适应证的代表。

小儿推拿为直接用手在患儿一定部位操作,故其有一定的禁忌证,如皮肤发生烧伤、烫伤、擦伤、裂伤及生有疮疖等,局部不宜按摩;某些急性感染性疾病,如蜂窝组织炎、骨结核、骨髓炎、丹毒等;各种恶性肿瘤、骨折、脱位等。

(二)小儿推拿操作程序

小儿推拿操作程序一般是先头面,次上肢,再胸腹、腰背,最后是下肢。此外,也可根据病情轻重缓急或患儿体位而定先后顺序,年龄较大的患儿可配合经穴使用。若仅推拿一侧手部穴位,则习惯于推左手,一般不分男女。

(三)操作时间与疗程

小儿推拿每次操作时间以 20~40min 为宜,时间太短达不到阈上刺激,时间太长恐小儿烦躁。急性病可每日操作 1 次,有时可操作 2 次,1~5d 为一疗程;慢性病每日操作 1 次,或每日 2~3 次,以周或月为一疗程。

(四)合适的介质

介质的作用首先是保护皮肤,避免损伤,其次是增强疗效。

保护皮肤:多运用油脂类(如芝麻油、猪油、凡士林)、粉末类(滑石粉、爽身粉、痱子粉)。

增强疗效:多运用各种汁类(如姜汁、薄荷汁、蛋清)、水剂(如凉水)等。将各种中药的提取物与油脂配合制成按摩油膏是目前临床的通常做法,如红花油、冬青膏、紫草膏、陈头膏、乌冬青等。

五、常用小儿推拿手法

(一)推法

推法在小儿推拿临床应用中相当广泛,有直推法、分推法、合推法和旋推法四种。

1. 直推法(图 2-10)

医生用拇指桡侧缘,或用示、中两指指面附着于治疗部,做单方向的直线推动,动作要轻快连续,一拂而过,如帚佛尘状,以推后皮肤不红为佳。手法频率为每分钟 250~300 次。推动时必须行直线,不可歪斜,以恐动别经而招患。常用于推拿特定穴中的"线状穴位"和"五经"穴等。

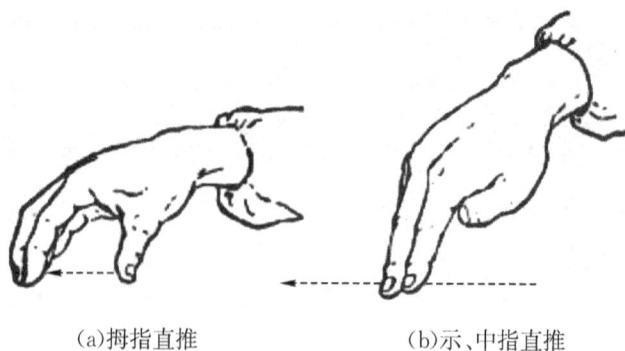

(a)拇指直推　　　　　　(b)示、中指直推

图 2-10　直推法

功效：清热解表，止泻通便，除烦安神。

主治：外感发热、腹泻、便秘、惊惕烦躁等证。

2. 分推法

分推法指推拿医生用双手拇指螺纹面以穴位为中心向两侧做分向的推动，称为分推法，又称"分法"。本法运用时，两手用力要均匀、柔和协调。一般分推 20～30 次。常用于额前、胸部、腹部、背部、腕掌部。

功效：分理气血，调和阴阳。

主治：发热、咳嗽、腹胀、便秘等证。

3. 合推法

合推法是与分推法相对而言的，又称合法、和法，动作要求同分推法，只是推动方向相反。适用部位同分推法。

功效：和阴阳，理气血。

主治：发热、腹胀、便秘等证。

在临床上，合推法常与分推法配合使用，一分一合起到相辅相成的作用。

4. 旋推法

旋推法指推拿医生用拇指螺纹面轻附于治疗的穴位上，做顺时针方向的环旋移动，即"◎"。旋推法仅依拇指在皮肤表面做旋转推动，一般不带动皮下组织。手法频率为每分钟 150～200 次。主要用于"五经"穴。

功效：健脾和胃，补肺益肾。

主治：脾胃虚弱、消化不良、肺虚咳嗽等小儿虚证。

(二)运法

运是运转的意思，在治疗部位做弧形或环形推动，称为运法（图 2-11），亦有人称运法为运推法。运法属推法的一种，也是小儿推拿的常用手法之一。

推拿医生以拇指螺纹面或中指螺纹面附着于治疗穴位，做由此穴向彼穴的弧形推动，或在穴周做周而复始的环形推动。

运法在操作时，一是宜轻不宜重，仅是皮肤表面摩擦，而不带动皮下组织；二是宜缓不宜急，频率为每分钟 80～100 次。适用于弧线状穴位或圆形穴位。

功效：清热除烦，宽胸理气。

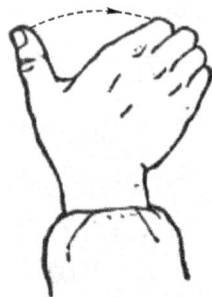

图 2-11　运法

主治：发热、胸闷、呕吐等证。

运法与旋推法的异同见表 2-7。

表 2-7　运法与旋推法的异同点

推拿手法	相同点	异同点
运　法	均在体表做环形推动,都不带动皮下组织	运动幅度较大,频率较慢,每分钟 80～100 次
旋推法		运动幅度较小,频率较快,每分钟 150～200 次

(三)捏法

捏法指推拿医生以拇指和其他手指在治疗部位做对称性的挤压、捻动,称为捏法。若以捏法施于脊柱,则称为捏脊法。由于此法善治小儿疳积,收效神奇,所以又称"捏积法"。下面介绍捏脊法的两种操作方法。

(1)医生双手呈握拳状,以示指中节的背侧紧贴于患者脊柱两侧,拇指伸直前置,并对准示指中节桡侧掌面,然后将皮肤捏起,并轻轻挤压、捻动,双手交替缓慢向前移动[图 2-12(a)]。

(2)医生双腕下垂,拇指伸直,指面向前,与示、中两指指面相对;以拇指指端掌面分别紧贴于患者脊柱两侧,示、中两指与拇指相对用力将皮肤捏起,并轻轻挤压、捻动,双手交替,缓慢向前移动[图 2-12(b)]。捏脊(积)的操作一般均由龟尾穴开始,沿脊柱两侧而上,止于大椎穴,一般连续操作 5～6 遍。结合病情,对需加强手法刺激的患儿,常用捏三提一法,即先捏脊一遍,从第二遍起,每向前捏 3 次,双手在同一平面同时用力向上提拉一次;或者对重要穴位如肾俞、脾俞、肺俞诸穴位处进行提拉。在提拉皮肤时,常听到较清脆的"嗒、嗒"声,这属于正常的筋膜剥离声。另外,在捏法应用时,以拇指指端掌面为力点,而不能单纯以拇指指端为力点,更不能将皮肤拧转。若捏起肌肤过多,则动作呆滞不易向前推进;若捏起肌肤过少,则易滑脱。用力过重易引起疼痛,过轻又不易得气。

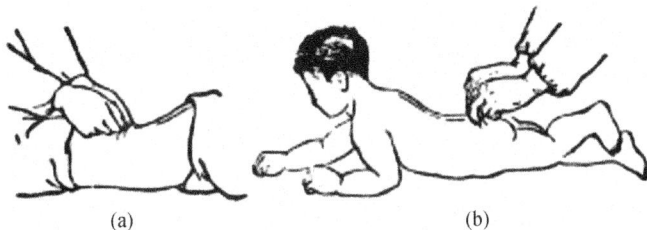

图 2-12　捏脊法

功效：调和阴阳,疏通经络,健脾和胃,促气血运行,改善脏腑功能,增强机体抗病能力。

主治：小儿疳积、消化不良、佝偻病、腹泻等证。此法常用于小儿保健,增进食欲,增强体质。捏脊法除小儿推拿应用以外,对成人的失眠、神经衰弱、慢性胃肠功能紊乱等也具有治疗作用。

(四)掐法

推拿医生用拇指指甲去按压体表治疗部位的一种手法,称为掐法。本法刺激性强,力量集中,有以指代针之意,故也称"指针法"。掐法可用以急救昏厥的患者。以拇指指甲为力点,对体表穴位进行按压(图 2-13)。掐法操作时,宜垂直用力按压,不宜扣动,以免损伤皮肤。当掐法施用后常继以

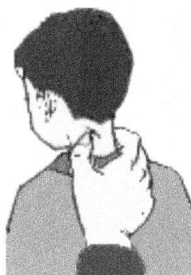

图 2-13　掐法

揉法,以缓和手法刺激,减轻局部的疼痛反应。掐法施用次数一般以 5～6 次为宜,或中病即止,不宜反复长时间应用。掐法适用于头面及手足部痛觉敏感的穴位,如人中、老龙、十王等穴。

功效:开窍醒脑,回阳救逆。

主治:小儿惊风、昏厥等证。

(五)拿法

拿法是医生用拇指和示、中两指相对用力(或用拇指和其余 4 指相对用力),提拿一定部位和穴位,做一紧一松的拿捏。拿法动作要缓和而有连贯性,不可断断续续;用力要由轻到重,不可突然用力。拿法刺激较强,常配合其他手法应用于颈项、肩部、四肢上的穴位和肌肉较丰满的部位。

(六)摩法

摩法是医生用示指、中指、无名指和小指指腹或手掌掌面放在一定部位上,以腕关节带动前臂,沿顺时针方向或逆时针方向做环形抚摩。频率是每分钟摩动 120 次。如图 2-14 所示为掌根摩法和指腹摩法。

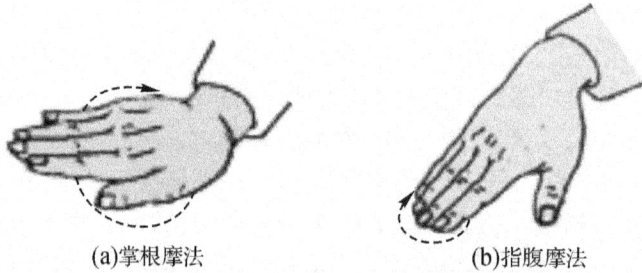

(a)掌根摩法　　　　　　(b)指腹摩法

图 2-14　摩法

(七)搓法

搓法是医生用双手的掌面夹住或贴于一定部位,相对用力做快速搓转或搓摩,并同时做上下往返的移动(图 2-15)。可以用双掌小鱼际(手掌内侧,即近小指的一侧肌肉隆起的部分)夹住某部位做搓揉;也可以用单掌贴于某部位做单向搓摩。当搓法用于上肢时,要使上肢随手法略微转动;当搓法用于腰背、胁肋时,主要是搓摩动作。搓法常用于腰背、胁肋及四肢。

功效:活血化瘀,舒经活络。

主治:小儿痰积、痞满。

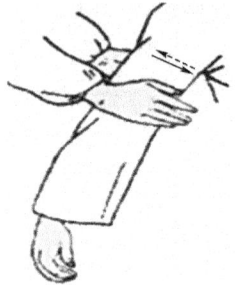

图 2-15　搓法

六、常用小儿推拿复式操作手法

(一)打马过河

操作方法:先运内劳宫,再用左手拿小儿二指,用右手示、中、无名指沿天河打至肘弯处止,或用示、中指弹至肘弯处(图 2-16)。

功效:退热,活络,通利关节。

主治:恶寒发热、手臂麻木。

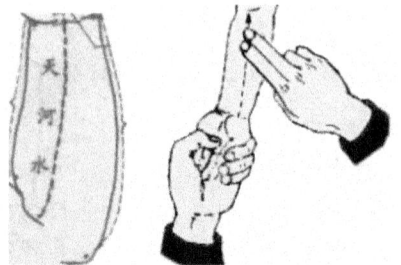

图 2-16　打马过河

(二)水中捞月

操作方法:用生水滴入小儿掌心,在掌心用旋推法,边推边吹凉气(图2-17)。

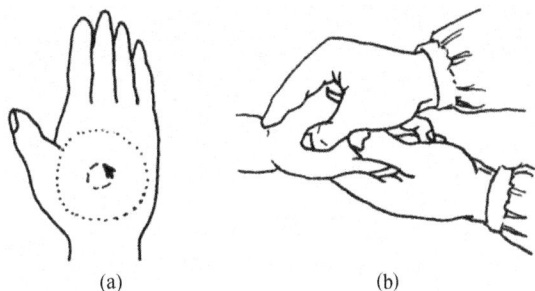

图2-17 水中捞月

功效:性寒凉,有退热之功。

主治:小儿发热。

(三)黄蜂入洞

操作方法:用示、中二指指端在小儿两鼻孔揉动(图2-18)。

功效:宣肺通鼻,祛风散寒。

主治:感冒风寒、鼻塞流涕、恶寒无汗。

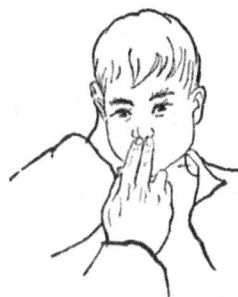

图2-18 黄蜂入洞

(四)按弦搓摩

操作方法:用双掌在小儿胁上搓摩,从上而下多次(图2-19)。

功效:理气化痰,消积散结。

主治:小儿痰多咳嗽、胸闷憋气、食积腹胀腹痛等。

(五)清天河水

位置:前臂内侧正中,自腕横纹上至肘横纹上呈一条直线。

操作方法:用示、中二指指面自腕推向肘,称为清(推)天河水(图2-20)。

图2-19 按弦搓摩

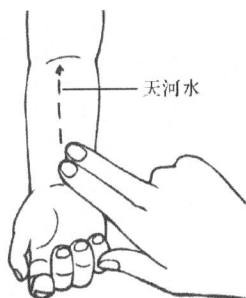

功效:性温凉平和,能清热解表,泻火除烦。

主治:感冒发热、烦躁不安、口渴、吐弄舌、惊风、痰喘等一切热证。

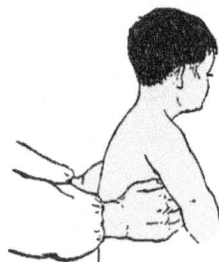

图2-20 清天河水

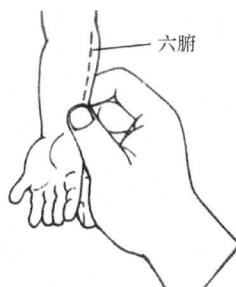

图2-21 退六腑

(六)退六腑

位置:在前臂尺侧,自肘关节至腕横纹呈一条直线。

操作方法:用拇指指面或示、中二指指面自肘推向腕,称为退六腑(图2-21)。

功效:清热,凉血,解毒。

主治:一切热证。高热、口渴、惊风、咽痛、鹅口疮、腮腺炎、大便干燥等。

(七)开三关

位置:前臂桡侧,自腕横纹上至肘横纹上呈一条直线。

操作方法:用拇指桡侧面或示、中二指指面自腕推向肘,称为开三关(图 2-22)。

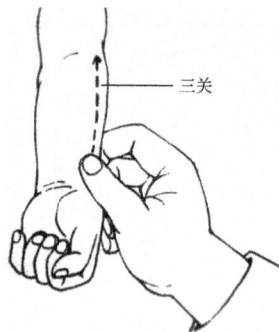

图 2-22　开三关

功效:此穴性温热,能补气行气,温阳散寒,发汗解表。

主治:气血虚弱、体虚手脚冰冷、腹痛腹泻及受寒引起的感冒等一切虚寒证。

(八)开天门

位置:两眉中间至前发际呈一条直线。

操作方法:两拇指自下而上交替直推,称为推攒竹,又称开天门(图 2-23)。

主治:感冒、发热、头痛、精神萎靡、惊惕不安等。

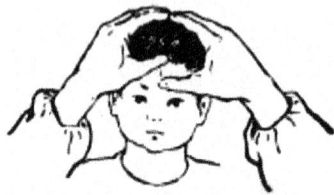

图 2-23　开天门

临床应用:①为小儿推拿常用手法(加推坎宫、揉太阳)之一,可用于治疗外感表证及内伤杂病;②若有惊惕、烦躁,则可与清肝经、按揉百会等穴合用。

(九)推坎宫

位置:自眉头沿眉向眉梢呈一横线。

操作方法:两拇指自眉心向眉梢作分推,称为推坎宫,又称分阴阳(图 2-24)。

主治:外感发热、头痛目赤。

临床应用:①为小儿推拿常用手法之一,可用于治疗外感表证及内伤杂病;②目赤痛可与清肝经、掐小天心、清天河水等穴合用。

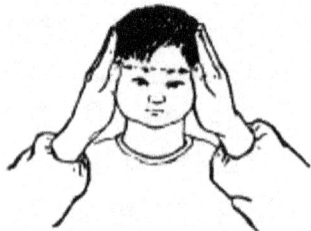

图 2-24　推坎宫

(十)运太阳

位置:眉后凹陷处。

操作方法:①两拇指桡侧自前向后直推,称为推太阳;②用中指指端揉或运,称为揉太阳或运太阳(图 2-25)。

主治:头痛发热、目赤痛。

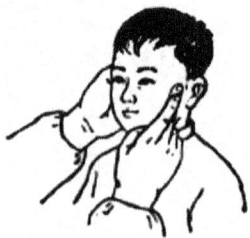

图 2-25　运太阳

临床应用:①为小儿推拿常用手法之一,可治外感、内伤;②目赤痛除用推、揉法外,可加点刺放血,以增强疗效。

(十一)掐人中

位置:人中沟上 1/3 与 2/3 交界点。

操作方法:用拇指指甲掐,称为掐人中。

次数:3~5 次或醒后即止。

主治:惊风、昏厥、抽搐。

临床应用:主要用于急救,对于人事不省、惊厥、抽搐,可与掐十宣、掐老龙等合用。

(十二)揉百会

位置:两耳尖连线,头顶中部。

操作方法:拇指按或揉,称为按百会或揉百会(图2-26)。

主治:头痛、惊风、脱肛、遗尿等。

临床应用:①治惊风、烦躁,可与清肝经、清心经、掐揉小天心等穴合用;②治遗尿、脱肛,可与补脾经、补肾经、推三关、揉丹田等穴合用。

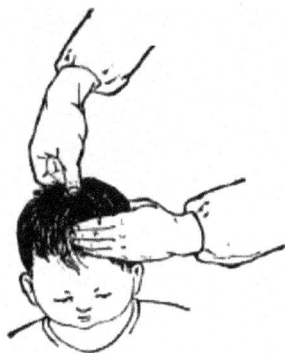

图2-26 揉百会

(十三)揉耳后高骨

位置:耳后入发际高骨下凹陷中。

操作方法:拇指或中指揉,称为揉耳后高骨(图2-27)。

主治:头痛、惊风、烦躁不安。

临床应用:①治外感头痛,可与常用手法清肺经等穴合用;②治惊风、烦躁,可与按百会、清心经等穴合用。

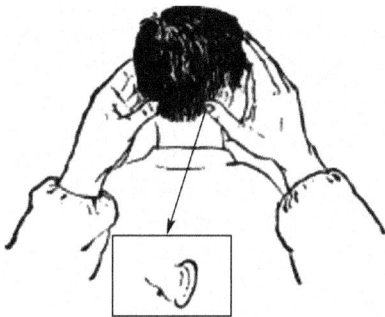

图2-27 揉耳后高骨

(十四)拿风池

位置:枕骨下胸锁乳突肌与斜方肌之间。

操作方法:用拿法,称为拿风池。

主治:感冒、头痛、颈项强痛。

临床应用:①治感冒、头痛,可与常用手法清肺经等穴合用;②治颈项强痛,可与揉列缺、揉颈项部肌肉合用。

(十五)调五经(脏)

推脾经、推肝经、推心经、推肺经、推肾经统称为推五经,专治五脏病变。根据脏腑虚实灵活运用补、清之法,肝、心经宜清不宜补,而脾、肾经多用补法。

小儿五经的位置在指头末节,就是长螺纹的那节(图2-28)。五经中,小儿的脾经和肾经,一个是先天之本,一个是后天之本,都是宜补不宜清的,而且都有两种补法——旋推和直推。

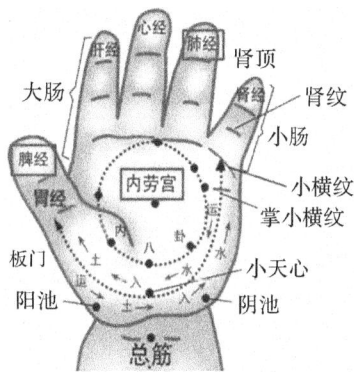

图2-28 小儿五经的位置

1.脾经:拇指末节螺纹面,亦称脾土。

操作方法:旋推或将患儿拇指屈曲,循拇指桡侧边缘向指根方向直推为补,称为补脾经;在拇指正面由指端向指根方向直推为清,称为清脾经。这两经统称推脾经。

应用:补脾经能健脾胃、补气血,用于治疗脾胃虚弱、气血不足而引起的食欲不振、肌肉消瘦、精神萎靡、消化不良等证。清脾经能清热利湿、化痰止呕,用于治疗湿热熏蒸所致皮肤发黄、恶心呕吐、腹泻痢疾等证(如小儿睁眼睡多为脾虚)。中医学认为,眼睑可以反映人体消化系统的健康状况。一般说来,眼睑红肿者胃肠功能有问题,眼睑肿而不红者大多消化不良;小儿睡眠眼睑闭合不全也多为消化不良;小儿双目红肿可能发生上呼吸道感染,眼睛在活动时也闭合不全,则可能是小儿的神经系统受损。小儿脾胃虚弱,不宜攻伐太甚,在一般情况下,脾经穴多用补法,对于体壮邪甚者,方可用清法。

2.肝经:示指末节螺纹面,亦称肝木。

操作方法:旋推为补,称为补肝经;向指根方向直推为清,称为清肝经。这两经统称推肝经。

应用:清肝经能平肝泻火、熄风镇惊、解郁除烦,常用于治疗惊风、抽搐、烦躁不安、五心烦热等,多与清心经、掐揉小天心、推六腑合用。肝经宜清不宜补,若肝虚应补,则虚补后加清,或以补肾经代之,称为滋肾养肝法,以防动肝火。

3.心经:中指末节螺纹面。

操作方法:旋推为补,称为补心经;向指根方向直推为清,称为清心经。这两经统称推心经。

应用:清心经能清热推心火,常用于治疗心火旺盛引起的高热神昏、面赤口疮、小便赤短等,多与清天河水、清小肠等合用。本穴宜用清法,不宜用补法,恐动心火之故。若气血不足而见心烦不安、睡卧露睛等证,需用补法时,则可补后加清,或以补脾经代之。

4.肺经:无名指末节螺纹面。

操作方法:旋推为补,称为补肺经;向指根方向直推为清,称为清肺经。这两经统称推肺经。

应用:补肺经能补益肺气,用于治疗肺气虚损及咳嗽气喘、虚寒怕冷等肺经虚寒证。清肺经能宣肺清热、疏风解表、化痰止咳,用于治疗感冒发热及咳嗽、气喘、痰鸣等肺经实热证。

5.肾经:小指末节螺纹面。

操作方法:旋推或由指根向指尖(注意和其他四经方向反向)方向直推为补,称为补肾经;由指尖向指根方向直推为清,称为清肾经。这两经统称推肾经。

应用:补肾经能补肾益脑、温养下元,用于治疗先天不足、久病体虚、肾虚久泻、多尿、遗尿、虚汗喘息等。清肾经能清利下焦湿热,用于治疗膀胱蕴热所致的小便赤涩等证。肾经穴一般多用补法,须用清法时,亦多用清小肠代之。

(卢　炼)

第十七节　小儿常见病病因病理与辨证论治

一、感冒

【概述】

感冒是小儿时期常见的外感性疾病之一,临床以发热恶寒、头痛鼻塞、流涕咳嗽、打喷嚏为特征。感冒又称伤风。感冒可分为两种,普通感冒为冒受风邪所致,一般病邪轻浅,以肺系症状为主,不造成流行;时行感冒为感受时邪病毒所致,病邪较重,具有流行特征。

本病发生率居儿科疾病首位,除4～5个月内的小儿较少发病外,可发生于任何年龄的小儿。本病一年四季均可发生,以冬春季多见,在季节变换、天气骤变时发生率高。小儿患感冒,因其生理病理特点,易出现夹痰、夹滞、夹惊的兼夹证。

西医学将感冒分为普通感冒和流行性感冒,后者即相当于中医学的时行感冒。

【病因病理】

小儿感冒的病因有外感因素和正虚因素。主要病因为感受外邪,以风邪为主,常兼杂寒、热、暑、湿、燥等,亦有感受时行疫毒所致。外邪侵犯人体,是否发病,还与正气之强弱有关,当小儿卫外功能减弱时遭遇外邪侵袭,则易感邪发病。

感冒的病变脏腑在肺,随病情变化可累及肝脾,外邪经口鼻或皮毛侵犯肺卫。肺司呼吸,外合皮毛,主腠理开合,开窍于鼻。皮毛开合失司,卫阳被遏,故恶寒发热,头痛身痛。咽喉为肺之门户,外邪上受,可见鼻塞流涕,咽喉红肿;肺失清肃,则见喷嚏咳嗽。风为百病之长,风邪常兼夹寒、热、暑、湿等病因为患,病理演变上可见兼夹热邪的风热证、兼夹寒邪的风寒证及兼夹暑湿的湿困中焦等证。

肺脏受邪,失于清肃,津液凝聚为痰,壅结咽喉,阻于气道,加剧咳嗽,此即感冒夹痰。小儿脾常不足,感受外邪后往往影响中焦气机,减弱运化功能,致乳食停积不化,阻滞中焦,出现脘腹胀满、不思乳食,或伴呕吐、泄泻,此即感冒夹滞。小儿神气怯弱,感邪之后热扰肝经,易致心神不宁,生痰动风,出现一时性惊厥,此即感冒夹惊。

体禀不足,卫外功能不固之小儿,稍有不慎,则感受外邪,久之肺脾气虚、营卫不和,或肺阴不足,更易反复感邪,屡作感冒、咳嗽、肺炎等病证,称为反复呼吸道感染儿。

【临床诊断】

(1)发热恶寒、鼻塞流涕、喷嚏等证为主,多兼咳嗽,伴呕吐、腹泻,或发生高热惊厥。

(2)四时均有,多见于冬春季,常因天气骤变而发病。

(3)血白细胞总数正常或减少,中性粒细胞减少,淋巴细胞相对增多,单核细胞增加。

【辨证论治】

1.辨证要点

感冒辨证可从患儿发病情况、全身及局部症状着手。冬春季多风寒、风热及时行感冒,夏秋季多暑邪感冒,发病呈流行性者为时行感冒。感冒日久或反复感冒则多为正虚感冒。除常证外,辨证时还应结合辨别夹痰、夹滞、夹惊等兼证。

2.治疗原则

感冒的基本治疗原则为疏风解表。因小儿为稚阴稚阳之体,发汗不宜太过,以免耗损津液。小儿感冒易寒从热化,或热为寒闭,形成寒热夹杂之证,单用辛凉汗出不透,单用辛温恐助热化火,常取辛凉辛温并用。感冒若单用解表法,则易汗出后复热,应据证情合用清热解毒、清暑化湿、化痰消食、镇惊熄风等治法。对于体质虚弱者,不宜过于发表,或采用扶正解表法。对于反复呼吸道感染患儿,应在感冒之后及时调理,改善体质,增强免疫力。

3.推拿治疗

清肺金300次,清心火、肝木各200次,补肾水、脾土各300次,推三关300次,清天河水300次,推脊200次,若高热40℃以上,加推六腑300次。头面四大手法:开天门、推坎宫、运太阳、揉耳后高骨。

二、咳嗽

【概述】

凡因感受外邪或脏腑功能失调,影响肺的正常宣肃功能,造成肺气上逆作咳,咯吐痰涎的,即称咳嗽。本证相当于西医学所称的气管炎、支气管炎。古代关于本证的认识较为全面,从临床症状、病机、治则到方药均有详细记载。目前咳嗽在临床上发生率较高,冬春季及寒温不调之时尤为多见,多发生于幼儿。咳嗽作为一种症状,可见于诸多疾病中,当咳嗽以突出主证出现时,方可称为咳嗽,若是其他外感、内伤疾病中出现咳嗽症状,则不属于本病证。

【病因病机】

咳嗽的病因主要是感受外邪,以风邪为主,肺脾虚弱是其内因。病位主要在肺脾。感受外邪主要为感受风邪。小儿冷暖不知自调,风邪致病,首犯肺卫。肺主气,司呼吸,肺为邪侵,壅阻肺络,气机不宣,肃降失司,肺气上逆,则为咳嗽。风为百病之长,常夹寒夹热,而致临床有风寒、风热之区别。

内伤病因小儿脾虚生痰,上贮于肺,致肺之清肃失司而发为咳嗽;或禀赋不足,素体虚弱,若外感咳嗽日久不愈,进一步耗伤气阴,则发展为内伤咳嗽。

小儿咳嗽病因虽多,但其发病机制则一,皆为肺脏受累,宣肃失司而成。外感咳嗽病起于肺,内伤咳嗽可因肺病迁延,也可由他脏先病累及于肺所致。其病理因素主要为痰。外感咳嗽为六淫之邪,侵袭肺系,致肺气壅遏不宣;清肃之令失常,痰液滋生。内伤咳嗽多为脾虚生痰,痰阻气道,影响肺气出入,致气逆作咳。若小儿肺脾两虚,气不化津,则痰湿更易滋生。若痰湿蕴肺,遇感引触,转从热化,则可出现痰热咳嗽。小儿禀赋不足,素体虚弱,若外感咳嗽日久不愈,则可耗伤气阴,发展为肺阴耗伤或肺脾气虚之证。

【临床诊断】

1. 诊断要点

(1)咳嗽为主要症状,多继发于感冒之后,常因气候变化而发生。

(2)好发于冬春季。

(3)肺部听诊两肺呼吸音粗糙,或可闻干啰音。

(4)X 线摄片或透视检查示肺纹理增粗。

2. 鉴别诊断

临床须与顿咳作鉴别。两者均以咳嗽为主证,但咳嗽多为声咳;顿咳为阵发性痉挛性咳嗽,以咳后有鸡鸣样吼声,并吐出痰涎,病程迁延日久为特征。

【辨证论治】

1. 辨证要点

咳嗽辨证,主要区别外感咳嗽、内伤咳嗽。外感咳嗽往往病程短,伴有表证,多属实证。内伤咳嗽,发病多缓,病程较长,多兼有不同程度的里证,常呈由实转虚的症候变化。

2. 治疗原则

本病证的治疗,应分清邪正虚实及外感内伤。外感咳嗽一般邪气盛而正气未虚,治宜疏散外邪,宣通肺气为主,邪去则正安,不宜过早使用苦寒、滋腻、收涩、镇咳之药,以免留邪。内伤咳嗽,则应辨明由何脏累及,随证立法。对于痰盛者,化痰以宣肃肺气,依痰热、痰湿之不同,分别予以清热化痰或燥湿化痰;后期以补为主,分别以润肺滋阴与健脾补肺为法。

3. 推拿治疗

清肺金 300 次,补脾土、肾水各 300 次,揉外劳宫 100 次,推三关 300 次,分推肩胛骨 50～100 次,揉肺俞 100 次,搓摩胁肋 5～10 遍。

三、厌食

【概述】

厌食指小儿较长时期不思进食,厌恶摄食的一种病证。本病古代的记载较少,自 1980 年以来,经过系统研究,总结了病因病机、辨证论治规律。目前,本病在儿科临床上发生率较高,尤在城市儿童中多见,好发于 1～6 岁的小儿。厌食指以厌恶摄食为主证的一种小儿脾胃病证,若是其他外感、内伤疾病中出现厌食症,则不属于本病。

【病因病机】

形成本病的病因较多。小儿时期脾常不足,加之饮食不知自调,挑食、偏食,好吃零食,食不按时,饥饱不一;或家长缺少正确的喂养知识,婴儿期喂养不当,乳食品种调配、变更失宜,或纵儿所好,杂食乱投,甚至滥进补品,均易损伤脾胃。此外,也有原本患其他疾病脾胃受损,或先天禀赋脾胃薄弱,加之饮食调养护理不当而成病。因此,本病多由饮食不节、喂养不当而致,其他病因还有他病失调脾胃受损、先天不足后天失养、暑湿熏蒸脾阳失展、情志不畅思虑伤脾等,均可导致本病。厌食的病变脏腑在脾胃,发病机制总在脾运胃纳功能的失常。胃司受纳,脾主运化,脾胃调和,则口能知五谷饮食之味。

以上各类病因,易造成小儿脾胃受损运纳功能的失常。因病因、病程、体质存在差异,症候又有脾运功能失健为主与脾胃气阴不足为主的区别。厌食为脾胃轻证,多数患儿病变以运化功能失健为主,虚象不著,因饮食喂养不当,或湿浊、气滞困脾,脾气失展,胃纳不开。部分患儿素体不足,或病程较长,表现虚证,有偏气虚、偏阴虚者。脾为阴土,喜燥而恶湿,得阳则运;胃为阳土,喜润而恶燥,以阴为用。故凡脾气、胃阴不足,皆会导致小儿受纳、运化失职而厌食。

【临床诊断】

(1)长期不思进食,厌恶摄食,食量显著少于同龄正常儿童。

(2)可有嗳气、泛恶、脘痞、大便不调等证,或伴面色少华、形体偏瘦、口干喜饮等证,但精神尚好,活动如常。

(3)排除其他外感、内伤慢性疾病。

【辨证论治】

1. 辨证要点

厌食患儿一般症状不多,辨证要区别以运化功能改变为主,还是以脾胃气阴不足之象已现为主。脾运失健证除厌食主证外,其他症状不多,无明显虚象。脾胃气虚证伴面色少华、形体偏瘦等气虚征象;脾胃阴虚证伴口舌干燥、食少饮多等阴虚征象。若因症状不多而辨证困难,则可重点从舌象分析症候。

2. 治疗原则

本病治疗,以脾健不在补贵在运为原则。宜以轻清之剂解脾气之困,拨清灵脏气以恢复转运之机,俾使脾胃调和,脾运复健,则胃纳自开。脾运失健证固当以运脾开胃为主治。若是脾胃气虚证,亦当注意健脾益气而不壅补碍胃,同时佐以助运开胃之品;若是脾胃阴虚证,亦当注意益阴养胃而不滋腻碍脾,同时适加助运开胃之品。在药物治疗的同时,应注重饮食调养,纠正不良的饮食习惯,才能取效。

3. 推拿治疗

补脾土 300 次,清肝木、心火各 200 次,补肺金、肾水各 300 次(捏脊从下向上,每天捏 1～2 次,每次捏 5～7 遍),压双足三里(在小腿外侧,犊鼻下 3 寸(1 寸≈2.54 厘米),犊鼻与解溪连线上)2～3min。

四、泄泻

【概述】

泄泻是以大便次数增多、粪质稀薄或如水样为特征的一种小儿常见病。西医学称泄泻为腹泻,发于婴幼儿者称婴幼儿腹泻。本病以2岁以下小儿最为多见。虽一年四季均可发生,但以夏秋季节发生率为高,秋冬季节发生的泄泻,易引起流行。

小儿脾常不足,感受外邪,内伤乳食,或脾肾阳虚,均可导致脾胃运化功能失调而发生泄泻。轻者治疗得当,预后良好;重者泄下过度,易见气阴两伤,甚至阴竭阳脱。久泻迁延不愈者,则易转为疳证或出现慢惊风。

【病因病理】

小儿泄泻发生的原因,以感受外邪、内伤饮食、脾胃虚弱为多见。其主要病变在脾胃,因胃主受纳腐熟水谷,脾主运化水谷精微,若脾胃受病,则饮食入胃,水谷不化,精微不布,清浊不分,合污而下,致成泄泻。故《幼幼集成·泄泻证治》说:"夫泄泻之本,无不由于脾胃。盖胃为水谷之海,而脾主运化,使脾健胃和,则水谷腐化而为气血以行荣卫。若饮食失节,寒温不调,以致脾胃受伤,则水反为湿,谷反为滞,精华之气不能输化,乃致合污而下降,而泄泻作矣。"

感受外邪:小儿脏腑娇嫩,肌肤薄弱,冷暖不知自调,易为外邪侵袭而发病。外感风、寒、暑、湿、热邪均可致泻,唯无燥邪致泻之说,盖因脾喜燥而恶湿。其他外邪则常与湿邪相合而致泻,故前人有"无湿不成泻""湿多成五泻"之说。由于气候因素,一般冬春多为风寒(湿)致泻,夏秋多暑湿(热)致泻。小儿暴泻以湿热泻最为多见。

内伤饮食:小儿脾常不足,运化力弱,饮食不知自节,若调护失宜,乳哺不当,饮食失节或不洁,过食生冷瓜果或不消化食物,皆能损伤脾胃而发生泄泻。故《素问·痹论》说:"饮食自倍,肠胃乃伤。"伤食泻可单独发生,更多于其他泄泻症候中兼见。

脾胃虚弱:先天禀赋不足,后天调护失宜,或久病迁延不愈,皆可导致脾胃虚弱。胃弱则腐熟失职,脾虚则运化失常,因而水反为湿,谷反为滞,清浊不分,合污而下,而成脾虚泻。此外,亦有暴泻实证,失治误治,迁延不愈,损伤脾胃,而由实证转为虚证泄泻者。

脾肾阳虚:脾虚致泻者,一般先耗脾气,继伤脾阳,日久则脾损及肾,造成脾肾阳虚。肾阳不足,火不暖土,阴寒内盛,水谷不化,并走肠间,而致澄澈清冷、洞泄而下的脾肾阳虚泻。

由于小儿具有"稚阴稚阳"的生理特点,以及"易虚易实,易寒易热"的病理特点,且小儿泄泻病情较重时,利下过度,又易损伤气液,出现气阴两伤,甚至阴伤及阳,故会导致阴竭阳脱的危重变证。若久泻不止,土虚木旺,肝木无制而生风,可出现慢惊风;若脾虚失运,生化乏源,气血不足以荣养脏腑肌肤,久则可致疳证。

【临床诊断】

1. 诊断要点

(1)大便次数增多,每日超过3~5次,多者达10次以上,呈淡黄色,如蛋花汤样,或黄绿稀溏,或色褐而臭,可有少量黏液,或伴有恶心、呕吐、腹痛、发热、口渴等证。

(2)有乳食不节、饮食不洁或感受时邪病史。

(3)重证腹泻及呕吐严重者,可见小便短少、体温升高、烦渴神疲、皮肤干瘪、囟门凹陷、目眶下陷、啼哭无泪等脱水征象,以及口唇樱红、呼吸深长、腹胀等酸碱平衡失调和电解质紊乱的表现。

(4)大便镜检可有脂肪球或少量白细胞、红细胞。

(5)大便病原体检查可有致病性大肠杆菌或病毒检查阳性等。

2.鉴别诊断

痢疾大便稀,有黏冻或脓血,便次增多于里急后重,腹痛明显。大便常规检查示红细胞、白细胞均多,可找到吞噬细胞,大便培养有痢疾杆菌生长。

【辨证论治】

1.辨证要点

(1)辨病因　不同的病因可导致不同的证型,以及不同的大便性状。一般大便稀溏夹乳凝块或食物残渣,气味酸臭,或如败卵,多由伤乳伤食所致。大便清稀多泡沫,色淡黄,臭气不甚,多由风寒引起。水样或蛋花汤样便,量多,色黄褐,气秽臭,或见少许黏液,腹痛时作,多由湿热所致。大便稀薄或烂糊,色淡不臭,多食后作泻,是为脾虚所致。大便清稀,完谷不化,色淡无臭,多属脾肾陷虚。

(2)辨轻重　每日大便次数一般不超过10次,精神尚好,无呕吐,小便量可,属于轻证。泻下急暴,次频量多,神萎或烦躁,或有呕吐,小便短少,属于重证。若见皮肤干枯,囟门凹陷,啼哭无泪,尿少或无,面色发灰,精神萎靡等,则为泄泻的危重变证。

(3)辨虚实　泄泻病程短,泻下急暴,量多腹痛,多属实证。泄泻日久,泻下缓慢,腹胀喜按,多为虚证。迁延日久难愈,泄泻或急或缓,腹胀痛拒按者,多为虚中夹实。

2.治疗原则

泄泻治疗以运脾化湿为基本原则。实证以祛邪为主,根据不同的证型分别治以消食导滞、祛风散寒、清热利湿。虚证以扶正为主,分别治以健脾益气、补脾温肾。泄泻变证,分别治以益气养阴、酸甘敛阴、护阴回阳、救逆固脱。

3.推拿治疗

取左手补脾土300次,推大肠200次,揉板门200次,推上三关300次,推尾椎300次,揉长强(在尾骨尖端下方的凹陷中)300次,揉双足三里300次,捏脊5遍。

五、小儿夜啼

【概述】

婴儿白天能安静入睡,入夜则啼哭不安,时哭时止,或每夜定时啼哭,甚则通宵达旦,称为夜啼。夜啼多见于新生儿及6个月内的小婴儿。

新生儿及婴儿常以啼哭表达要求或痛苦,饥饿、惊恐、尿布潮湿、衣被过冷或过热等均可引起啼哭。此时若喂以乳食、安抚亲昵、更换潮湿尿布、调整衣被厚薄后,则啼哭可很快停止,不属病态。(这里主要讨论小婴儿夜间不明原因的反复啼哭。由于伤乳、发热或因其他疾病而引起的啼哭,则不属本证范围。)

【病因病机】

本病主要因脾寒、心热、惊恐所致。脾寒腹痛是导致夜啼的常见原因,常由孕母素体虚寒,恣食生冷,胎禀不足,脾寒内生;或因护理不当,腹部中寒,或用冷乳哺食,中阳不振,以致寒邪内侵,凝滞气机,不通则痛,因痛而啼。由于夜间属阴,脾为至阴,阴盛则脾寒愈甚,腹中有寒,故入夜腹中作痛而啼。若孕母脾气急躁,或平素恣食香燥炙烤之物,或过服温热药物,蕴蓄之热遗于胎儿。出生后将养过温,受火热之气熏灼,心火上炎,积热上扰,则心神不安而啼哭不止。由于心火过亢,阴不能潜阳,因此夜间不寐而啼哭不宁。彻夜啼哭之后,阳气耗损,无力抗争,故白天入寐;正气未复,入夜又啼。周而复始,循环不已。

心主惊而藏神,小儿神气怯弱,智慧未充,若见异常之物,或闻特异声响,而致惊恐。惊则伤神,恐则伤志,致使心神不宁,神志不安,寐中惊惕,因惊而啼。

总之,寒则痛而啼,热则烦而啼,惊则神不安而啼,是以寒、热、惊为本病的主要病因病机。

【临床诊断】

1.诊断要点

婴儿难以查明原因的入夜啼哭不安,时哭时止,或每夜定时啼哭,甚则通宵达旦,但白天如常。临证必须详细询问病史,仔细检查体格,必要时辅以有关实验室检查,排除外感发热、口疮、肠套叠、寒疝等疾病引起的啼哭,以免贻误患儿病情。

2.鉴别诊断

与不适、拗哭相鉴别。小儿夜间若喂哺不足或过食,尿布潮湿未及时更换,环境及衣被过冷或过热,襁褓中夹有缝衣针或其他异物等,均可引起婴儿不适而啼哭,采取相应措施后则婴儿啼哭即止。有些小婴儿因不良习惯而致夜间拗哭,如夜间开灯而寐、摇篮中摇摆而寐、怀抱而寐、边走边拍而寐等,要注意加以纠正。

【辨证论治】

1.辨证要点

辨证重在辨别轻重缓急,寒热虚实。婴儿夜间啼哭而白天能正常入睡,首先考虑由喂养不当所致,应给予相应的指导。要仔细观察,寻找原因,对于确认夜啼无直接病因者,方可按脾寒、心热、惊恐辨治。虚实寒热要以哭声的强弱、持续时间、兼症的属性来辨别。

2.治疗原则

对于因脾寒气滞者,治以温脾行气;对于因心经积热者,治以清心导赤;对于因惊恐伤神者,治以镇惊安神。

3.推拿治疗

补清脾土各150次,清肝木、心火各200次,补清肺金各150次,补肾水300次,捏脊(自下而上),每天捏1~2次,每次捏5~7遍。

(1)分阴阳,运八卦,平肝木,揉百会(位于人体的头部,头顶正中心,可以通过两耳角直上连线中点来简易取此穴)、安眠(翳风与风池连线之中点)。对于惊恐者,清肺金,揉印堂(在两眉头的中间)、太冲(足背侧,在第1跖骨间隙的后方凹陷处)、内关(腕横纹上2寸,掌长肌腱与桡侧腕屈肌腱之间);对于脾寒者,补脾土,揉足三里、三阴交(在内踝尖直上3寸,胫骨后缘)、关元(在脐中下3寸腹中线上,仰卧取穴);对于心热者,泻小肠,揉小天心、内关、神门(腕横纹尺侧端,尺侧腕屈肌腱的桡侧凹陷处)。

(2)按摩百会、四神聪(百会穴前后左右各1寸,共4穴)、脑门、风池(双),由轻到重,交替进行。在患儿惊哭停止后,继续按摩2~3min。用于治疗惊恐伤神证。

六、遗尿

【概述】

遗尿是指3岁以上的小儿不能自主控制排尿,经常睡中小便自遗,醒后方觉的一种病证。在婴幼儿时期,由于形体发育未全,脏腑娇嫩,"肾常虚",智力未全,排尿的自控能力尚未形成;学龄儿童也常因白天玩耍过度,夜晚熟睡不醒,偶然发生遗尿,均非病态。年龄超过3岁,特别是5岁以上的儿童,睡中经常遗尿,轻者数日一次,重者可一夜数次,则为病态,方称遗尿症。

本病发生率男童高于女童,部分有明显的家族史。病程较长,或反复发作,重证病例白天睡眠也会发生遗尿,严重者会产生自卑感,影响身心健康和生长发育。关于遗尿的文献记载,最早见于《内经》，如《灵枢·九针》曰"膀胱不约为遗溺"，明确指出遗尿是由膀胱不能约束所致。《诸病源候论·小儿杂病诸候》亦云："遗尿者，此由膀胱虚冷，不能约于水故也。"以后历代医家多有阐述。现代医学通过 X 线诊断，发现某些顽固性遗尿的患儿与隐性脊柱裂有关，这类患儿治疗困难。

【病因病机】

《素问·经脉别论》云："饮入于胃，游溢精气，上输于脾，脾气散精，上归于肺，通调水道，下输膀胱。"这说明了饮食入胃，经消化后，其中精微散布到脾，由脾上输于肺，通过肺的宣发肃降，使水道通畅，而体内多余的水分则下输至膀胱成为尿，然后排出体外，这是水液代谢的过程。《素问·灵兰秘典论》云："膀胱者，州都之官，津液藏焉，气化则能出矣。"又云："三焦者，决渎之官，水道出焉。"并且，肾主水，与膀胱互为表里，膀胱的气化有赖于肾气充足温煦。由此可见，尿液的生成和排泄与肺、脾、肾、三焦、膀胱有着密切关系。遗尿的发病机制虽主要是膀胱失于约束，然与肺、脾、肾功能失调，以及三焦气化失司均有关系，其主要病因为肾气不固、脾肺气虚、肝经湿热。

肾气不固：肾气不固是遗尿的主要病因，多由先天禀赋不足引起，如早产、双胎、胎怯等，使元气失充，肾阳不足，下元虚冷，不能温养膀胱，膀胱气化功能失调，闭藏失职，不能制约尿液，而为遗尿。

脾肺气虚：素体虚弱，屡患咳喘泻痢；或大病之后，脾肺俱虚。脾虚运化失职，不能转输精微，肺虚治节不行，通调水道失职，三焦气化失司，则膀胱失约，津液不藏，而成遗尿。若脾虚失养，心气不足；或痰浊内蕴，困蒙心神，亦可使小儿夜间困寐不醒而遗尿。

肝经湿热：平素性情急躁，所欲不遂，肝经郁热，或肥胖痰湿之体，肝经湿热蕴结，疏泄失常，且肝之经络环阴器，肝失疏泄，影响三焦水道的正常通利，湿热迫注膀胱而致遗尿。

此外，亦有小儿自幼缺少教育，没有养成夜间主动起床排尿的习惯，任其自遗，久而久之，形成习惯性遗尿。

【临床诊断】

(1)发病年龄在 3 周岁以上。

(2)睡眠较深，不易唤醒，每夜或隔日发生尿床，甚则每夜遗尿数次。

(3)尿常规检查及尿培养无异常发现。

(4)做 X 线检查，部分患儿可发现隐性脊柱裂；或做 MR 尿路造影可见畸形。

【辨证论治】

1. 辨证要点

遗尿日久，小便清长，量多次频，兼见形寒肢冷、面白神疲、乏力自汗者，是为虚寒；遗尿初起，尿黄短涩，量少灼热，形体壮实，睡眠不宁者，属于实热。虚寒者多责之于肾虚不固、气虚不摄、膀胱虚冷；实热者多责之于肝经湿热。

2. 治疗原则

本病治疗，虚证以温肾固涩、健脾补肺为主；实证以泻肝清热利湿为主，配合针灸、推拿、外治等法治疗。

3. 推拿治疗

(1)补脾土 800 次，补肾水 800 次，推三关 300 次，揉丹田 20min，按压百会 2～3min。

(2)红外线灯：取穴关元、气海、百会、足三里、三阴交。以 1.5～2.0MW 的红外线照射。每穴照 1～2min，每日或隔日 1 次，6～10 次为 1 个疗程，连用 2～3 个疗程。用于治疗肾气不固与脾肺气虚证遗尿。

七、小儿汗证

【概述】

汗证是指不正常出汗的一种病证,即小儿在安静状态下和日常环境中,全身或局部出汗过多,甚则大汗淋漓。汗证多发生于 5 岁以下小儿。

汗是由皮肤排出的一种津液。汗液能润泽皮肤,调和营卫,清除废秽。小儿由于形气未充,腠理疏薄,在日常生活中,若因天气炎热,或衣被过厚,或喂奶过急,或剧烈运动,都较成人容易出汗,若无其他疾苦,不属病态。小儿汗证有自汗和盗汗之分。睡中出汗,醒时汗止者,称为盗汗;不分寤寐,无故汗出者,称为自汗。盗汗多为阴虚,自汗多为阳虚。但小儿汗证往往自汗、盗汗并见,故在辨别其阴阳属性时还应考虑其他症候。本节主要讨论小儿无故自汗、盗汗,至于因温热病引起的出汗,或属重急病阴竭阳脱、亡阳大汗者,均不在此例。

小儿汗证,多属西医学自主神经功能紊乱,而维生素 D 缺乏性佝偻病及结核感染,也常以多汗为主证,临证当注意鉴别,及时明确诊断,以免贻误治疗。反复呼吸道感染小儿,表虚不固者,常有自汗、盗汗;而小儿汗多,若未能及时拭干,又易于着凉,造成呼吸道感染发病。

【病因病机】

汗是人体五液之一,是由阳气蒸化津液而来。如《素问·阴阳别论》所说:"阳加于阴,谓之汗。"心主血,汗为心之液,阳为卫气,阴为营血,阴阳平衡,营卫调和,则津液内敛;反之,若阴阳脏腑气血失调,营卫不和,卫阳不固,腠理开阖不利,则汗液外泄。小儿汗证的发生,多由体虚所致。其主要病因为禀赋不足,调护失宜。

小儿脏腑娇嫩,元气未充,腠理不密,故易出汗。若先天禀赋不足,或后天脾胃失调,肺气虚弱,则均可引起自汗或盗汗。肺主皮毛,脾主肌肉,肺脾气虚,表虚不固,故汗出不止。

营卫为水谷之精气,化生血脉,行于经隧之中为营气,其不循经络而直达肌表,充实于皮毛分肉之间为卫气,故有营行脉中,卫行脉外之论述。在正常状态下,营卫之行不失其常。若小儿营卫之气生成不足,或受疾病影响,或病后护理不当,营卫不和,致营气不能内守而敛藏,卫气不能卫外而固密,则津液从皮毛外泄,发为汗证。

气属阳,血属阴。小儿血气嫩弱,若大病久病之后,气血亏损;或先天不足、后天失养的体弱小儿,气阴虚亏。气虚不能敛阴,阴亏虚火内炽,迫津外泄而为汗。小儿脾常不足,若平素饮食甘肥厚腻,则可致积滞内生,郁而生热。甘能助湿,肥能生热,蕴阻脾胃,湿热郁蒸,外泄肌表而致汗出。

由此可见,小儿汗证有虚实之分,虚证有肺卫不固、营卫失调、气阴亏损,实证则为湿热迫蒸。

【临床诊断】

(1)小儿在安静状态下和正常环境中,全身或局部出汗过多,甚则大汗淋漓。

(2)寐则汗出,醒时汗止者称为盗汗;不分寤寐而出汗者称为自汗。

(3)排除维生素 D 缺乏性佝偻病、结核感染、风湿热、传染病等引起的出汗。

【辨证论治】

1.辨证要点

汗证多属虚证。自汗以气虚、阳虚为主;盗汗以阴虚、血虚为主。肺卫不固证多汗以头颈胸背为主;营卫失调证多汗而不温;气阴亏虚证汗出遍身而伴虚热征象;湿热迫蒸证则汗出肤热。

2.治疗原则

汗证以虚为主,补虚是其基本治疗原则。肺卫不固者益气固卫,营卫失调者调和营卫,气阴亏虚者益气养阴,湿热迫蒸者清化湿热。除内服药物外,尚可配合脐疗等外治疗法。

3.推拿治疗

补肺金300次,补脾土、肾水各300次,清肝木、心火各200次,揉外劳宫100次,捏脊(从下向上),每天捏1～2次,每次捏5～7遍。

4.护理

(1)注意个人卫生,勤换衣被,保持皮肤清洁和干燥,汗液应用柔软干毛巾或纱布擦干,勿用湿冷毛巾,以免受凉。

(2)对于汗出过多致津伤气耗者,应补充水分及易消化且营养丰富的食物。勿食辛辣、煎炒、炙烤、肥甘厚味之品。

(3)室内温度、湿度要调节适宜。

八、五迟、五软

【概述】

五迟是指立迟、行迟、语迟、发迟、齿迟,五软是指头项软、口软、手软、足软、肌肉软,均属于小儿生长发育障碍病证。西医学中的脑发育不全、智力低下、脑性瘫痪、佝偻病等,均可见五迟、五软症候。五迟以发育迟缓为特征,五软以痿软无力为主证,两者既可单独出现,也常互为并见。多数患儿由先天禀赋不足所致,证情较重,预后不良;少数由后天因素引起者,若症状较轻,治疗及时,则也可康复。

古代医籍有关五迟、五软的记载颇多,早在《诸病源候论·小儿杂病诸候》中就记载有"齿不生候""数岁不能行候""头发不生候""四五岁不能语候"。《小儿药证直诀·杂病证》云"长大不行,行则脚细;齿久不生,生则不固;发久不生,生则不黑",记载了五迟的某些典型症状。《张氏医通·婴儿门》指出其病因是"皆胎弱也,良由父母精血不足,肾气虚弱,不能荣养而然"。《活幼心书·五软》指出:"头项手足身软,是名五软。"并认为:"良由父精不足,母血素衰而得。"《保婴撮要·五软》指出:"五软者,头项、手、足、肉、口是也……皆因禀五脏之气虚弱,不能滋养充达。"有关其预后,《活幼心书·五软》明确指出:"苟或有生,譬诸阴地浅土之草,虽有发生而畅茂者少。又如培植树木,动摇其根而成者鲜矣。由是论之,婴孩怯弱不耐寒暑,纵使成人,亦多有疾。"

【病因病机】

五迟、五软的病因主要有先天禀赋不足,亦有属后天失于调养者。先天因素:父精不足,母血气虚,禀赋不足;或母孕时患病、药物受害等不利因素遗患胎儿,以致早产、难产,生子多弱,先天精气未充,髓脑未满,脏气虚弱,筋骨肌肉失养而成。后天因素:小儿生后,护理不当,或平素乳食不足,哺养失调,或体弱多病,或大病之后失于调养,以致脾胃亏损,气血虚弱,筋骨肌肉失于滋养所致。

五迟、五软的病机总为五脏不足,气血虚弱,精髓不充,导致生长发育障碍。

肾主骨,肝主筋,脾主肌肉,人能站立行走,需要筋骨、肌肉协调运动。若肝肾脾不足,则筋骨、肌肉失养,可出现立迟、行迟;头项软而无力,不能抬举;手软无力下垂,不能握举;足软无力,难于行走。齿为骨之余,若肾精不足,可见牙齿迟出。发为血之余,肾之苗,若肾气不充,血虚失养,则可见发迟或发稀而枯。言为心声,脑为髓海,若心气不足,肾精不充,髓海不足,则见言语迟缓,智力不聪。脾开窍于口,又主肌肉,若脾气不足,则可见口软乏力,咀嚼困难,肌肉软弱,松弛无力。

【临床诊断】

(1)小儿2～3岁还不能站立、行走为立迟、行迟;初生无发或少发,随年龄增长头发仍稀疏难长为发迟;牙齿届时未出或出之甚少为齿迟;1～2岁还不会说话为语迟。

(2)小儿周岁前后头项软弱下垂为头项软;咀嚼无力,时流清涎为口软;手臂不能握举为手软;2～3岁还不能站立、行走为足软;皮宽肌肉松软无力为肌肉软。

(3)五迟、五软之证不一定悉具,但见一二证者可分别作出诊断。此外,还应根据小儿生长发育的规律早期发现生长发育迟缓的变化。

(4)可有母亲妊娠期患病用药不当史;产伤、窒息、早产史;养育不当史;或有家族史,父母为近亲结婚者。

【辨证论治】

1. 辨证要点

(1)**辨脏腑**　立迟、行迟、齿迟、头项软、手软、足软,主要在肝肾脾不足;语迟、发迟、肌肉软、口软,主要在心脾不足。

(2)**辨轻重**　五迟、五软并见,病情较重;五迟、五软仅见一二证者,病情较轻。

2. 治疗原则

五迟、五软属于弱证,以补为其治疗大法。根据证型不同,分别施以补肾养肝,健脾养心。本病一般长期服用散剂、膏剂等中成药剂,并宜配合教育训练等。

3. 推拿治疗

补脾土500次,清心火、肝木各300次,补肺金、肾水各500次。揉双合谷、双太冲各3～5min。捏脊,从下向上捏,每天捏1～2次,每次5～7遍。

囟门推拿法:分别行摩、揉、推、振等手法,操作6～8min。

调五脏:左右手各6～10遍。

运土入水与运水入土:各1～3min。

推上三关与下六腑:按比例,共3～5min。

腹部操作:运用分推、下抹、摩、揉、振、按、横擦等手法,5～8min。

脊背操作:运用捋、揉、点按、振、捏、啄、纵擦等手法,5～10min。

按揉足三里与阳陵泉:各2～3min。

疏理上下肢:分别对上下肢进行滚、揉、拿、按、推及运动关节,约10min。

（卢　炼）

第三章　妇女保健

第一节　妇女保健的目标和内容

一、妇女保健的定义

妇女保健是向妇女提供以保障生殖健康为重点的社会公共卫生服务事业。社区妇女保健可定义为在政府领导、社区参与、上级卫生机构指导下,以社区卫生服务中心或乡镇卫生院为服务主体,全科医师、执业医师为主要服务提供者,合理使用社区资源和适宜技术,以妇女的健康为中心,以家庭为单位,社区为范围,以女性一生中不同时期的生理、心理、社会特点及保健需求为导向,以解决社区妇女的主要卫生问题、满足妇女基本卫生服务需求为目的,融预防、医疗、保健、康复、健康教育、计划生育技术为一体的有效、经济、方便、综合、连续的保健服务。

二、妇女保健的目标

妇女保健的目标是使妇女人人享有优质的生殖保健基本服务,减少发病率、伤残率及死亡率,提高妇女健康水平和出生人口素质,延长期望寿命,改善生活质量。

三、妇女保健的任务

社区妇女保健的工作任务包括围婚期保健、产前保健、产后保健、更年期保健和妇科疾病筛查、避孕咨询和知情选择、健康教育和精神卫生指导。

(裘丽俊　高文琴)

第二节　青春期保健

一、青春期的定义

青春期(adolescence)是由儿童发育到成人的一段过渡时期,是决定个体体格、体质、心理和智力发展水平的关键时期,也是个体发育的最后阶段。处在这段时期的青少年,机体内分泌系统的变化不但促使骨骼、肌肉和内脏迅速发育,而且也促使性腺、性器官以及第二性征快速发育,同时伴随青春期心理和行为的巨大变化。

青春期开始的早晚、各项形态和功能指标以及生长速度因人而异,个体差异极大。WHO规定,青春期的年龄范围从 10 岁开始到 19 岁末,此年龄范围目前已被广泛使用。

二、青春期的分期

由于青春期起止年龄和生长发育速度个体间差异较大,所以青春期的分期只是相对的,并没有绝对清晰的界限。青春期发育约需 10 年时间。青春期一般可划分为早、中、晚三期,每期持续 2~4 年。青春早期(early adolescence)是指月经初潮前的生长发育突增阶段,伴随性器官和第二性征开始发育。青春中期(middle adolescence)以第二性征迅速发育为特点,多数女孩出现月经初潮。青春晚期(late adolescence)体格生长缓慢到逐渐停止,骨骼倾向完全愈合,性腺发育接近成熟,第二性征发育也近似成人,具有生殖能力,进入成人期。青春期还可以分为青春前期和后期,前期指 10~14 岁的身高生长发育突增阶段,后期指 15~19 岁的身高生长缓慢而性腺发育接近成熟阶段。

三、青春期的体格和功能发育

女孩进入青春期后,在神经内分泌功能影响下,全身多数骨骼、肌肉、脏器迅速增长,出现了人体生长发育的第二个突增阶段。随着生殖系统的发育和第二性征的出现,青少年身体的形态和功能均发生了明显的两性分化。通过青春期发育,青少年从生长突增开始到个体发育停止及性发育成熟,成为能够生殖繁衍后代和承担家庭、社会责任的成人。

(一)青春期的体格发育

1. 身高

青春期生长突增的起止早晚和突增幅度存在着明显的性别差异。女孩的身高生长突增起始年龄比男孩早 1~2 年,在 10~12 岁开始,12~13 岁时往往就达到突增高峰,在男女身高曲线图上形成"第一次交叉"。13~14 岁的女孩,随着月经初潮来临,生长进入相对缓慢阶段,而同龄男孩的身高生长突增已经开始,故此阶段男孩的平均身高又大于同龄女孩,形成身高曲线的"第二次交叉"。男孩的迅速生长期虽然较晚,但增长的幅度比女孩大。我国青春期女孩身高生长突增高峰增长值为 5~7cm,最多可达 9~10cm,而男孩为 7~9cm,最多可达 10~12cm,最终男性的身高比女性高 10cm 左右。女孩身高生长突增开始的早晚存在个体差异,但大多数人的规律相似,即多在身高生长突增高峰前 3~4 年起,身高增长速度每年递增,达到高峰后增长速度很快下降,15~16 岁以后的女孩生长很慢或停止生长。

2. 体重和瘦体重

体重是反映人体总质量的指标,表达了骨骼、肌肉、脂肪组织和内脏器官质量的变化。青春期女孩体重增长不像身高那样有明显的突增高峰,而是增长持续时间长,幅度也比较大,而在达到成年期后仍可继续增长。瘦体重(lean body mass,LBM)是减去脂肪后的体重,又称去脂体重,它包括全身的骨骼、肌肉和内脏器官,以及神经、血管等的重量。有学者认为,女孩的脂肪量明显多于男孩,肌肉又少于男孩,因此女孩的瘦体重比同体重男孩的小。男孩的瘦体重增长迅速,持续时间长,20 岁达高峰值,而女孩的瘦体重则增长相对缓慢,持续时间也较短,18岁以后增长趋于停止。

3. 肌肉和脂肪

青春期前肌肉稳步增长,男女无大差别。青春期开始后,肌肉的发育高峰紧随在身高生长突增高峰之后出现,由于女孩体内睾酮的水平较男孩低得多,体力活动也比男孩少,故肌肉的发育从 12 岁左右就开始两性分化,至青春期结束时,男性肌肉重量超过女性 50%。随着卵巢的逐渐发育,卵巢分泌的雌激素不断增多,青春期女孩体内脂肪的量持续增加,尤以青春后期更明显。在雌激素的作用下,女孩体内的脂肪持续增多,多贮聚在臀部、腰部、大腿及胸部,逐步形成女孩身材相对矮小、体脂丰满、下体宽的特有体型。

(二)青春期的功能发育

1. 心、肺功能

青春期女孩的心率及呼吸频率均随年龄的增长而下降,肺活量随年龄的增长而增大。青春期心脏的体积较出生时增加 10 倍,肺的重量增加到出生时的 9 倍,心肺体积的增大伴随胸廓和呼吸肌的不断发育,心肺功能也逐渐增强。血压和心排出量逐渐增加,脉搏逐渐变慢。肺活量在 10 岁时为 1400mL,22 岁时增至 4800mL。在青春期结束时,肺活量逐渐接近成人标准。

2. 造血功能

在青春期,骨髓造血功能旺盛,理论上男女血红蛋白及红细胞计数均应增高。青春期男孩血中红细胞从 $4.6 \times 10^{12}/L$ 增至 $5.3 \times 10^{12}/L$,血红蛋白从 128g/L 增至 145g/L,而青春期女孩血中红细胞和血红蛋白增加均很少,原因可能主要与性腺功能的发育成熟有关。雄激素直接刺激骨髓中的造血组织,使有核红细胞的分裂加快,血红蛋白的合成加速。另外,月经初潮后每月要从月经中丢失一定量的血液,致使女孩血红蛋白量没有随青春期的进展而上升,如节食减重或月经量偏多者较易贫血。

3. 运动功能

10~11 岁青春期女孩运动功能开始增强,但女孩在 12 岁以后,各项运动功能均落后于同龄男孩,随着年龄的增长,男女性之间的差距愈来愈大。各项素质发育的顺序是:速度、耐力、腰腹肌力最先;其次为下肢爆发力、协调力及灵活性等;臂肌静止耐力发育最晚。

4. 最大耗氧量

最大耗氧量是指在极量运动下的有氧活动能力,是反映个体心肺功能和肌肉活动能力的综合性指标。女孩最大耗氧量的绝对值各年龄组均低于男孩,随年龄增长而加大,大约在 14 岁时达到峰值。女孩最大耗氧量的相对值在青春早期略有上升,以后停滞不前,并呈逐渐下降的趋势。

四、青春期的性发育

(一)女性生殖器官发育

女性生殖系统分为内、外生殖器两部分。外生殖器包括阴阜、大阴唇、小阴唇、阴蒂、前庭和会阴。内生殖器包括卵巢、输卵管、子宫和阴道。随着下丘脑-垂体-卵巢轴(hypothalamic-pituitary-ovarian axis,H-P-O 轴)发育日渐成熟,青春期女性体内雌激素水平逐渐升高,在雌激素作用下,内、外生殖器官逐渐发育成熟。随着卵巢功能的逐渐完善,卵巢开始周期性排卵和分泌性激素,使月经来潮。与此同时,输卵管口径增大,管腔黏膜上皮出现皱襞,并逐渐纤维化。子宫增大,尤其是宫体明显增大,使子宫颈占子宫全长的 1/3,宫颈与宫体之比由婴儿期的2:1变为1:2。阴道黏膜增厚,出现皱襞,其长度及宽度增加。外生殖器由幼稚型向成人型发展,阴阜隆起,阴毛出现,大阴唇变肥厚,小阴唇变大且有色素沉着。

(二)月经初潮

少女出现第一次生理性子宫出血时,称月经初潮,它是女孩性开始成熟、青春期来临的一项重要标志,也是女孩性发育的一个重要里程碑。月经初潮后1年内,由于卵巢发育未成熟,功能尚不稳定,月经周期常不规律,多为无排卵性月经,或虽有排卵而无健全的黄体形成,故此段时期为生理不孕期。据统计,初潮后2年内,50%～90%为无排卵性周期,5年后80%为有排卵性周期。大多数女孩在初潮后1～3年或更长的时间才能形成规律性月经,并有生育能力。从青春期开始发育至性成熟期,一般需5～10年。

月经初潮年龄受种族、地区、环境和遗传等因素的影响。一般来说,发达国家青春期女孩初潮年龄早于发展中国家,经济发达地区早于经济落后地区,城市早于农村。

(三)第二性征

第二性征是除内、外生殖器外的女性所有外部特征,亦称副性征,如乳房丰隆、阴毛和腋毛出现、脂肪分布呈女性体态,以及声调变高等。各项第二性征指标发育的年龄、顺序和幅度有明显的个体差异。在青春期中,女性有两个较突出的第二性征,即乳房的发育和阴毛的生长,大多数个体乳房发育早于阴毛的生长。临床上一直采用Tanner将乳房和阴毛发育分为5期的方法(表3-1)。

表3-1　Tanner的青春期女孩性发育分段

分期	乳　房	阴　毛
Ⅰ	青春期前乳头突起	无
Ⅱ	乳房与乳头微隆起	稀,长,微着色
Ⅲ	乳房和乳晕融合突起	较深色,粗,弯曲,覆盖阴唇
Ⅳ	乳晕、乳头突出乳房之上	分布于阴阜上呈成年型
Ⅴ	乳头增大突出,性成熟	阴毛向两侧阴唇分布,呈典型倒三角形

1. 乳房的发育

一般来说,乳房的发育出现最早,平均在10～11岁时乳房开始发育,通常早于月经初潮和阴毛发育。在正常情况下,女孩10岁左右乳头下出现硬节并感轻微胀痛,这是卵巢产生雌激素的第一个临床征象,也间接反映垂体开始分泌适量的促性腺激素。乳房发育的迟早及大小存在个体差异,个别女孩可早至8岁就开始发育,或晚至13岁才开始发育。乳房发育成熟年龄在15.1岁,平均经历5.2年,约3/4的女孩直到16～18岁才发育至与成人相似。

2. 阴毛的发育

阴毛多在乳房开始发育以后就逐渐发育,多数女孩在乳房发育的第Ⅱ期或第Ⅲ期开始出现阴毛,但也有些女孩直至乳房发育的第Ⅳ期阴毛才开始出现,极少数女孩直至青春期结束阴毛还很少,这多有家族遗传因素。阴毛的出现标志着肾上腺皮质产生的雄激素分泌量逐渐增加,表明促肾上腺皮质激素-肾上腺轴的建立已渐趋完善。

3. 腋毛的发育

腋毛的出现多在阴毛长全之后,腋毛由稀到密,色素加深,至15～17岁时与成人相仿。腋毛发育也分为 5 期。

4.骨骼、肌肉与脂肪分布

青春早期女孩的身高生长突增常在第二性征各项指标发育前开始,也是躯体与性征生长过程的重要标志,它通常代表青春期开始。青春中期多数女孩月经来潮,在月经初潮后,女孩身高的年增长值明显下降,身高停止生长常发生在初潮后 1～2 年,是性成熟的终末阶段。女子的骨皮质较薄,四肢骨较短,骨盆宽而短。女子的全身骨骼肌占身体总重量的百分比为30％,不及男子发达。女子体内的脂肪占体重的 28％,较男子丰富,皮下脂肪主要分布于臀、髋、胸及肩部,形成女性特有的健美体态。

5.嗓音

在青春期变声期结束时,女性声带变得短而薄,促使女性声调变高,声音清脆、圆润、柔和、委婉动听,而男子的声音变得洪亮、低沉,声调的变化急剧而粗犷。

(四)阴道分泌物

进入青春期后,女性卵巢的发育促使雌、孕激素分泌量增加,阴道上皮在雌激素作用下,底层细胞增生,逐渐转变为中层和表层细胞,使阴道上皮增厚。阴道细胞内富含糖原,糖原经寄生在阴道内的乳酸杆菌分解为乳酸,使阴道由碱性变为酸性。阴道分泌物呈白色稀糊状,无气味,由阴道黏膜渗出物、宫颈腺体及部分来自子宫内膜的分泌物混合而成,内含阴道上皮脱落细胞、白细胞、乳酸杆菌。排卵期时,由于宫颈内膜腺细胞分泌旺盛,宫颈黏液占主要成分,这时白带增多,清澈透明,稀薄似鸡蛋清;排卵后,白带又变黏稠而量少。月经前后因盆腔充血,使阴道黏膜渗出物增加,白带也往往增多。

五、青春期月经异常

(一)青春期功能失调性子宫出血

1.病因和发病机制

青春期功能失调性子宫出血(dysfunctional uterine bleeding of adolescence)简称青春期功血,指初潮后由于神经内分泌调节功能不完善,导致生殖内分泌紊乱而引起的子宫异常出血。青春期中枢神经系统 H-P-O 轴正常功能的建立需经过一段时间,初潮后 1 年内,80％的月经为无排卵性月经,初潮后 2～4 年内无排卵性月经占 30％～55％,而初潮 5 年后仍有 20％的月经周期尚无排卵。

在青春期,当机体受精神紧张、环境变化、天气骤变、过度劳累、营养不良及全身性疾病等的影响时,可通过大脑皮质的神经递质影响 H-P-O 轴之间的相互调节和制约,干扰丘脑下部对垂体促性腺激素的控制,使卵泡刺激素(follicle-stimulating hormone,FSH)呈持续低水平,无法诱导黄体生成素(luteinizing hormone,LH)形成分泌高峰,卵泡虽发育但不排卵,无黄体形成,导致月经周期后半期缺乏孕激素,因此,青春期功血绝大多数属于无排卵性功血。子宫内膜长期受单一雌激素刺激而无孕激素拮抗,呈持续性增生或增生过长,无分泌期改变。但此时期,血中雌激素对 FSH 的负反馈仍然存在,当卵泡生长到一定阶段,雌激素水平上升到一定程度时,可负反馈抑制垂体促性腺激素的分泌,使之分泌下降,卵泡发育停止,同时雌激素分泌减少,子宫内膜失去雌激素的支持而出现各种类型的子宫出血。由于受单一雌激素刺激,子宫内膜剥脱不规则,加之无黄体产生的孕激素拮抗,子宫内膜螺旋小动脉不发生阶段性收缩和松弛,导致血管不易收缩止血,子宫不规则出血,持续时间长而量多。

2.临床表现

青春期功血主要是由于无排卵所致的孕激素缺乏而雌激素相对足够。这种雌激素的撤退性出血的特点是子宫内膜不规则剥脱,临床上最常见的症状为子宫不规则出血,月经周期紊乱,经期长短不一,经量不定,甚至出现突破性大出血而致贫血或休克。一般不伴有痛经。

3.诊断

诊断青春期功血首先应排除全身性疾病以及生殖道器质性病变。主要根据病史、体征和辅助检查作出诊断。

(1)病史　详细了解发病年龄、月经史、性生活史、激素药物使用情况,以及有无甲状腺、肾上腺、肝脏和血液疾病等。

(2)体格检查　包括妇科检查和全身检查,以排除生殖器官和全身性器质性病变。如注意全身发育、营养、身高、体重,有无贫血、多毛、肥胖、甲状腺改变、肝脾大或出血倾向。

(3)辅助检查　①B超检查:可了解子宫大小、形状,宫腔内有无赘生物,以及子宫内膜厚度等;②基础体温(basal body temperature,BBT)测定:基础体温多呈单相型,提示无排卵;③性激素测定:为反映体内生殖内分泌状态和卵巢功能最确切的指标,如经前测定血孕酮值仍在卵泡期水平,则提示无排卵;④血常规和出、凝血时间:了解有无贫血及凝血功能障碍等;⑤诊断性刮宫:在青春期,如果出血过多而药物治疗无效、高度怀疑宫内病变时应采用诊断性刮宫术,但术前应征得患者和家属的同意。

4.治疗

半数以上的青春期功血在下丘脑-垂体-卵巢轴功能发育成熟后,即可自行调整而痊愈。因此,当血量不多、贫血不明显时,特别是有排卵型功血,可进行期待疗法。当出血多或伴贫血时,应积极治疗,其治疗原则是止血、调整月经周期和促排卵。

(1)止血　青春期功血常用性激素止血。对于大量出血患者,要求在性激素治疗8h内见效,24～48h内出血基本停止。主要有两种止血方法:①孕激素内膜脱落法。适用于体内已有一定雌激素水平的青春期功血患者。用孕激素使增生的子宫内膜转变为分泌期,停药后子宫内膜按预定时期脱落,即所谓的"药物性刮宫"。常用炔诺酮治疗出血较多的青春期功血,方法为炔诺酮3mg,每6～8h 1次,使用2～3d血止后每隔3d递减1/3量,直至维持量每日2.5～5mg,此剂量维持到血止后20d停药,停药后3～7d发生撤退性出血。②雌激素内膜生长法。适用于体内雌激素水平偏低的青春期功血患者。应用大量雌激素可迅速使子宫内膜生长,短期内修复创面而止血。常用妊马雌酮2.5mg,每6h 1次,血止后每3d递减1/3量,直至维持量每日1.25mg,从血止日算起第20日停药。应用雌激素后最后7～10d应加用孕激素。

(2)调整月经周期　青春期功血止血后必须建立正常的月经周期,常用雌、孕激素序贯法。如撤退性出血第5日开始用妊马雌酮1.25mg,每晚1次,连服20d,于服用妊马雌酮第10日加用甲羟孕酮,每日10mg,连续3个周期为1个疗程。

(3)促排卵　青春期功血患者经过几个疗程的调整月经周期治疗后,部分患者可自行恢复排卵,一般情况下不必使用促排卵药物。

另外,应重视青春期精神情感创伤和营养不良等发病诱因,强调心理治疗,加强营养,劳逸适度,以促进性腺内分泌相互依赖、相互制约的动态调节。

(二)痛经

1.定义和分类

痛经(dysmenorrhea)是指经前、经期或经后出现下腹疼痛、坠胀,伴腰酸或其他不适,严重者影响日常生活和工作。临床上分为原发性和继发性痛经两种,前者是指痛经不伴有生殖器官的器质性病变,后者是指盆腔器质性病变所导致的痛经。青春期少女的痛经绝大多数是原发性痛经。

2.病因和发病机制

(1)前列腺素等合成和释放异常　目前许多研究表明,子宫合成和释放前列腺素(prostaglandin,PG)增加是原发性痛经的主要原因。痛经患者子宫内膜和月经血中前列腺素$PGF_{2\alpha}$和PGE_2含量较正常妇女明显升高,尤其是$PGF_{2\alpha}$含量增加与痛经明显有关,它可引起子宫平滑肌过度收缩,甚至痉挛性收缩而出现严重痛经。研究还发现,除PG可导致子宫平滑肌过度收缩以外,血管升压素、缩宫素和白三烯也可引起子宫收缩频率增加和不协调或无节律性收缩,使子宫血流障碍、子宫缺血而导致痛经。

(2)精神因素　精神因素与痛经的关系目前争论较大。有学者认为痛经女性常表现为抑郁、焦虑和性格内向,认为精神因素与痛经明显有关;另一些学者发现,精神因素只是影响了对疼痛的反应而非致病性因素。疼痛是患者的主观感觉,每个人的疼痛阈值差别很大。对于痛经,有的人完全能够忍受,有的人缺乏对月经的正确认识,把月经视为"倒霉",在月经来潮前精神就十分紧张、恐惧和感觉过敏,痛经发作时只能卧床休息或如患病一样。这种精神因素是痛经的主要原因。

(3)子宫发育不良　少数女性子宫肌肉和纤维组织比例失调,致使子宫产生不协调收缩而产生痛经。有些少女的子宫颈口或子宫颈管狭窄,子宫过度倾屈,以致月经血流不通畅,宫腔内压力增加,刺激子宫剧烈收缩而发生痛经。

(4)子宫内膜整片脱落　一般月经期子宫内膜成碎片随经血排出,有些少女月经期子宫内膜整片脱落,因而经血引流不畅,刺激子宫收缩增强或痉挛性收缩而发生痛经,又称膜样痛经,一般在月经第3~4天时疼痛剧烈,膜状物排出后疼痛立即消失。

(5)内分泌因素　痛经常发生在有排卵的月经周期,无排卵性月经常常不伴有痛经。因此,有学者认为痛经与卵巢激素失衡有关,月经前孕激素水平下降,雌激素水平增加,可以刺激$PGF_{2\alpha}$的合成和释放,子宫肌肉兴奋性增强而引起痛经。

(6)其他　有的少女不注意经期卫生,月经期剧烈活动、受寒冷刺激或进食生冷饮食等均可诱发痛经。有研究发现,自主神经系统(如胆碱能、肾上腺素能及肽能神经类)也能影响子宫肌肉和血管收缩引起痛经,并且产后痛经减少与子宫的自主神经纤维明显减少有关。此外,近来有研究发现痛经与免疫系统发生改变有关。

3.临床表现

原发性痛经在临床上主要表现为:①常发生于青少年女性,多在初潮后1~2年内发病;②疼痛常在月经即将来潮前或来潮后开始出现,持续2~3d后缓解;③疼痛常呈痉挛性,多集中在下腹正中部位,可放射到腰骶部和大腿内侧,有时需卧床休息;④可伴有恶心、呕吐、腹泻、乏力等症状,严重者面色苍白、出冷汗;⑤盆腔检查无阳性体征。

4.诊断和鉴别诊断

根据发病年龄、月经期下腹疼痛和妇科检查无阳性体征,临床上即可作出诊断。必要时可结合辅助检查,如B超或腹腔镜等,以排除子宫内膜异位症、子宫腺肌症和慢性盆腔炎等导致继发性痛经的疾病。

5.治疗

(1)一般治疗　应重视青春期少女的精神心理治疗,帮助她们正确认识月经,消除焦虑、紧张情绪,树立信心,可使疼痛缓解。痛经使日常生活受影响者,可卧床休息,或热敷下腹部,也可适当应用镇痛、镇静和解痉药。

(2)前列腺素合成酶抑制剂 适用于青春期无避孕要求的女性。前列腺素合成酶抑制剂属于非甾体类抗炎药(nonsteroidal anti-inflammatory drug,NSAID),通过阻断环氧化酶通路,抑制 PG 合成酶,减少 PG 的产生,使子宫张力和收缩性下降,达到治疗痛经的目的。有效率可达 80%。常用的药物及其剂量为吲哚美辛(indometacin)25mg,每日 3 次;布洛芬(ibuprofen)400mg,每日 3 次;氟芬那酸(flufenamic acid)200mg,每日 3 次。一般于月经来潮即开始服用,连服 2~3d。

(3)口服避孕药 适用于要求避孕的痛经妇女。由于痛经常发生在有排卵的月经周期,口服避孕药可抑制排卵、降低血液中 PG 水平而抑制子宫活动,有效率可达 90%以上。

(4)其他治疗 钙拮抗剂可阻止钙离子通过细胞膜,从而抑制子宫收缩。此外,中药对痛经也有治疗作用,治疗原则以通调气血为主,如当归芍药散治疗原发性痛经效果明显。

(三)闭经

1.定义

闭经(amenorrhea)分为原发性闭经和继发性闭经两类。原发性闭经(primary amenorrhea)指年龄超过 16 岁,女性第二性征已发育但月经还未来潮,或年龄超过 14 岁尚无女性第二性征发育。继发性闭经(secondary amenorrhea)指正常月经周期建立后月经停止 6 个月,或按自身原来月经周期计算停经 3 个周期以上者。青春期闭经通常以原发性为主。

2.病因和发病机制

(1)中枢神经-下丘脑性闭经 ①功能性下丘脑性闭经:好发于年轻女性,以精神性闭经最多见,由于突然或长期精神过度紧张、环境改变、剧烈运动或寒冷刺激等引起下丘脑促性腺激素释放激素(gonadotropin-releasing hormone,GnRH)脉冲式分泌异常,导致垂体促性腺激素分泌下降所致,属于低促性腺激素性闭经。②神经性厌食症:是一种精神神经内分泌紊乱性疾病,病因尚不清楚,可能与强烈惧怕肥胖有意节制饮食、体重骤然下降导致促性腺激素水平低下有关。当体重降至正常体重的 85%以下即出现闭经,青春期女孩多见。③Kallmann 综合征:又称无嗅觉综合征,是一种先天性遗传性疾病,临床表现为原发性闭经,性征发育缺如,伴嗅觉减退或丧失。

(2)垂体性闭经 由于垂体器质性病变或功能失调引起促性腺激素分泌下降而致,有先天性和继发性两类。先天性垂体性闭经很少见,而继发性垂体性闭经常见的原因有垂体肿瘤、空蝶鞍综合征和希恩综合征(Sheehan syndrome)等。发生在青春期前的垂体肿瘤表现为原发性闭经,在青春期后发生的垂体肿瘤则表现为继发性闭经。

(3)卵巢性闭经 指卵巢先天性发育不全或本身功能衰退或继发性病变所引起的闭经,常见的原因包括性腺先天性发育不全(如 Turner 综合征)、抵抗性卵巢综合征、多囊卵巢综合征、卵巢早衰和卵巢功能性肿瘤等。

(4)子宫性闭经 由于先天性生殖道发育异常或继发性子宫内膜破坏所致的闭经,常见的原因包括先天性无子宫或子宫发育不全、先天性下生殖道发育异常(如处女膜闭锁、先天性无阴道或阴道闭锁)、Asherman 综合征等。

3.诊断

首先应根据病史、体征和辅助检查寻找闭经的原因,确定病变环节。

(1)病史 对于青春期女性,应详细询问月经史、生长发育史、性生活史、家族史以及子宫手术史等,特别应注意有无环境变化、精神创伤、体重骤减、剧烈运动和营养不良等。

(2)体格检查 注意内外生殖器发育情况和有无畸形、第二性征发育情况,测量体重、身高、四肢与躯干的比例,观察五官生长特征、精神状态、智力发育和营养状况。

(3)辅助检查 有性生活的女性停经首先应排除妊娠。如果通过病史、体征尚不清楚闭经的原因,常常通过功能实验(如药物撤退性实验、垂体兴奋试验)、激素测定(如测定血甾体激素、催乳素、促性腺激素等)、影像学检查(如B超)、性染色体检查和腹腔镜检查等协助诊断。

4.治疗

(1)改善全身情况 全身健康状况将影响生殖器官的发育与功能,故应注意纠正患者的全身健康情况,加强体格锻炼,合理安排生活和工作,避免精神紧张,增加营养,消除不良刺激,去除慢性病灶。

(2)防治 凡年满18岁而仍无月经者应进行检查,明确闭经的原因。处理方法要根据青春期发育情况而定,若青春期发育明显迟缓应及早治疗,同时应改善营养及一般生活状况。继发性闭经超过3个月已排除生理性停经者应检查原因,进行对症治疗。

①改善全身情况:针对青春期少女面临学习压力、生理发育而致的心理变化、失恋,以及为追求窈窕而盲目减肥和偏食,应帮助她们树立正确的人生观,正确对待来自各方面的应激刺激,消除思想顾虑和苦闷情绪,加强体格锻炼,加强营养,合理安排生活和学习,使她们顺利度过青春期。

②针对病因治疗:对引起闭经的器质性疾病应积极治疗。如因先天性无阴道或处女膜闭锁引起闭经,应及时手术治疗;结核性子宫内膜炎患者给予抗结核治疗;先天性卵巢发育不全者,可用性激素替代疗法;垂体或卵巢肿瘤患者应根据肿瘤部位、大小、性质确定方案,选择手术、放射、化疗等综合措施。

六、青春期性发育异常

(一)性早熟

一般认为,女童在8岁以前出现乳房增大,阴毛、腋毛等第二性征的一种或一种以上,或月经初潮开始于10岁以前,均属于性早熟(sexual precosity)。性早熟发生率约占女性的0.2%,女性的性早熟发生率为男性的5倍以上。

女童发育的早期征象:①身高加速增长和骨盆发育;②乳房下有硬节,肿痛;③乳晕、乳房增大,隆起,着色;④大阴唇、腋窝着色和出现色素较浅的长毛;⑤阴道分泌物增多,内裤上有少许分泌物,阴部疼痒等;⑥皮下脂肪增多。

1.分类与原因

(1)真性性早熟(完全性同性性早熟) 真性性早熟即过早建立下丘脑-垂体-卵巢轴的功能,具有排卵、月经及生育能力。常见的原因包括中枢神经系统病变、体质性(特发性)、内分泌疾病。

①中枢神经系统病变:下丘脑或垂体病变、第三脑室底部的病变或肿瘤,这些病变常累及下丘脑后部,尤其是灰质结节、乳头体及视交叉部;先天性脑缺损或脑炎;McCune-Albright综合征伴有多骨性纤维性发育不良、皮肤色素沉着及其他内分泌失调,为下丘脑的先天性缺陷。颅内疾病引起的性早熟系下丘脑后部具有抑制由腺垂体产生的促性腺激素及其释放的能力,因此,下丘脑后部的病变可破坏或抑制某些调节通向神经垂体腺体刺激强度的机制,使下丘脑对垂体的控制作用被解除,从而增加促性腺物质的产生,导致性腺的活动和性的成熟发育。

有些患儿与颅内疾病有关的性活动最初可无神经系统症状。

②体质性(特发性):可在出生后短期内即开始显示性早熟征象,但大多数在 7～8 岁有月经初潮。80%～90%的体质性性早熟(constitutional sexual precosity)无明显原因。按病因分类常被归于中枢神经来源的性早熟,因患者可能有小而未经证实的下丘脑病变。有些患者有性早熟的家族史。称此种情况为原因不明是恰当的,因为关于此型性早熟的原因的确知之甚少。

③内分泌疾病:甲状腺功能低下的患儿亦偶可发生性早熟。这是由于甲状腺激素与促性腺激素之间存在着交叉性反馈作用,而垂体分泌促性腺激素过多所致。

(2)假性性早熟　假性性早熟是下丘脑-垂体-卵巢轴功能尚未发育和建立,仅部分激素过多所致。

假性性早熟包括以下两类:

①不完全性同性性早熟:因垂体外促性腺激素分泌过多所致,第二性征发育出现在卵巢正常发育前。乳房初长过早原因有卵巢肿瘤,如颗粒细胞瘤、卵泡细胞瘤;促性腺激素分泌瘤,如畸胎瘤;使用外源性雌激素,如药物、避孕药、化妆品等。

②不完全性异性性早熟:因肾上腺或卵巢疾病导致雄激素分泌过多所致,第二性征与女童体表不符。表现为:阴毛初长过早。见于卵巢睾丸母细胞瘤、肾上腺皮质肿瘤,使用外源性雄激素、药物、含雄激素的营养品等。

2.诊断

(1)病史　既往病史、围生期经过、药物使用史、家族史等。

(2)体检

①全身各系统、身高、体重、第二性征、皮肤表现。

②妇科检查:内外生殖器发育情况及有无肿瘤。

(3)辅助检查

①手腕部正位 X 线摄片可判断骨龄,了解发育过程的进度。

②B 超(协助诊断肿瘤)、腹腔镜检查、CT 或 MRI(协助诊断中枢性病变肿瘤)等。腹腔镜检查应由有经验的医师操作,如仅怀疑肿瘤,可代替剖腹探查术。

③激素测定[垂体兴奋试验、血清 FSH、LH、雌二醇(estradiol,E_2)及 24h 尿 17-酮类固醇],有助于鉴别真、假性早熟。

④蝶鞍正侧位 X 线摄片可确定垂体有无病变。如可疑,可进一步行气脑造影或脑室造影、CT 或(及)MRI 以明确诊断。

3.治疗

(1)治疗目的　①早期抑制第二性征的发育;②延缓骨成熟,防止骨骺线早期闭合所导致身材矮小;③防止患儿和家长出现心理和社会适应障碍;④预防性伤害、性行为紊乱和早孕。

(2)治疗原则　针对病因治疗。

(3)治疗方法　①部分性早熟,一般不需要治疗,但要长期追踪观察。每 3～6 个月复诊 1 次。②甲减伴有性早熟,肾上腺皮质增生症、肾上腺肿瘤、中枢神经系统所致性早熟,外源性(药物)性早熟,应分别给予药物治疗、放射疗法、化学疗法和手术治疗。③真性性早熟的治疗药物有醋酸甲羟孕酮、醋酸宽普龙、达那唑、GnRH 激动剂、睾酮、螺内酯、酮康唑、芳香化酶抑制剂 Fadr201 等。目前还可使用生长激素促进身高增长。药物使用时应个性化和防止副作用产生,必要时在专业医师的指导下进行,并定期接受检查。

(二)青春延迟

1.定义

青春延迟系指超过正常青春期开始平均年龄 2.5 个标准差以上尚无性成熟表现。通常指女孩在 13 岁以后乳房尚未开始发育,或 15 岁时仍无月经初潮。

2.病因及分类

青春延迟可能为垂体或性腺功能低下所致,也可能是影响 GnRH 脉冲分泌的各种疾病所致。常见的病因有体质性青春发育延迟、低促性腺激素性性腺功能低下(下丘脑-垂体异常)及高促性腺激素性性腺功能低下(性腺异常)。

(1)体质性青春发育延迟　又称特发性青春发育延迟,多有家族史。为下丘脑 GnRH 脉冲式分泌功能延迟发动,使 H-P-O 轴功能激活推迟所致。表现为身高低于同龄女孩平均身高的 2 个标准差,骨龄也延迟,血 FSH、LH 和 E_2 水平及 LH 对 GnRH 的反应均为青春期前水平,经各种检查未发现病理性原因。

(2)低促性腺激素性性腺功能低下　由于先天或出生后的发育缺陷,或肿瘤、炎症、损伤,使 GnRH 分泌不足,从而导致促性腺激素水平低下所致。若单纯促性腺激素不足者,仅表现为性发育延迟。若生长激素也有分泌障碍,则身高也低于正常女孩。常见的原因包括:①中枢神经系统疾病:主要是中枢神经系统的肿瘤、感染、损伤或先天缺陷,如颅咽管瘤、松果体瘤、泌乳素瘤等。②孤立性促性腺激素缺乏:由于性激素水平低下,骨骺闭合缓慢,使长骨得以生长。如 Kallmann 综合征是一种较常见的孤立性促性腺激素缺乏,表现为无性征发育、原发性闭经和嗅觉障碍。③特发性垂体功能低下矮小症:由于下丘脑释放因子缺乏所致,表现为青春延迟。④功能性促性腺激素低下:由于慢性消耗性疾病、严重的全身性疾病或营养不良所致。如神经性厌食症是一种因精神因素和内分泌异常导致的功能性促性腺激素低下,表现为性征不发育、闭经、低体重、低体温、低血压和畏寒等。此外,一些高强度训练的运动员由于体脂过少,其青春发育、月经初潮均晚于同龄女孩。

(3)高促性腺激素性性腺功能低下　由于原发性卵巢发育不全或功能障碍,使卵巢甾体激素分泌不足,对下丘脑及垂体的负反馈功能下降,导致促性腺激素水平升高所致。典型病例为 Turner 综合征,它是一种 X 染色体数目或结构异常的先天性疾病,表现为性征不发育、身材矮小、颈蹼、多面痣、桶状胸和肘外翻等。

3.诊断

由于性成熟受到遗传和环境等多种因素的影响,女性青春期开始的早晚因人而异,发育速度也不尽相同,所以在评价某个女孩是否有青春延迟时,应多方面考虑和观察,慎下结论。常常通过病史、体格检查和辅助检查来明确诊断。

(1)病史　仔细询问出生情况、生长发育史、执意减肥史、头部创伤史和家族史,以判断青春延迟是否与先天异常、围生期事件、营养不良和遗传因素等有关。

(2)体格检查　首先,应测量身高、体重,计算其与同龄人平均值的标准差,注意上身与下身长度比值,两臂伸开长度与身高的关系。其次,应检查性征发育情况及发育程度,特别注意乳房发育及有无溢乳。最后,应检查营养状况、健康情况和智力反应等,应做妇科检查排除生殖器畸形,还要注意排除心、肺、肾及胃肠疾患。

(3)辅助检查　包括内分泌检查(如 E_2、FSH、LH 测定及 LH 对 GnRH 的反应试验)、影像学检查(如骨龄检查、头部 CT 或 MRI 检查、盆腔 B 超检查了解子宫和卵巢发育等)和染色体核型分析。

4. 治疗

根据以上病史、体格检查及辅助检查来确定青春延迟是特发性还是病理性的，是永久性还是一过性的，以制订治疗方案。原则上体质性青春发育延迟不需特殊处理，等待观察，但低促性腺激素性性腺功能低下及高促性腺激素性性腺功能低下应按下述方法治疗。

（1）治疗原发病因　许多功能性促性腺激素低下可以被纠正和调整，如积极治疗慢性疾病，改善营养状况；对神经性厌食者应鼓励进食，增加体重；纠正甲状腺功能低下等。若有中枢神经系统肿瘤者，考虑手术切除。

（2）性腺功能低下的治疗

①低促性腺激素性性腺功能低下的治疗：如促黄体激素释放激素适用于垂体对下丘脑反应良好的患者，人绝经后促性腺激素适用于垂体本身有功能障碍的患者，高泌乳血症所致的青春延迟可用溴隐亭治疗。如采用雌激素替代治疗，由于雌激素能促进骨成熟加速，应注意选择应用时机，避免加速骨骺愈合，一般主张骨龄 13 岁起应用，从小剂量开始。

②高促性腺激素性性腺功能低下的治疗：由于属于原发性卵巢发育不全或功能障碍，故只能用雌激素替代治疗。

（3）生长激素（growth hormone，GH）治疗　适用于身材矮小且性腺功能低下者或已明确有 GH 缺乏的患者。注意在应用 GH 时一般不同时应用雌激素，以免影响最终身高。

七、青春期保健内容

青春期是儿童向成人转变的过渡时期，是一生中体格、智力和心理发育最旺盛的时期，是决定个体体格、体质、心理和智力发展水平的关键时期。因此，青春期保健应针对女性青少年的生理、心理、社会交往特点，以及健康行为方面的问题给予指导。

（一）营养卫生指导

青春期少女正处于生长发育的旺盛时期，对各种营养的需求量远远高于成年人，特别是对蛋白质及热量的需要大大增加，对维生素及矿物质的需要也较成年人迫切。各种营养素的功能在于构成躯体、修补组织、供给热量、补充消耗和调节生理功能等，营养不良不但可使青春期开始延迟，还可使青春期体格发育及性发育不充分。

因此，青春期女孩应合理安排饮食，补充足够的热量和蛋白质，合理补充糖类、脂肪、矿物质和维生素类物质。同时应培养良好的饮食习惯，三餐应定时，少吃零食，不要偏食、挑食。不要受情绪影响而暴饮、暴食，或不食，更不要盲目节制饮食以求减肥。

（二）个人卫生指导

教育青春期少女了解自身的生理、心理和行为特点，增强健康意识，培养良好的生活和卫生习惯，合理安排生活、工作和学习。

（三）心理卫生指导

心理卫生是指人们的内心与环境之间保持平衡与和谐。健康的心理不是一朝一夕能形成的，而是日积月累、潜移默化、循序渐进而形成的。青春期是各种心理品质形成的时期，女孩在此期内从形态、功能到心理情绪均发生较剧烈的变化，特别是青少年升入中学后，学习负担加重，竞争压力加大，不少青春期女孩感到心理负担太沉重，使她们变得脆弱，在此阶段会产生某些心理卫生问题，如学习成绩较差或下滑则容易产生悲观情绪和厌学情绪。如果诸多心理问题长期不能解决，可能产生激烈的反抗情绪，甚至出现自杀企图或行为。

因此,保健工作者应根据青春期少女的生理、心理特点,在家长、老师的配合下,对青春期少女进行有针对性的教育引导,培养她们健康的心理、健全的人格、良好的性格、乐观的情绪及适应环境和改善环境的意志。对所发生的心理问题及心理障碍,要早期发现、早期治疗,以促进她们身心健康成长。此外,青春期少女的性心理处在不成熟的状态,可塑性很大,应对她们进行正面的教育,帮助她们树立正确的恋爱观和婚姻观,培养塑造健康的性心理,如果任其自由发展,可能因情感冲动而发生越轨行为,甚至可能滑入性罪错的深渊。

(四)月经期卫生指导

月经是女性子宫内膜剥脱,经血从阴道排出的过程。在月经期,由于子宫内膜脱落,就形成了一个创面,阴道内正常的酸性环境也可能因经血渗出而改变。同时,子宫颈口微微张开、盆腔充血等致使生殖器官局部防御功能下降,如不注意卫生,细菌很容易上行侵入生殖器官。在月经期,少女大脑兴奋性降低,全身抵抗力有所下降,机体容易疲劳,也容易受凉感冒或患其他病症。所以,应指导少女在月经期注意以下几方面保健:

(1)注意经期用品卫生　月经垫一定要经常更换,保持清洁卫生。

(2)保持外阴清洁　经期每天用干净的温水清洁外阴。

(3)保持乐观稳定的情绪　月经期因内分泌改变易情绪波动,在经前数日或经期出现头痛、浮肿、乳胀、情绪低落、易怒等症状均为正常现象,不必过分紧张。应保持心情舒畅,自我调节情绪,就可以缓解月经期的不适感觉,也能防止月经失调。

(五)乳房保健

青春期乳房的发育标志着少女开始成熟,隆起的乳房也体现了女性成熟体形所特有的曲线美和健康美,并为日后哺乳后代准备了条件。乳房发育过程中出现的一些现象可能引起少女的困惑和不安,例如是否该佩戴胸罩、乳房过小或过大、两侧乳房不匀称,以及乳房包块等。因此,乳房的保护与保健是女性青春期卫生的重要方面。

1. 少女不应束胸

处于青春期发育阶段的少女千万不要穿紧身内衣,束胸对少女的发育和健康有很多害处:①束胸时心脏、肺脏和大血管受到压迫,从而影响身体内脏器官的正常发育;②束胸能影响胸式呼吸,使胸部不能充分扩张,肺组织不能充分舒展,吸入空气量减少,以致影响了全身氧气的供应;③束胸压迫乳房,使血液循环不畅,从而产生乳房下部血液淤滞而引起疼痛、乳房胀而不适,甚至造成乳头内陷、乳房发育不良,影响健美,也造成将来哺乳困难。因此,对青春期少女要反复宣传束胸的危害,使其得到必要的保健指导。

2. 佩戴合适的胸罩

乳房发育基本定型后要指导少女及时选戴合适的胸罩。一般女孩子长到16~18岁,胸廓和乳房的发育已接近成熟,或者用软尺从乳房的上底部经过乳头到乳房的下底部测量,上下距离大于16cm时就应佩戴胸罩。戴胸罩有以下好处:①显示出女性丰满、平滑和富于曲线美的外形;②支持和衬托乳房,促进乳房内脂肪的积聚,使其血液循环通畅,有助于乳房的发育,使乳房更丰满;③预防乳房下部血液淤滞而引起的乳房疾患;④减轻心脏的局部压力,促进心血液循环畅通,有利于乳房发育;⑤减轻体育运动或体力劳动时的乳房振动和摆动,防止乳房松弛下垂,还可免于乳房受损伤和乳头擦伤或碰痛;⑥在秋冬季,胸罩还有保暖作用。因此,科学地选戴胸罩很有必要,可以根据自己的体形、胖瘦、季节和乳房发育情况进行选择,并以选择柔软、透气性好、吸湿性强的棉布制品为好。勤洗勤换,保持清洁,晚上睡觉时把胸罩取下,无论春夏秋冬,持之以恒,坚持到老年。

3. 自查乳房

女孩应该每月自查 1 次乳房,时间选择在月经过后。自查乳房时应当全身放松,一是要查看乳房外观有无变化,二是触摸乳房是否有包块,并且挤压乳头看有无分泌物出现。经常自查乳房是终身受益的好习惯,可及时发现乳腺有无疾病。若发现乳房过小或过大、双侧乳房发育不均、乳房畸形以及乳房包块等现象,不必惊慌失措,应及早到医院诊治。乳房较小是黄种人的普遍现象,与种族、家族等后天因素有关,少女要到性完全成熟才能确定乳房是否发育不良,不要过早下结论。

4. 乳房的卫生

青春期少女,由于内分泌的原因,每当月经周期前后,可能有乳房胀痛、乳头痒痛现象,这时少女们千万不要随便挤弄乳头、抠剔乳头,以免造成破口而发生感染。要经常清洗乳头、乳晕、乳房,因为乳晕上有许多腺体,会分泌油脂样物质,它可以保护皮肤,也会沾染污垢、产生红肿等,因而要保持乳房的清洁卫生。

(六)青春期性教育

青春期的最大特点是性器官的发育成熟,全身心发生迅速的变化,伴随着"自我意识"的觉醒和"性意识"的觉醒,进入这一时期的孩子或多或少在性方面会出现一些问题,尤其是进入 21 世纪以来,青少年性发育成熟年龄提前,巨大的性生理冲动与青少年相对薄弱的道德伦理观念和道德意识之间的矛盾越来越突出,关于性的困惑增多,在男女关系上不正当的行为方式也较过去有增多现象。因此,青春期也是人的一生中最需要进行性教育的时期,性教育是青春期教育的核心,是青春期的头等大事。

性教育大体包括性生理、性心理和性道德三个方面。性教育内容的安排与选择是以性生理知识为起点,性心理指导为特点,性道德教育为重点。通过性教育,青少年可正确认识青春期身心发展变化,注意保护身体,养成卫生习惯,具有良好的心理素质和道德修养,懂得自尊、自爱、自重、自强,具有自我控制能力,能正确对待男女之间的友谊,珍惜青春年华。

1. 性生理教育

给青少年讲解男女生殖系统的结构和功能、青春期体格发育、第二性征发育、月经初潮、月经病等,消除性的神秘感,从而使青春期少女对自己体征的发展变化做好心理准备。同时,还应掌握青春期生理卫生保健知识。

2. 性心理教育

及时进行性教育,让青少年能正确对待和处理性生理和心理问题,促进他们的身心正常发展,防止产生性生理和心理疾病。

(1)青春期少女的性心理发展　一般经历三个阶段:①性意识觉醒,向往与异性的交往,有的少女为了吸引异性的注意,一日三换衣服,处处表现出与众不同;②梦幻与自慰,想入非非,白日做梦,进一步就是手淫自慰;③模仿与尝试,对性生活的大胆实践。在少女性心理发展的每个阶段,都呈现出一种非常复杂与矛盾的心境,既关注异性的举止神态,希望得到异性的青睐,又把这种愿望埋在心底,表现出拘谨与淡漠、矜持与羞怯。

(2)少女性心理发展可能出现两种不良倾向　一是受性本能、性心理的驱使,出于无知和好奇,过早地进行性体验和性尝试。二是一些少女视青春期出现的性心理为丑恶,产生强烈的羞耻感和罪恶感,把自己看作下流的人,导致她们形成闭锁心理,孤僻,自卑,内向。

(3)青春期性心理教育　重点是帮助青少年女性正确认识青春期的性生理现象,解除对月经的恐惧与敌视,教育她们正确对待第二性征(如乳房、阴毛和腋毛的发育),认识到手淫是不良习惯。教育少女在与异性的交往中,应分清友谊与爱情的界限,有意识地培养自尊、自重和正确的荣辱观,把握交往尺度,树立正确的恋爱观,以自身良好的修养赢得异性的尊重与友情。同时,要教育她们自觉抵御黄色淫秽读物、音像制品和西方社会"性解放"、"性自由"思潮的诱惑和腐蚀,理性面对性冲动,培养多方面兴趣,如体育、音乐、艺术等,帮助她们建立健康的性心理。

3. 性道德教育

青春期性道德是指青春期联系和调整男女青少年之间关系的道德规范和行为准则。性成熟是人体生长发育的自然发展过程,而道德不会自然形成,是教育的结果,因此,应重视青春期的性道德教育。

(1)男友平等,互相尊重 是青春期性道德的基本要求。

(2)发展友谊,真诚帮助 是青春期性道德的行为准则。

(3)正常的异性交往 任何一个社会或群体都由一定数量的男女组成。伴随着社会的进步和妇女的解放,青春期少男少女间的交往也愈来愈频繁,由于生活环境和教育条件的不同,他们各有优点长处,因此,在与异性的交往中,应互相学习、互相帮助、取长补短,这样有利于青少年全面发展。在待人接物和性格方面相互影响和借鉴,可为形成健康的性格提供有利的条件。在思想、感情上互相交流,养成同情他人、理解他人、尊重他人的良好品质。此外,应教育青少年正确处理少男少女之间的感情,认识友谊与恋爱的不同,以及恋爱双方的道德义务与责任,特别应使其认识到早恋、婚前性行为和少女妊娠可能带来的危害。

4. 防治性传播疾病的知识

性传播疾病(sexually transmitted diseases,STD)包括梅毒、淋病、艾滋病以及各种细菌、寄生虫、原虫、衣原体等感染,共 20 余种。性传播疾病可通过性行为或类似性行为感染病原体而诱发,也可通过输血、不洁血制品途径感染。近来由于国内外人员往来日益频繁,性传播疾病发病率逐年增加,患病者大多数为青年人。患病的男女比例也有所改变,如 1988 年为 2.04:1,1989 年则为 1.72:1,说明女性患者增加明显。由于 STD 发病与不良性行为有关,因此其防治也是青春期性教育的内容之一。青少年应注意,尽可能限制婚外性行为和尽量减少性伴侣;如有性行为,应使用避孕套,发现身体如有异常应立即就医;不用毒品,不接受非专业人员的注射。

总之,性教育不仅是知识教育,而且是人格教育,性教育的最终目的,并不是要传授给青少年大量的性知识,而是要让他们树立正确的性态度和认识健康的性行为。少女怀孕多数并非是她们道德有问题,而是性早熟和性知识贫乏等造成。因此,性教育不是消极防范的教育,而是积极开放的教育,我们应在孩子生理发育前,就对其进行性生理方面的教育,在孩子性意识萌动前,就对其进行性心理方面的教育,在孩子性行为发展前,就对其进行性伦理方面的教育。

(裘丽俊 高文琴)

第三节　婚前保健

　　婚前保健是我国妇幼保健工作的重要组成部分,目前我国婚前保健服务机构坚持婚前医学检查、婚前卫生指导和婚前卫生咨询全方位的服务模式,有着不断完善的服务规范。

一、概述

(一)婚前保健的概念

　　婚前保健是对即将婚配的男女双方在结婚登记前进行的健康检查和保健指导。婚前保健的目的在于保障男女青年健康的婚配,防止各种疾病,特别是遗传性疾病的延续和传染性疾病的传播,避免有血缘关系或遗传病的人结婚和生育。通过婚前卫生指导,为即将结婚的青年男女掌握必要的婚育知识打下良好的基础。婚前保健工作是优生优育的基础性工作,是防止先天性疾病儿出生和遗传病延续的第1次优生监督,是提高我国出生人口质量不可缺少的预防保健措施。

(二)婚前保健的意义

　　(1)有利于生育健康后代,提高出生人口素质。
　　(2)有利于男女双方的健康。
　　(3)有利于促进婚后夫妻生活的和谐。
　　(4)有利于家庭的幸福。

(三)婚前保健的相关法律法规

　　1980 年 9 月,第五届全国人民代表大会第三次会议通过的《中华人民共和国婚姻法》明确规定:直系血亲和三代以内的旁系血亲禁止结婚,患麻风病未经治愈或患其他在医学上认为不应当结婚的疾病,禁止结婚。该法还规定男女双方必须亲自到婚姻登记机关进行结婚登记,取得结婚证。

　　1995 年 6 月 1 日,我国颁布了第一部保护妇女儿童健康、提高出生人口素质的法律《中华人民共和国母婴保健法》(以下简称《母婴保健法》),其中的第二章为婚前保健,其内容包括医疗保健机构应当为公民提供婚前保健服务;发现有影响婚育的疾病,医师应当提出医学意见;对婚前医学检查结果有异议的,可以申请医学技术鉴定;对边远贫困地区或者交费确有困难的人员应当给予减免费用等。该法的颁布为婚前保健工作提供了法律保障,同时增强了公民运用法律保护健康的意识和自我保健的意识。

二、婚前医学检查

　　婚前医学检查是《母婴保健法》规定医疗机构应当为公民提供的三项婚前保健技术服务内容之一。婚前医学检查是对准备结婚的男女可能患影响结婚和生育的疾病进行的医学检查。通过详细询问病史、全身体格检查、生殖器官检查、必要的辅助检查及实验室化验检查,以确定有无影响结婚和生育的疾病。

(一)婚前医学检查的主要疾病

《母婴保健法》第 8 条规定婚前医学检查的主要疾病有：①严重遗传性疾病；②指定传染病；③有关精神病。并且规定经婚前医学检查，医疗保健机构应当出具婚前医学检查证明。

(二)婚前医学检查的项目

根据《婚前保健工作规范（修订）》的要求，婚前医学检查的项目应包括：

(1)询问病史。

(2)体格检查　包括全身检查和生殖器及第二性征检查。

(3)辅助检查

①常规检查项目：血常规、尿常规、梅毒筛查、血转氨酶和乙肝表面抗原检查，胸部透视，女性阴道分泌物滴虫、念珠菌检查。

②根据需要应进行必要的检查项目：乙型肝炎血清学标志检测、淋病病毒培养、艾滋病病毒检测、肝肾功能检查、支原体和衣原体检查、精液常规检查、B 型超声检查、乳腺检查、染色体检查等。

三、婚前卫生指导

婚前卫生指导是《母婴保健法》规定医疗机构应当为公民提供的三项婚前保健技术服务内容之一。婚前卫生指导是对准备结婚的男女双方进行的以生殖健康为核心、与结婚和生育有关的保健知识的宣传教育。

(一)婚前卫生指导内容

《婚前保健工作规范（修订）》规定，婚前卫生指导的内容包括性保健和性教育、新婚避孕知识及计划生育指导、受孕前的准备、环境和疾病对后代影响等孕前保健知识、遗传病的基本知识、影响婚育的有关疾病的基本知识、其他生殖健康知识。

(二)生育保健指导

(1)对新婚夫妇进行科学系统的婚育保健知识宣教，并科学实施计划生育，有效选择最佳受孕时机。以下公式可用来判断最佳受孕时机：

以往最短月经周期天数－19＝排卵前安全期的末一天

以往最长月经周期天数－10＝排卵后易孕期的末一天

(2)基础体温测定　基础体温（basal body temperature，BBT）是机体处于静息状态下的体温。基础体温随月经周期而变化，在月经后和卵泡期基础体温较低，排卵后体温上升 0.3～0.5℃，一直持续到经前 1～2d 或月经第一天，此后体温又降为原来水平。

四、婚前卫生咨询

婚前卫生咨询是《母婴保健法》规定医疗机构应当为公民提供的三项婚前保健技术服务内容之一。

(一)婚前卫生咨询的概念

婚前卫生咨询是指按照《母婴保健法》的规定，由从事婚前保健的医师与准备结婚的男女双方就医学检查结果发现的异常情况以及他们提出的有关问题进行面对面的商谈、解答、交换意见、提供信息，帮助服务对象在知情的基础上作出适宜的决定。婚前卫生咨询项目包括：

①对医学检查中检出疾病的就诊指导；②对性问题的讲解、指导和教育；③对性功能障碍及性传播疾病的预防指导；④对生育保健的指导；⑤对避孕方法和终止妊娠的指导；⑥对有关遗传性疾病方面的问题进行解答；⑦对医学建议中提出的建议不宜结婚和可以结婚建议不宜生育的原因进行解答并给予指导；⑧对患有遗传性疾病但可以生育的情况，提出产前诊断的具体建议等。

(二)婚前卫生咨询的原则

婚前卫生咨询应该遵循以下基本原则：①尊重原则；②负责原则；③参与和互动原则；④保密原则；⑤知情同意原则。这是提供优质的咨询服务和咨询获得成功的前提。

(三)婚前卫生咨询的对象及内容

咨询对象主要限定为准备结婚的男女和新婚夫妇。而咨询内容则涵盖所有涉及婚配及生育的有关问题，包括疾病、优生、计划生育、性问题等。

(四)婚前卫生咨询的医学建议

婚检医师通过对服务对象提出的具体问题进行解答、提供信息和交换意见后，帮助受检对象在知情的基础上作出适宜的决定。

1. 未发现医学上不宜结婚的情形

经婚前医学检查，未发现影响婚育的疾病或异常情况，并已接受婚前卫生指导和咨询者。

2. 建议不宜结婚

直系血亲或三代以内的旁系血亲之间禁止通婚。

3. 建议暂缓结婚

(1)指定传染病在传染期内，精神分裂症、躁狂抑郁性精神病或其他精神病患者在发作期间或其他医学上认为应暂缓结婚的疾病。可以矫治的生殖器官畸形，应先做矫治手术，然后结婚。

(2)对于可能会终生传染的不在发病期的传染病患者或病原体携带者，应向受检者说明情况，提出预防、治疗及采取其他医学措施的意见。若受检者坚持结婚，应充分尊重受检双方的意愿，注明"建议采取医学措施，尊重受检者意愿"。

4. 可以结婚，但不宜生育

对患有医学上认为不宜生育的严重遗传性疾病或其他重要脏器疾病者应"建议不宜生育"。如有下列情况之一者，不宜生育：

(1)男女任何一方患有严重的常染色体显性遗传病，无产前诊断条件者。

(2)男女双方均患有相同的严重常染色体隐性遗传病。

(3)X连锁显性遗传病女性患者，所患疾病不能做产前诊断者。

(4)男女任何一方患有严重的多基因遗传病，并为高发家系患者。

(5)同源染色体易位携带者和复杂性染色体易位患者。

(6)不属于上述范围的罕见严重遗传病，凡能致死或造成生活不能自理，且子女能直接发病，又不能治疗者，提供专家会诊决定。

5. 可以结婚，可以生育，但要控制后代性别

严重的X连锁隐性遗传病女性携带者同正常男性婚配，应做产前诊断，判定胎儿性别，保留女胎，选择流产男胎。正常女性与X连锁显性遗传病男性患者结婚后，保留男胎，选择流产女胎。

6.劝阻婚育

危及生命的脏器严重代偿功能不全者,影响性功能的严重生殖器官缺陷者,婚姻生育足以使婚配双方已患病症加重恶化者,则最好不要婚育。

(裴丽俊 高文琴)

第四节 孕产期保健

一、概述

(一)孕产期保健的定义

孕产期保健(pregnancy and childbirth care),是从生命的准备阶段(即受孕前的准备阶段)开始到新生儿的早期阶段,包括孕前、妊娠期、分娩期和产褥期的全程保健。孕产期保健是综合应用妇产科学、胎儿医学、新生儿学、营养学、心理学、运动医学等的理论、适宜技术和方法,以孕产妇和胎婴儿为主体,以保障母子健康、促进两代人的生命质量为目标,提供生理、心理、社会多方面的综合保健服务。

(二)孕产期保健的内容

(1)服务对象 直接对象是孕产妇和她们的胎婴儿,间接对象包括孕产妇家属(特别是配偶)。

(2)分期 分为孕前期、妊娠期和产褥期。

(三)孕产期保健的服务原则

为了加强和规范孕产期保健服务,1998年世界卫生组织讨论并通过了孕产期保健服务的10条原则,在其成员国得到了广泛的认同,这10条原则是:

(1)对于正常的妊娠期和分娩期的保健应该去医疗化(demedicalized)。

(2)孕产期保健服务必须建立在合理的技术支持之上,这包括了用于解决围生期特定问题所需的一系列方法、手段、技术、设备以及其他工具。

(3)孕产期保健服务应该建立在循证医学的证据基础之上,提供的服务应该是目前最佳的研究证据所支持的,在可能的时候应该参考随机对照研究结果。

(4)孕产期保健服务应该地区化、个体化,必须根据当地的实际情况,利用有效的转诊系统,以保证从一级保健到三级保健的顺利实现。

(5)孕产期保健服务应该是多学科人员参与的,包括助产士、产科医生、新生儿科医生、护士、健康教育者以及社会工作者。围生医学的产生和发展本身就是多学科合作的产物,孕产期保健不单需要围生医学领域的专业人员,还需要健康教育、社会工作者参与。

(6)孕产期保健服务应该是整体的、全面的,应该关注服务对象(包括孕妇、她们的孩子和家庭)智力、情感、文化等各方面的需要,而不仅仅是生物学上的保健。

(7)孕产期保健服务应该以家庭为中心,提供的服务不仅要直接满足孕妇及其孩子的需要,还必须考虑其配偶、家人和朋友的需求。

(8)孕产期保健服务应该适合当地的文化,服务的内容和方式可以根据文化风俗的不同进行适当的调整。

(9)孕产期保健服务应当由妇女本人来决定是否接受。

(10)孕产期保健服务应该充分尊重妇女的隐私、尊严。

二、孕前保健

(一)孕前卫生指导

1. 身体生理条件的准备计划

受孕应该在夫妇双方都处于精力旺盛、体格强壮、身心放松的条件下进行。在疾病活动期应该避免受孕,如患有活动性肝炎、活动性肺结核、急性肾炎、甲状腺功能亢进、心肌炎等疾病,应暂时避孕,待疾病治愈,恢复健康后,在专科医生指导下怀孕。心功能二级以上、慢性肾功能不全等不宜妊娠。对于患有性病未经过诊治或尚未治愈者,应该等待疾病痊愈再受孕。

2. 健康生活方式的培养

(1)重视合理营养,维持膳食平衡 注意蛋白质、维生素和微量元素的摄入,不偏食,食用加碘盐。孕前补充叶酸对预防神经管畸形有重要意义。培养良好的饮食习惯,注意饮食卫生。

(2)戒烟戒酒 主动吸烟和被动吸烟都会影响胎儿的生长发育。烟草中含有尼古丁、氢氰酸、一氧化碳等有害物质,不仅危害身体健康,而且对生殖细胞和胚胎发育也有不良影响。被动吸烟均会影响生殖细胞的质量。酒精对生殖细胞也有不良影响,酒后受孕及男性大量饮酒,均会增加胎儿酒精综合征的发生率。

(3)远离宠物 猫狗可能传染弓形虫病,孕妇感染弓形虫病会引起流产或胎儿畸形和发育迟缓。

(4)避免环境污染暴露 对胎儿有害的污染物质包括:①有机汞、铅、砷、镉等重金属;②多环芳香烃、亚硝基、烷烃、苯类、酚类、四氯乙烯等化合物;③黄曲霉毒素;④一氧化碳、高浓度二氧化碳等有害气体;⑤有机磷等农药。高温作业环境及接触放射性核素环境亦可能对胎儿产生有害影响。计划怀孕的妇女应安排脱离有害的职业环境。计划做父亲的男子也应该避免接触环境致畸物质。

(5)养成合理的作息制度 健康自然的生活规律,辅以适宜的体育锻炼,可以促进女性内分泌激素合理调配,增加受孕概率。

3. 预防感染

孕前检查 TORCH[弓形虫(toxoplasma)、风疹病毒(rubella virus)、巨细胞病毒(cytomegalo virus)、单纯疱疹病毒(herpes simplex virus)],没有感染过风疹病毒和乙肝病毒表面抗体阴性者,应在怀孕前3个月至半年接种风疹疫苗和乙肝疫苗。

4. 调整避孕方法

计划怀孕后,要调整避孕方法。如果用口服避孕药避孕的应停药,如用宫内节育器避孕的应取出节育器。一般都要在停药和取器后半年再受孕,以彻底消除药物的影响和调整子宫内环境。在此半年内需采用其他避孕方法,如屏障避孕法(男用或女用避孕套),避免使用紧急避孕药。

5. 选择受孕年龄

要避免18岁以前的过早及35岁以后的过晚生育。过早生育,母体发育不成熟,妊娠并发症发病概率增加。妇女在35岁以后所生子女中唐氏综合征患儿明显增高。

（二）孕前咨询

在孕前卫生保健的基础上，孕前咨询主要是针对曾经生育过出生缺陷儿或是有过异常妊娠史的家庭，评估本次妊娠发生出生缺陷的风险。

1. 造成出生缺陷的因素

（1）环境因素　有害物质暴露。

①物理因素。辐射：离子电磁辐射，如 α、β、γ 和 X 射线，致畸作用较强。非电离辐射：短波、微波、紫外线等，致畸作用较弱。

压迫：子宫羊膜囊异常、多胎妊娠。

②生物因素。病原体感染，如风疹、巨细胞病毒、水痘、单纯疱疹 B、弓形虫、梅毒等。

③化学因素。化学药物，如抗癫痫药物、抗精神病药物、化疗药物、激素、抗菌素等。生活环境，如酗酒、吸烟、缺碘、高氟、EDDS、挥发性有机溶剂等。

（2）遗传性因素　由染色体畸变或 DNA 突变引起。

①染色体病（chromosome disorder）：a. 染色体数目异常，如唐氏综合征、18-三体综合征、13-三体综合征等。b. 染色体结构异常，如猫叫综合征等。c. 染色体微缺失、微重复综合征。

②单基因病（monogenic disorder）：结构基因 DNA 突变引起的疾病，其临床多表现为单一体格畸形、代谢缺陷、机能障碍、生长迟缓、智力低下、精神异常，但也可为数种临床症状复合表现。疾病的传递遵循经典的孟德尔遗传规律，可有家族史，但也可为新发突变等而无家族史，如苯丙酮尿症、白化病、先天性再生不良性贫血、抗维生素 D 佝偻病等。

③多基因病（polygenic disorder）：多个基因与多种环境因素共同作用的结果；有家族史，发生率较单基因病要低得多；涉及出生缺陷，如体格畸形、代谢缺陷、机能障碍、生长迟缓、智力低下、精神异常的各个方面，如先天性心脏病、脊柱裂、无脑儿、肥大性幽门狭窄、脑积水等。

（3）母体的营养状况　①叶酸缺乏：可引起胎儿神经管畸形。②锌缺乏：与脊柱裂和无脑儿的发生有关，同时血锌低的孕妇常伴有过期妊娠、产程异常、新生儿出生体重低等多种并发症。③维生素 A 缺乏或过多：维生素 A 缺乏可引起婴儿无眼及小头畸形。维生素 A 过量亦可引起新生儿畸形，曾有报道孕妇于孕早期 3 个月每日口服维生素 A 制剂 25000IU，孕末期每日服 50000IU，结果所产婴儿为双侧输尿管畸形，左肾积水。WHO 专家委员会认为孕妇每日维生素 A 的摄入总量应在 $3000\mu g$ 视黄醇当量（10000IU）以下。④维生素 D 缺乏或过量：维生素 D 缺乏可使孕妇本身患骨质软化症，新生儿则出现先天性佝偻病、低钙血症及牙釉质发育不良。虽然未见到过量服用维生素 D 引起胎儿畸形的报道，但过量服用维生素 D 可引起中毒并损伤胎儿，引起新生儿高钙血症及骨质硬化。⑤咖啡因、酒精与出生缺陷：动物实验发现咖啡因可诱发子代脑积水、气管或心脏异位、缺肾、骨骼畸形等。妊娠期慢性酒精中毒可导致胎儿畸形明显增加，主要有颅面畸形、心脏缺损、四肢畸形、中枢神经系统异常、尿生殖系统畸形等。

三、妊娠期保健

（一）妊娠早期保健

妊娠早期是指从妊娠开始到妊娠 12^{+6} 周前，这是胎儿各器官发育形成的重要时期。

精液进入阴道内，精子离开精液经宫颈管、子宫腔进入输卵管，发生顶体反应，与次级卵母细胞融合，经过分裂及移动，早期胚胎进入宫腔，再经过定位、黏附和侵入完成受精卵着床的过程。

受精卵着床必须具备四个条件:①透明带消失;②囊胚细胞滋养细胞分化出合体滋养细胞;③囊胚和子宫内膜同步发育且功能协调;④孕妇体内分泌足够量的孕酮。

受精卵着床后,在雌、孕激素的作用下,母体的各系统发生了一系列生理变化以适应胎儿生长发育的需要并为分娩做准备。同时,孕妇心理上也发生了一系列的应激反应,故此时保健指导就应着手介入了。

(1)及早确定妊娠,对妊娠呕吐的孕妇进行饮食指导。告之孕早期胎儿很小,故所需的能量不多,可以少量多餐饮食,尝试淀粉类食品。若出现酸中毒、电解质紊乱情况则需及时就诊。

(2)摒弃不健康的生活方式,如吸烟、饮酒等,避免高温,避免病毒感染。

(3)进行第1次产前检查,及时发现高危妊娠,进行专案管理。

妊娠期不同孕周产前保健的内容见表3-2。

表 3-2　妊娠期不同孕周产前保健的内容

孕周	检查项目及注意事项	
12周之前	确定孕妇是否需要进行进一步的保健; 提供孕期膳食、生活方式的健康咨询服务; 孕妇应戒烟、戒酒,远离违禁药品; 告知补充叶酸的益处($400\mu g/d$,至孕12周); 告知孕期保健服务的信息	
12周	建立围产期保健卡。提供筛查实验,在实验前告知所有实验的目的及意义	**病史** 妇产科病史:月经婚育史、异常妊娠分娩史、性传播疾病史、过敏史、家族基因病遗传病史、内外科感染病史、生活工作环境、家庭暴力、营养、孕期服用药物史等
		体格检查 一般情况:体重、身高、体重指数、血压、心率、甲状腺、心、肺、乳房、腹部、脊柱、四肢; 妇科检查:阴道、宫颈是否合并疾病,同时进行骨盆径线测量; 产科检查:胎心听诊; 血液筛查实验:血常规、血型、凝血功能; 病毒学:乙肝、丙肝、艾滋病、梅毒、肝功能、肾功能、血糖; 尿液筛查实验:尿常规、筛查无症状性菌尿(理想:尿培养); 超声扫描筛查:核实孕周
$10\sim13^{+6}$周	监测NT值,早期唐氏综合征筛查	
16周	复习并记录所有已进行的检验结果; 测量体重、血压、宫高、腹围,听胎心; 唐氏综合征筛查:$15\sim19^{+6}$周血清学筛查(理想:采用检出率在60%以上的方法); 母亲为O型或Rh阴性血,检测红细胞抗体效价; 测血常规、尿常规和肝功能	

续表

孕周	检查项目及注意事项
20 周	复习并记录所有已进行的检验结果； 测量体重、血压、宫高、腹围，听胎心； 20~24 周安排彩色超声筛查； 有缺钙症状者，予以补充钙剂 测血常规和尿常规
24 周	复习并记录所有已进行的检验结果； 测量体重、血压、宫高、腹围，听胎心； 在前一阶段未做彩色超声筛查的孕妇，可在这一阶段补做； 进行糖耐量测定
28 周	复习并记录所有已进行的检验结果； 测量体重、血压、宫高、腹围，听胎心； 复查血常规、尿常规、肝功能，对有皮肤瘙痒者加测甘胆酸及胆汁酸； 复查红细胞同种抗体
30 周	复习并记录所有已进行的检验结果； 测量体重、血压、宫高、腹围，听胎心； 注意孕妇有无皮肤瘙痒症状； 复查尿常规
32 周	复习并记录所有已进行的检验结果； 测量体重、血压、宫高、腹围，听胎心； 注意孕妇有无皮肤瘙痒症状； 自数胎动
34 周	复习并记录所有已进行的检验结果； 测量体重、血压、宫高、腹围，听胎心； 自数胎动； 特殊患者可以开始胎心监护（妊娠期肝内胆汁淤积症、自觉胎动减少者）
36 周	复习并记录所有已进行的检验结果； 测量体重、血压、宫高、腹围，听胎心； 胎动监测、胎心监护； 复查血常规、尿常规、肝功能，对有皮肤瘙痒者加测甘胆酸及胆汁酸
37 周	复习并记录所有已进行的检验结果； 胎动监测、胎心监护； 测量体重、血压、宫高、腹围，听胎心
38 周	复习并记录所有已进行的检验结果； 胎动监测、胎心监护； 测量体重、血压、宫高、腹围，听胎心
39 周	复习并记录所有已进行的检验结果； 胎动监测、胎心监护； 测量体重、血压、宫高、腹围，听胎心
40 周	复习并记录所有已进行的检验结果； 胎动监测、胎心监护； 终止妊娠前应复查超声； 孕周超过 41 周，可引产

(二)妊娠中期保健

妊娠中期是指妊娠 13~27^{+6} 周,此期胎儿生长迅速。

随着孕周的增加,孕妇对妊娠导致的生理、心理变化逐渐适应,情绪稳定,心情愉悦。此时,增大的子宫已从耻骨联合上缘进入腹腔,可听到胎心,于 16 周末子宫底高度在脐耻之间,20 周末在脐下一横指,24 周末在脐上一横指,28 周末在脐上三横指,平均每周增长 1.6cm。于 20 周左右孕妇可感觉到胎动,于 24 周后可触诊区别胎头、胎体、胎臀和胎背。

1. 妊娠中期保健要点

(1)自我监测胎动。

(2)了解子宫大小情况,及时发现生长受限。

(3)孕 15^{+1}~19^{+6} 周进行产前筛查,如有异常及时进行产前诊断,预防出生缺陷儿的出生。孕 24 周左右胎儿超声检查,排除各种外观畸形,如心脏畸形、唇裂以及胎体、内脏畸形。

(4)孕 24 周左右做 75g 葡萄糖耐量试验,及早发现妊娠合并糖尿病,及早控制。

(5)每月检查孕妇的全身情况及掌握其自我症状,严密监测血压、尿蛋白,防止妊高征的发生。

(6)注意饮食的多样性,注意蛋白质的摄入,适当补钙补铁,重视亚麻酸、亚油酸的补充,适量运动,控制体重指数。

2. 骨盆外测量方法

(1)髂棘间径

①协助孕妇伸腿仰卧位于检查床上。

②触清两侧髂前上棘,测量两侧髂前上棘外侧缘间的距离。

③查看数据并记录。正常值为 23~26cm。

(2)髂嵴间径

①协助孕妇伸腿仰卧位于检查床上。

②测量两侧髂嵴外缘间的最宽距离。

③查看数据并记录。正常值为 25~28cm。

(1)、(2)两径线可间接了解骨盆入口横径长度。

(3)骶耻外径

①协助孕妇取左侧卧位,右腿伸直,左腿屈曲。

②为耻骨联合上缘中点至第五腰椎棘突下凹陷处的距离。(第五腰椎棘突下,相当于菱形窝上角,或相当于两侧髂嵴连线中点下 1~1.5cm 处。)此径线可间接推测骨盆入口前后径长度,是骨盆外测量中最重要的径线。骶耻外径值与骨质厚薄相关,测得的骶耻外径值减去1/2尺桡周径值,即相当于骨盆入口前后径值。

③查看数据并记录,正常值为 18~20cm。

(4)出口横径(坐骨结节间径)

①协助孕妇呈仰卧位,两腿弯曲,双手紧抱双膝,使髋关节和膝关节全屈,测量两坐骨结节内侧缘的距离。

②查看数据并记录,正常值为 8.5~9.5cm。

3.四部触诊法

第一步:检查者两手置于宫底部,手测宫底高度,根据其高度估计胎儿大小与妊娠周期是否相符。然后以两手指腹相对交替轻推,若宫底部的胎儿部分为胎头,则感觉硬而圆且有浮球感,若为胎臀则柔软且形态不规则。

第二步:检查者双手掌置于腹部左右两侧,轻轻深按进行检查。触到平坦饱满部分为胎背,并确定胎背向前、向侧方或向后。触到可变形的高低不平部分为胎儿肢体,有时可感到胎儿肢体在活动。

第三步:检查者右手拇指与其他 4 指分开,置于耻骨联合上方握住胎先露部,进一步查清是胎头还是胎臀,左右推动以确定是否衔接,若可推动则未衔接。

第四步:检查者左右手分别置于胎先露部的两侧,沿骨盆入口向下深按,进一步核实胎先露部的诊断是否正确,并确定胎先露部入盆程度。先露部为胎头时,一手可顺利进入骨盆入口,另一手则被胎头隆起部阻挡,该隆起部称胎头隆突。枕先露时,胎头隆突为额骨,与胎儿肢体同侧;面先露时,胎头隆突为枕骨,与胎背同侧。

4. 产前诊断对象

(1) 35 岁以上高龄孕妇。

(2)唐氏综合征筛查阳性的孕妇。

(3)曾经生育过染色体畸形儿的孕妇。

(4)曾经生育过先天出生缺陷儿的孕妇。

(5)有单基因遗传病家族史。

(6)携带性连锁隐性遗传病基因的孕妇,可以提供性别诊断。

(7)在妊娠早期接触较大剂量化学毒剂、辐射的孕妇。

(8)有原因不明流产、死胎史和新生儿死亡史的孕妇。

(三)妊娠晚期保健

妊娠晚期是指妊娠 28 周及以后至临产。

随着妊娠月份的增加,增大的子宫已于 28 周末到达了脐上三横指,32 周末到了脐与剑突之间,36 周末在剑突下两横指,40 周末在脐与剑突之间。此时,膈肌上推,出现呼吸困难,胃部不适,肋骨钝痛。血容量于孕 32~34 周时达高峰,比平时增加 30%~45%,心脏负荷增加,出现心悸、胸闷及气喘现象。孕末期,肝肾负荷增加,肾小球滤过率比孕前增加了 30%~50%,使下肢血液回流受阻,出现下肢及会阴部水肿等现象。此阶段,孕妇心情复杂,心理负担加重,有喜悦,有紧张,有期待,有恐惧,有焦虑。

1. 妊娠晚期保健措施

(1)常规孕期检查:注意血压、胎心变化。了解其自我症状,及时发现潜在高危因素,并及时干预。

(2)嘱咐孕妇左侧卧位,让右旋的子宫负荷有所减轻,使胎盘动脉回流加快,减轻下腔静脉压迫症状,缓解下肢水肿。

(3)继续指导孕妇自我监测胎动,纠正贫血,继续补钙。增加富含不饱和脂肪酸的食物的摄入。

(4)复查肝肾功能及监测凝血功能,复查心电图,了解心脏功能,防止妊娠并发症的发生。

(5)36 周后进行胎心监护,必要时进行胎儿生物物理监测,防止意外发生。

2. 注意临产的信号

(1)胃部的压迫感消失,孕妇有胃部轻松感。

(2)下腹有疼痛、酸胀感,一日数次。

(3)尿频,尿意增强,但没有尿急、尿痛。

(4)腰酸、股根部发胀。

(5)阴道分泌物增多,为透明的或白色的黏性无臭分泌物。

(6)胎动变化,一直活跃的胎动渐渐变得迟缓。

(7)阵发性下腹疼痛,并逐渐增强,间歇期逐渐缩短。

3.胎心率的检测

用胎儿监护仪记录的胎心率(fetal heart rate,FHR)有两种基本变化:胎心率基线及胎心率一过性变化。

(1)胎心率基线　在无胎动、无宫缩影响时,10min 以上的胎心率的平均值,称为胎心率基线。可从每分钟心搏次数(beat per minute,bpm)及 FHR 变异两方面对胎心率基线加以估计。FHR>160 次/min 或 FHR<120 次/min,历时 10min 称心动过速或心动过缓。FHR 变异是指 FHR 有小的周期性波动。胎心率基线细变异即基线摆动,包括胎心率的摆动幅度和摆动频率。摆动幅度指胎心率上下摆动的高度,振幅变动正常范围为 10～25 次/min。摆动频率指 1min 内波动的次数,正常为≥6 次/min。基线摆动表示胎儿有一定的储备能力,是胎儿健康的表现。胎心率基线变平即变异消失,提示胎儿储备能力丧失。

(2)胎心率一过性变化　受胎动、宫缩、触诊及声响等刺激,胎心率发生暂时性的加快或减慢,持续十余秒或数十秒后又恢复到基线水平,称为胎心率一过性变化。

①加速:子宫收缩后胎心率基线暂时增加 15 次/min 以上,持续时间>15s,是胎儿良好的表现。加速原因为胎儿躯干局部或脐静脉暂时受压。散发的、短暂的胎心加速无害,但是脐静脉持续受压则会发展为减速。

②减速:指随宫缩出现的短暂性胎心率减慢。

a.早期减速(early deceleration):胎心率减慢与宫缩曲线上升同时发生,子宫收缩后立即恢复正常,减慢幅度<50 次/min,时间短、恢复快。早期减速是胎头受压,脑血量一时性减少的表现,不受孕妇体位或吸氧影响而改变。

b.变异减速(variable deceleration):胎心减速与宫缩无固定关系,胎心率减慢迅速且幅度大,持续时间长短不一,恢复也迅速。变异减速可能由于子宫收缩时脐带受压兴奋迷走神经所致。

c.晚期减速(late deceleration):胎心率减慢的起点落后于宫缩曲线上升的起点,多在宫缩波峰处开始,胎心率曲线减速的波谷落后于宫缩曲线的波峰,时间差不多为 30～60s,减慢幅度<50 次/min,胎心率恢复基线水平所需时间较长。发生晚期减速的原因可能是胎儿缺氧,应予以注意。

4.胎儿生物物理监测

胎儿生物物理监测常采用 Manning 评分法,如表 3-3 所示。

10 分为满分,提示胎儿无急、慢性缺氧依据,8～6 分可能有急或慢性缺氧,6～4 分有急或慢性缺氧,4～2 分有急性缺氧伴慢性缺氧,0 分有急、慢性缺氧。

表 3-3 Manning 评分法

项 目	2分	0分
无应激试验(20min)	≥2 次胎动,伴有胎心加速(≥15 次/min),持续≥15s	<2 次胎动,胎心加速(<15 次/min),持续<15s
胎儿呼吸运动(30min)	≥1 次,持续 30s	无,或持续<30s
胎动(30min)	≥3 次躯干和肢体活动(连续出现计 1 次)	≤2 次躯干和肢体活动;无肢体活动或完全伸展
肌张力	≥1 次躯干和肢体伸展复屈,手指摊开合拢	无活动,肢体完全伸展;伸展缓慢,部分复屈
羊水量	羊水暗区垂直直径≥2cm	无,或最大羊水暗区垂直直径<2cm

四、妊娠期合并症及并发症对母婴的影响

(一)妊娠合并糖尿病对母婴的影响

妊娠合并糖尿病包括妊娠前已有的糖尿病和妊娠后才发生或首次发现的糖尿病。

1. 妊娠期糖尿病的诊断

①孕期正常血糖<5.1mmol/L。

②孕早期:空腹血糖≥7.0mmol/L 为孕前糖尿病。

③孕中、晚期:a. 空腹血糖≥5.1mmol/L;b. 糖耐量试验(OGTT)1h≥10.0mmol/L,2h≥8.5mmol/L,有 a、b 任何一项均诊断为妊娠期糖尿病(gestational diabetes mellitus,GDM)。

备注 OGTT 的检查方法:共抽血 2 次,用 200~300ml 溶解 75g 葡萄糖,准妈妈 5min 内喝完,分别于喝第一口开始记录时间,分别于喝糖水后 1h、2h 再分别抽血一次。

2. 母亲的可能危险

(1)糖尿病孕妇可能发生高血糖危象如糖尿病酮症酸中毒、高渗性昏迷等并发症。由于妊娠期复杂的代谢变化,加重了糖尿病孕妇的代谢紊乱,导致脂肪分解加速,血清酮体升高。在孕早期血糖下降,胰岛素没有及时减量也可引起饥饿性酮症。糖尿病酮症酸中毒危害较大,不仅是糖尿病孕妇死亡的主要原因,而且如果发生在孕早期还有致畸作用,如果发生在中晚期还可以导致胎儿宫内窘迫甚至胎死宫内。

(2)糖尿病孕妇在妊娠期发生妊娠期高血压疾病的概率为正常孕妇的 3~5 倍。糖尿病可导致广泛的血管病变,小血管内皮细胞增生,管腔变窄,外周血管压力增加。尤其当合并肾脏病变的时候,妊娠期高血压疾病发生率更高。

(3)糖尿病孕妇羊水过多发生率增加,可能是胎儿高血糖、高渗性利尿所致。

(4)糖尿病孕妇自然流产发生率增加,达 15%~30%,自然流产主要见于漏诊糖尿病或糖尿病病情严重、血糖未控制或控制不满意者,孕早期高血糖使胚胎发育受累,最终导致胚胎死亡、流产或畸形发生。自然流产的发生多与受孕前后血糖水平有关,而与流产时血糖水平关系不大,因此糖尿病患者应该在血糖控制正常后再考虑妊娠。

(5)糖尿病孕妇抵抗力下降,易合并感染,以泌尿系感染最常见。

(6)因巨大儿发生率增加,难产、产道损伤、手术产概率增高。产程长易发生产后出血。

3.胎儿及新生儿的可能危险

(1)先天畸形　发生率较非糖尿病患者高 2～3 倍。血糖过高、糖化血红蛋白＞8.5％及发生血管病变的糖尿病均使胎儿畸形发生率增加。

(2)巨大胎儿　巨大胎儿(出生体重的第 90 百分位或高于正常平均体重的 2 个标准差)的概率高达 40％。孕妇血糖过高,通过胎盘转运,而胰岛素不能通过胎盘,胎儿长期处于高血糖状态,刺激胎儿产生大量胰岛素,促进蛋白质、脂肪合成所致。

(3)胎儿宫内生长受限　见于有严重血管病变患者。

(4)早产发生率升高　羊水过多、胎膜早破、妊娠期高血压疾病、胎儿宫内窘迫以及其他严重并发症的出现增加了提前终止妊娠的概率。

(5)新生儿问题　与早产相关的并发症,如急性呼吸窘迫综合征、电解质紊乱(低血镁、低血钙)、高胆红素血症等。新生儿还可能出现低血糖、红细胞增多症等。

(二)妊娠合并甲状腺功能亢进(甲亢)对母婴的影响

若甲亢未及时、正确治疗,对母婴都会产生不良影响。从未控制甲亢的孕妇预后最差,妊娠前已控制甲亢的母亲及胎儿预后最佳。

1.对母体的影响

(1)甲亢本身可引起甲亢性心脏病,发生心律失常、心功能不全。妊娠又可能加重心功能负担,使原有心血管系统症状加重。重度可发生甲状腺危象。

(2)与妊娠有关的是妊娠高血压综合征,特别是先兆子痫的发生增多,是无甲亢患者的10 倍。

2.对胎儿、婴儿的影响

(1)先天性甲亢　母亲患格雷夫斯病(Graves disease)时,甲状腺刺激免疫球蛋白(thyroid stimulating immunoglobulin,TSI)即 TSH 受体抗体(TSH receptor antibodies,TRAb)通过胎盘到达胎儿使之发生甲亢。约有 1/70 的胎儿患病,出生时已有甲亢表现,如多动、易兴奋、多汗、呕吐、腹泻、发热等,出生后 1～3 个月内自行缓解,血中 TSI 也随之消失。其治疗疗程短,一般 1～3 个月,待 TRAb 消失后即可停药。

(2)先天性甲状腺功能低下　某些抗甲状腺药物可以透过胎盘进入胎儿体内所致。有研究发现,胎儿甲状腺功能低下可能与母亲 TRAb 有关。

(3)先天性甲状腺肿大　为碘透过胎盘引起。甲状腺肿大可压迫气管引起胎儿窒息,可引起胎儿俯屈、难产。

(4)流产、死胎、早产、畸形、低体重儿的发生率增加　控制不好的甲亢孕妇流产率可达26％,早产率达 15％。同样,妊娠期间甲亢没有得到控制的人群中早产发生的危险性增加,甲亢合并妊娠期高血压疾病导致子痫发生概率提高。某些治疗甲亢的药物会增加对胎儿致畸风险。甲亢患者代谢亢进,不能为胎儿提供足够的营养,从而导致胎儿生长受限、低体重儿出生率高。

(三)妊娠合并心脏病对母婴的影响

1.妊娠合并心脏病对孕妇的影响

妊娠合并心脏病是产科严重的并发症,在妊娠、分娩及产褥期均可能使心脏病患者的心脏负担加重而诱发心力衰竭,是孕产妇死亡的重要原因之一。

（1）心脏病患者妊娠耐受能力的判断

①可以妊娠：心脏病变较轻；心功能Ⅰ～Ⅱ级；既往无心力衰竭史；无其他并发症者。

②不宜妊娠：心脏病变较重；心功能Ⅲ～Ⅳ级；既往有心力衰竭史；有肺动脉高压；右向左分流型先天性心脏病；严重心律失常；风湿热活动期；心脏病并发细菌性心内膜炎；心肌炎遗留有严重的心律不齐；围生期心肌病遗留心脏扩大；年龄在 35 岁以上、心脏病病程较长者。

（2）妊娠合并心脏病的危险期

妊娠 32～34 周，分娩期及产褥期的最初 3d 心脏负担最重，是心脏病孕妇的危险时期，极易发生心力衰竭。

（3）妊娠期心脏病的分类

第一类为原先存在的心脏病：以风湿性心脏病及先天性心脏病居多，高血压心脏病、二尖瓣脱垂心脏病等少见。

第二类系妊娠诱发的心脏病：如妊高征心脏病、围生期心肌病。

（4）终止妊娠的指征

①心功能Ⅲ级或Ⅲ级以上。

②有心力衰竭史，或心脏病合并肺动脉高压。

③发绀型先心病，尤其是右向左分流型先心病而未经心脏矫正术。

④活动性风湿热。

⑤严重的二尖瓣狭窄或主动脉瓣关闭不全，特别是联合瓣膜病变。

⑥心脏手术后心功能未得到改善，或置换金属瓣膜。

⑦心脏明显扩大，或曾有脑栓塞而恢复不全。

⑧严重心律失常。

⑨心脏病并发感染性心内膜炎。

⑩急性心肌炎。

（5）终止妊娠的方法

①在妊娠 12 周前行治疗性人工流产术。

②妊娠 5 个月以上者需谨慎考虑。

③有心力衰竭者必须在心衰控制后再行终止妊娠。

④主张放宽剖宫产手术指征。剖宫产手术指征：心功能Ⅰ～Ⅱ级有产科指征；曾行复杂心脏手术；心功能Ⅲ～Ⅳ级；明显肺动脉高压；复杂先天性心脏病；扩张性心肌病；心脏病伴栓塞病史；较重的心律失常。

2. 妊娠合并心脏病对胎儿的影响

不适宜妊娠的心脏病患者妊娠，或是妊娠期心功能恶化，则流产、早产、死胎、胎儿生长受限、胎儿窘迫及新生儿窒息的发生率均明显升高。部分先天性心脏病属多基因遗传病，与遗传因素有关，胎儿发生先天性心脏病的概率较正常增多。

（四）妊娠合并贫血对母婴的影响

贫血是妊娠期最常见的合并症。据世界卫生组织资料表明，约有 50% 以上的孕妇合并贫血，其中缺铁性贫血最常见，另有巨幼细胞性贫血、再生障碍性贫血等。贫血孕妇对分娩、手术、麻醉的耐受力下降，妊娠及分娩风险增加。

1. 对母亲的影响

重度贫血可导致心肌缺血、缺氧而发生贫血性心脏病。严重贫血患者对失血耐受性降低，容易发生失血性休克及凝血功能障碍。贫血亦会影响孕妇的免疫能力,导致抵抗力下降,易发生产褥感染,伤口愈合延迟。

2. 对胎儿的影响

铁可以单向通过胎盘由母体向胎儿转运,不能逆向转运,而且胎儿竞争摄取血清铁的能力较孕妇造血组织强,一般情况下,胎儿缺铁程度不会很严重,但是若孕妇重度贫血,经过胎盘供氧和营养物质不足以满足胎儿生长需要时,可以导致胎儿宫内生长受限、胎儿宫内窘迫、早产或死胎。

(五)妊娠合并特发性血小板减少性紫癜(idiopathic thrombocytopenic purpura,ITP)对母婴的影响

1. 对母亲的影响

影响正常凝血机制,从而导致出血。尤其对于血小板计数$<50\times10^9$/L的孕妇,在分娩过程中,可能诱发颅内出血、产道裂伤出血和阴道盆腔血肿形成。ITP患者在妊娠期若未行系统治疗,流产发生率及胎儿死亡率均较正常升高。

2. 对胎儿的影响

部分血小板抗体可以通过胎盘进入胎儿血循环,导致胎儿血小板破坏,在血小板计数$<50\times10^9$/L的孕妇中,胎儿血小板减少发生率为9%～45%,严重者有发生颅内出血的危险。在新生儿脱离母体后,血小板抗体逐渐消失,新生儿血小板将逐渐恢复正常。

(六)妊娠合并肺结核对母婴的影响

非活动性肺结核或病变范围不大、肺功能无改变者,对孕妇妊娠经过多影响不大。活动性肺结核孕妇发生流产、胎死宫内、早产、低体重儿的概率增大。孕妇可能将结核菌传给胎儿,有活动性肺结核未经治疗的母亲,其新生儿在出生后第一年感染结核菌的可能性为50%。某些治疗肺结核的药物可通过胎盘。

(七)妊娠合并急性肾盂肾炎对母婴的影响

妊娠期急性肾盂肾炎有3%的可能发生中毒性休克。孕妇较非孕妇更容易发生败血症、中毒性休克,甚至诱发急性肾衰竭。急性肾盂肾炎可增加流产、早产概率。若在妊娠早期,急性肾盂肾炎的高热还可能导致胎儿神经管发育异常。

(八)妊娠合并慢性肾炎对母婴的影响

如果慢性肾炎病情轻,肾功能正常,无高血压,仅有轻微的蛋白尿,对母婴影响较小。

如果妊娠前已存在血压改变、氮质血症,那么妊娠后病情会进一步加重,肾功能恶化甚至发生肾衰竭,流产、死胎、死产发生率亦随之增加。

慢性肾炎病程长的患者,纤维素样物质沉积于胎盘绒毛表面,影响滋养层物质交换,胎盘功能减退,影响胎儿发育,甚至胎死宫内。

(九)妊娠合并系统性红斑狼疮对母婴的影响

系统性红斑狼疮可以导致全身受累的器官血管壁免疫复合物沉积、血管内皮受损、血管痉挛。若髂内动脉、子宫动脉或螺旋动脉受损,胎盘血栓形成及梗死,容易出现反复流产、胚胎死亡、胎儿生长受限、胎死宫内、早产、胎儿宫内缺氧等。

少部分系统性红斑狼疮孕妇可引起胎儿先天性系统性红斑狼疮,表现为新生儿出生时头面部、胸部红色斑片状皮肤损害,这些改变通常在一年内消失。部分新生儿合并不明原因贫血、白细胞减少、血小板降低。这些新生儿血抗核抗体常阳性。

(十)妊娠合并病毒性肝炎对母婴的影响

1. 妊娠合并症发生率高

急性病毒性肝炎可造成对醛固酮灭活能力下降,凝血因子合成功能减退。急性病毒性肝炎发生于妊娠早期可加重早孕反应。若急性病毒性肝炎发生于妊娠晚期,则妊娠期高血压疾病发病率增高,分娩时容易发生产后出血,若为重症肝炎,常并发弥漫性血管内凝血(disseminated intravascular coagulation,DIC),严重威胁母婴安全。

2. 重症肝炎发生率及孕产妇死亡率高

尤其是在妊娠晚期发生急性病毒性肝炎的重症率及死亡率较非妊娠妇女高。在重症肝炎导致肝功能衰竭的基础上,凝血功能障碍,以及最终导致的肝性脑病等是孕产妇死亡的重要原因。

3. 围生儿患病率高

病毒性肝炎肝功能异常的孕妇,发生流产、早产、死胎、死产和新生儿死亡的概率均明显升高。妊娠早期患病毒性肝炎的孕妇,胎儿畸形发生率增加。有研究提出病毒性肝炎与唐氏综合征的发病有相关性。妊娠期病毒性肝炎可能通过垂直传播导致胎儿感染。围生期感染的婴儿,部分将转为慢性病毒携带状态,容易发展为肝硬化或原发性肝癌。

4. 母婴传播

(1)甲型病毒性肝炎　甲型肝炎病毒不能通过胎盘传播,孕期患病不必终止妊娠。但是新生儿在分娩过程中可通过接触母亲血液或受粪便污染而导致其感染。

(2)乙型病毒性肝炎　母婴传播是乙型肝炎病毒传播的主要原因,包括宫内传播、产时传播(胎儿通过产道时吞咽母血、羊水、阴道分泌物或母体在分娩过程中子宫收缩使胎盘绒毛破裂,母血漏入胎儿血循环)、产后传播(与接触母乳及母亲唾液有关)。

(3)丙型病毒性肝炎　丙型肝炎病毒存在母婴传播,尽管丙型肝炎在胎儿期感染可能是良性的,许多发生宫内感染的新生儿在出生后1年内自然转阴,但是丙型肝炎病毒感染在成人潜伏期较长,亦有可能受感染的儿童在远期会表现出临床症状。

(4)丁型病毒性肝炎　丁型肝炎病毒是一种缺陷性病毒,依赖乙型肝炎病毒重叠感染引起肝炎。母婴传播少见。

(5)戊型病毒性肝炎　孕期感染戊型肝炎病毒病情常常很危重,目前已有母婴传播报道。

(十一)妊娠合并妇科疾病对母婴的影响

1. 妊娠合并子宫肌瘤

黏膜下肌瘤可能阻碍受精卵着床或导致早期流产。较大的肌壁间肌瘤由于机械性阻碍或宫腔畸形也易流产。而且较大肌瘤也可导致胎位异常,发生胎儿生长受限、胎盘低置或前置等。在分娩过程中可发生产道阻塞、胎先露下降困难造成难产,还可引起子宫收缩乏力、产程延长、产后出血等。妊娠期子宫充血,平滑肌细胞肥大、肌瘤明显增大,可发生红色变性,出现剧烈腹痛。浆膜下肌瘤可发生慢性或急性蒂扭转,导致肌瘤坏死、感染等。

2. 妊娠合并卵巢囊肿

卵巢囊肿合并妊娠较常见,但恶性肿瘤很少妊娠。早期妊娠,卵巢囊肿嵌入盆腔可能引起流产,中期妊娠易并发囊肿蒂扭转,晚期妊娠时,较大的卵巢囊肿可导致胎位异常,分娩时囊肿可能发生破裂,肿瘤位置低可造成产道梗阻。妊娠期盆腔充血可能使肿瘤迅速增大,并促使恶性肿瘤扩散。早孕合并卵巢肿瘤,以等待妊娠 3 个月后进行手术为宜,以免诱发流产。如果诊断或疑为恶性肿瘤,应尽早手术。

3. 妊娠合并宫颈肿瘤

(1)妊娠合并宫颈上皮内瘤样病变　妊娠期间,雌激素水平升高使柱状上皮外移至宫颈阴道部,移行带区的基底细胞出现不典型增生,可类似原位癌改变,不必处理,产后能恢复正常,但是妊娠期间应注意随访。另外,妊娠期也易患 HPV 病毒感染,但是目前尚无证据表明妊娠期间宫颈上皮内瘤样病变比非妊娠期更容易发展为宫颈浸润癌。

(2)妊娠合并宫颈癌　对于早期妊娠或妊娠期出现阴道流血者,均应该常规做阴道窥器检查,对于宫颈有可疑病变者,应做宫颈刮片细胞学检查,必要时做阴道镜检查和宫颈活检,以免漏诊误诊。宫颈锥切术仅用于经阴道镜检查和宫颈细胞学检查高度怀疑宫颈癌患者,且手术时间应选在妊娠中期。在妊娠早期行宫颈锥切术的流产率可高达 33% 以上。

对宫颈癌 Ⅰa 期合并妊娠的处理,目前国内仍无成熟意见。国外根据宫颈锥切术的病理诊断所采用的处理办法如下:①间质浸润深度≤3mm,无脉管浸润者,妊娠可维持至足月,经阴道分娩,若不需再生育者,于产后 6 周行全子宫切除术;②间质浸润深度为 3～5mm,伴有脉管浸润者,妊娠也可以维持至足月,以剖宫产终止妊娠,同时行广泛子宫切除术及盆腔淋巴结清扫术。

对于宫颈癌 Ⅰb 期合并妊娠者,一经诊断,应尽快行广泛子宫切除术及盆腔淋巴结清扫术。

对于宫颈癌 Ⅱ～Ⅳ 期合并早期妊娠者,先行体外照射,待胎儿自然流产后再行腔内放疗;对于中晚期妊娠者,应先剖宫取胎,然后予以常规体外及腔内放疗。

(十二)妊娠并发症对母婴的影响

1. 子痫前期对母婴的影响

(1)脑　由于脑血管痉挛、通透性增加,血管阻力及脑灌注压增加,发生脑水肿、血栓形成以及脑出血等。脑灌注压增加可致明显头痛。患者还可能出现视力下降、失明、感觉迟钝、精神混乱等症状。个别患者可出现昏迷甚至脑疝。50% 以上的患者有脑电图异常并且可以持续 1 周以上。

(2)肾脏　由于血管壁通透性增加,内皮细胞肿胀,纤维素沉积于内皮细胞下或肾小球间质。血浆蛋白漏出形成蛋白尿、低蛋白血症。由于血管痉挛、肾血流量及肾小球滤过率下降,血尿酸、血肌酐浓度上升,肾功能损害。肾脏功能严重损害可以导致少尿及肾衰竭,如果病情严重会导致肾皮质坏死,肾功能将无法逆转。

(3)心血管　由于血管痉挛,外周阻力增加,血压升高,心脏后负荷增加,心排出量明显减少,处于低排高阻状态,冠状血管灌注不足,导致心肌缺血,间质水肿或坏死,严重时导致心力衰竭。

(4)肝脏　可出现肝功能异常,如各种转氨酶水平升高,血浆碱性磷酸酶升高,肝动脉周围阻力增加,严重可致门静脉周围坏死。肝包膜下血肿形成,严重者可发生肝破裂,危及母婴生命。

(5)血液系统

①血容量:由于外周小动脉痉挛,血管壁渗透性增加,血液浓缩,红细胞比容上升,血液黏滞度增加。当妊娠期高血压疾病患者出现红细胞比容下降时,多合并贫血或溶血发生。

②凝血功能:妊娠期高血压疾病患者伴有凝血因子缺乏或变异所致的高凝血状态,特别是重症患者可发生微血管病性溶血,主要表现为血小板减少、转氨酶升高、溶血(HELLP 综合征),微血管病性溶血反映了凝血功能的严重损害。子痫前期或子痫出现微血管病性溶血可伴

有红细胞破坏的表现。

(6)子宫胎盘血流灌注　绒毛浅着床及毛细血管是妊娠期高血压疾病可能的发病机制,可以导致胎盘血流灌注减少。由于螺旋动脉痉挛,血管内皮细胞损害,胎盘血管出现急性动脉粥样硬化,胎盘功能下降、胎儿宫内窘迫、生长受限。如果胎盘床血管破裂导致胎盘早剥,严重时危及母婴生命。

2.胎盘早剥对母婴的影响

胎盘早剥导致母亲剖宫产率增加,隐性或显性出血可致孕妇贫血、凝血功能异常,产后出血率增加,严重者发生 DIC,危及生命。由于胎盘出血引起胎儿急性缺氧、早产、新生儿窒息,围生儿死亡率显著升高。

3.前置胎盘对母婴的影响

(1)产后出血　前置胎盘附着的子宫下段肌肉组织薄,收缩力较差,不能使胎盘完全剥离,而且不能有效收缩压迫血窦止血,故出血量多,严重时难以控制。

(2)植入性胎盘　前置胎盘附着的子宫下段蜕膜发育不良,胎盘绒毛可穿透底蜕膜侵入子宫肌层形成植入性胎盘。

(3)产褥期感染　前置胎盘剥离面接近宫颈外口,细菌易经阴道上行侵入。而且多数产妇因反复出血或产后出血而致贫血,抵抗力下降,于产褥期容易发生感染。

(4)早产及围生儿死亡率增加　前置胎盘大出血可发生胎儿宫内窘迫、甚至缺氧死亡。为了挽救孕妇或胎儿生命而需提前终止妊娠,导致早产率增加。

4.多胎妊娠对母婴的影响

(1)孕妇的并发症发病率增加

①妊娠期高血压疾病:妊娠期高血压疾病是双胎妊娠最重要的并发症,它的发病率是单胎妊娠的 3～5 倍,比单胎妊娠发生早,且易发生子痫。

②贫血:双胎妊娠合并贫血是单胎妊娠的 2.4 倍,这与铁及叶酸缺乏有关。

③羊水过多:双胎妊娠羊水过多的发生率为 12%,急性羊水过多更常见于单卵双胎妊娠,与双胎输血综合征及胎儿畸形有关。

④胎膜早破:双胎妊娠由于子宫膨大,压力高,易发生胎膜早破,14% 双胎妊娠合并胎膜早破。

⑤胎盘早剥及前置胎盘:胎盘早剥是双胎妊娠产前出血的主要原因,可能与妊娠期高血压疾病发病率增高有关。第一个胎儿娩出后,宫腔容积突然缩小,致使胎盘附着面也随之缩小,有可能发生胎盘早剥。另外,双胎妊娠常合并羊水过多,在羊水排出后,宫腔容积缩小,也能发生胎盘早剥。双胎妊娠时胎盘面积大,有时扩展到子宫下段及宫颈内口而形成前置胎盘导致产前出血。

⑥妊娠期肝内胆汁淤积症(intrahepetic cholestasis of pregnancy,ICP):其发病率是单胎妊娠的 2 倍,胆酸明显增高,易引起早产、胎儿窘迫、死胎、死产,围生儿死亡率增高。

⑦宫缩乏力:双胎妊娠因子宫膨大、肌纤维过度伸展,易发生原发性子宫收缩乏力,导致产程延长。第一个胎儿娩出后,有时也可因宫缩乏力使第二个胎儿娩出时间延长。

⑧胎位异常:因胎儿较小,常伴胎位异常。当第一个胎儿娩出后,第二个胎儿活动范围大,容易转为肩先露。

⑨产后出血及产褥感染:由于子宫肌纤维过度伸展致子宫收缩乏力,产程延长,另外胎盘附着面大,常发生产后出血。由于双胎妊娠并发症多,常伴贫血,抵抗力差,分娩时又有两次阴道助产,增加发生产褥感染的机会。

(2)围生儿并发症 围生儿死亡率明显增高,其主要原因有:

①早产:约50%双胎妊娠并发早产,多因胎膜早破或宫腔内压力过高及严重母婴并发症所致。

②胎儿生长受限:胎儿生长受限是多胎妊娠最常见的并发症,发生率为12%～34%,其可能与胎儿拥挤、胎盘占蜕膜面积相对较小有关。此外,两个胎儿间生长不协调与双胎输血综合征、一胎畸形或一胎胎盘功能严重不良有关。早期死亡的胎儿能被另一个胎儿压成薄片,称纸样胎儿。

③胎位异常:胎位异常是双胎妊娠重要并发症之一,双胎中以头-头为多见,此外有头-肩、臀-头、臀-臀、头-横等多种胎方位,不同胎先露、胎方位及分娩方式直接影响双胎胎儿的预后。

④双胎输血综合征(twin to twin transfusion syndrome,TTTS):TTTS是双羊膜囊单绒毛膜单卵双胎妊娠的严重并发症。单卵双胎的胎盘间可有血循环相通,包括动脉间、静脉间、动静脉间吻合三种,前两种由于血液分布均匀不会发生异常情况。而动脉与静脉间血管吻合,两个胎儿的血循环发生动-静脉交通,导致胎儿间血液沟通,双胎儿间血液发生转移,称为双胎输血综合征。通过胎盘间的动脉与静脉吻合支,血液从动脉向静脉单向分流,致使一个胎儿成为供血儿,另一个胎儿为受血儿,造成供血儿出现体重轻、贫血、脱水、羊水少,甚至因营养缺乏而死亡;受血儿出现血量增多、心脏肥大、肝肾增大、体重增长快,可发生充血性心力衰竭、胎儿水肿、羊水过多。双羊膜囊单绒毛膜单卵双胎妊娠的两个胎儿体重相差≥20%,血红蛋白相差≥50g/L,提示双胎输血综合征。

⑤脐带脱垂:因双胎妊娠的胎儿较小,常伴胎位异常,破膜后易发生脐带脱垂,导致急性胎儿窘迫。单羊膜囊双胎妊娠的两个胎儿脐带或相互缠绕或挤压致胎儿死亡。

⑥胎头交锁及胎头碰撞:前者多发生在第1胎为臀先露,第2胎为头先露,分娩时第1个胎儿头部尚未娩出,第2个胎儿头部已入盆,两个胎儿颈部交锁,造成难产。后者两个胎儿均为头先露,同时入盆,胎头碰撞而难产。以上情况容易发生在胎儿较小、骨盆过大、第2个胎儿胎膜早破者或单羊膜囊双胎妊娠者。

⑦胎儿畸形:多胎妊娠的胎儿畸形率比单胎妊娠高2倍,而单卵双胎又是双卵双胎的2倍。联体双胎、无心胎儿等为单卵双胎所特有。

5.羊水量异常对母婴的影响

(1)羊水过多 急性羊水过多,产生一系列压迫症状,孕妇出现呼吸困难,甚至缺氧发绀。巨大的子宫压迫下腔静脉,静脉回流受影响,出现下肢、外阴水肿及静脉曲张。子宫张力大,孕妇易发生早产、胎膜早破。破膜后子宫张力骤然降低,可引起胎盘早剥。产后易引起子宫收缩乏力而导致产后出血。

羊水过多易发生胎位异常,破膜时脐带随羊水滑出造成脐带脱垂,所以围生儿死亡率及病死率均较正常妊娠明显升高。

(2)羊水过少 羊水过少容易发生胎儿窘迫。若胎儿发生窒息,则围生儿死亡率增加。若羊水过少发生在妊娠早期,胎膜可与胎体粘连,造成胎儿畸形,甚至肢体短缺。若羊水过少发生在妊娠中晚期,子宫周围压力直接作用于胎儿,容易引起胎儿肌肉、骨骼畸形。而且羊水过少可影响胎儿肺发育成熟。

6.胎膜早破对母婴的影响

(1)破膜后,阴道内的病原微生物易上行感染,感染程度与破膜时间有关,如果破膜超过24h,感染率增加5～10倍。如果破膜突然,有时引起胎盘早剥。羊膜腔感染易发生产后出血。

(2)胎膜早破常诱发早产,早产儿易发生呼吸窘迫综合征、脐带脱垂、胎儿窘迫、胎儿及新生儿颅内出血以及新生儿肺炎、感染发生率增加,严重者可导致败血症危及胎儿和新生儿生命。

7. 妊娠期肝内胆汁淤积症(ICP)对母婴的影响

(1) ICP 患者对脂溶性维生素 K 吸收减少,可导致凝血功能异常,导致产后出血,也可发生糖脂代谢紊乱。

(2) ICP 患者围生儿患病率及死亡率明显升高,可发生胎膜早破、胎儿宫内窘迫、早产或孕期羊水胎粪污染。此外,尚有胎儿生长受限、不能预测的胎儿突然死亡、新生儿颅内出血、新生儿神经系统后遗症等。

(十三)妊娠合并性传播疾病对母婴的影响

1. 妊娠合并淋病对母婴的影响

妊娠早期淋菌感染可导致感染性流产与人工流产后感染。妊娠晚期淋菌感染使胎膜脆性增加,易发生胎膜早破,孕妇发生羊膜腔感染综合征。分娩时可出现产程延长,分娩后孕妇抵抗力低。若有损伤易发生淋菌播散感染,引起子宫内膜炎、输卵管炎等。

妊娠期淋菌感染可导致早产和胎儿宫内感染、胎儿宫内生长受限、胎儿窘迫,甚至死胎、死产。若胎儿幸存,且经未治疗孕妇的阴道娩出,可发生新生儿淋菌性结膜炎、肺炎甚至淋菌败血症,围生儿死亡率增加。

2. 妊娠合并梅毒对母婴的影响

一、二期梅毒孕妇传染性最强,未经治疗的一、二期梅毒孕妇几乎 100%传给胎儿。早期潜伏梅毒孕妇感染胎儿可能性达 80%以上;未治疗的晚期梅毒孕妇感染胎儿可能性约为30%;晚期潜伏梅毒孕妇,性接触已无传染性,但是感染胎儿可能性仍约有 10%。受感染胎儿可发生流产、死胎、死产。若胎儿幸存,则娩出先天梅毒儿,表现有皮肤大疱、皮疹、鼻炎、肝脾肿大、淋巴结肿大等。晚期先天梅毒多出现在 2 岁以后,表现为楔状齿、鞍鼻、间质性角膜炎、骨膜炎、神经性耳聋等,其病死率及致残率均明显升高。

3. 妊娠合并尖锐湿疣对母婴的影响

妊娠期尖锐湿疣生长迅速,巨大尖锐湿疣可阻塞产道;妊娠期尖锐湿疣组织脆弱,阴道分娩时容易导致大出血。产后尖锐湿疣可迅速缩小,甚至自然消退。

尖锐湿疣有垂直传播的风险,但是胎儿宫内感染少见,有报道称个别胎儿出现畸胎或死胎。绝大多数尖锐湿疣患者是通过软产道感染的,在幼儿期可能发生喉乳头瘤。

4. 妊娠合并巨细胞病毒感染对母婴的影响

孕妇原发性巨细胞感染宫内传播概率为 20%～40%,孕妇继发性巨细胞感染宫内感染概率为 1%～3%。巨细胞宫内感染严重者可导致流产、死胎、死产及新生儿死亡。巨细胞感染存活的新生儿绝大多数无明显症状及体征,有 10%～20%可出现低体重、黄疸、紫癜、肝脾肿大、智力障碍、视网膜脉络膜炎、脑内钙化、小头症等,多数患儿在出生后数小时至数周内死亡,死亡率高达 50%～80%,幸存者常有以智力低下、听力丧失和迟发性中枢神经系统损害为主的远期后遗症。而无症状儿中有 5%～15%在出生后 2 年开始出现发育异常。

5. 妊娠合并生殖器疱疹对母婴的影响

原发性生殖器疱疹感染对胎儿危害大;单纯性生殖器疱疹宫内感染严重病例罕见。经产道感染的新生儿由于细胞免疫功能尚未成熟,病变常全身扩散,新生儿病死率高达 70%以上,多数在生后 4～7d 发病,表现为发热、出血倾向、黄疸、水疱疹、痉挛、肝大等,新生儿多在 10～14d 因全身状态恶化而死亡,幸存者多数遗留中枢神经系统后遗症。

6. 妊娠合并生殖道衣原体感染对母婴的影响

孕妇生殖道衣原体感染可发生垂直传播,但宫内感染少见,主要以产道感染为主。新生儿衣原体感染为全身感染性疾病。衣原体感染新生儿的眼结膜常被侵犯,预后良好,仅有少数遗留疤痕和形成角膜薄翳。还有可能引起新生儿衣原体肺炎。

7. 妊娠合并支原体感染对母婴的影响

支原体多与宿主共存,不表现出感染症状,仅在某些条件下引起机会性感染。孕妇感染解脲支原体及人型支原体,其可在妊娠 16～20 周侵袭羊膜,损伤胎盘,造成绒毛膜羊膜炎,导致孕晚期流产、早产或死产。新生儿特别是早产儿感染解脲支原体可发生支原体肺炎。

8. 妊娠合并人类免疫缺陷病毒感染对母婴的影响

宫内感染为人类免疫缺陷病毒垂直传播的主要方式。受人类免疫缺陷病毒感染的孕产妇若在产前、产时或产后正确应用抗病毒药物治疗,其新生儿人类免疫缺陷病毒感染率可能显著下降。

五、高危妊娠及高危妊娠筛查

(一)高危妊娠的定义

妊娠期某种病理或致病因素可能危害孕妇、胎儿、新生儿或导致难产,称为高危妊娠。高危妊娠包括:①孕妇年龄小于 16 岁或大于 35 岁;②有异常妊娠病史,如自然流产、异位妊娠、早产、死胎死产、难产(包括剖宫产)、新生儿死亡、新生儿溶血性黄疸、先天出生缺陷或遗传性疾病等;③各种妊娠并发症,如妊娠期高血压疾病、妊娠期肝内胆汁淤积症、前置胎盘、胎盘早期剥离、羊水过多、羊水过少、胎儿宫内生长受限、过期妊娠、母儿血型不合等;④各种妊娠合并症,如心脏病、糖尿病、高血压、肾脏病、甲状腺功能亢进、肝炎、血液系统疾病(包括贫血)等;⑤可能发生分娩异常,如胎位异常、巨大胎儿、多胎妊娠、骨产道异常、软产道异常等;⑥胎盘功能不全;⑦盆腔肿瘤或有手术史等。

(二)高危妊娠的筛查

高危妊娠筛查项目如下:

(1)骨盆测量,并注意观察孕妇体态及步态。髂棘间径<22cm,髂嵴间径<25cm,骶耻外径<18cm,坐骨结节间径<7.5cm 均属骨盆异常。步态不正常者应注意有无骨盆不对称。

(2)BMI 小于 $18kg/m^2$ 或大于 $25kg/m^2$ 者危险性增加。

(3)子宫大小是否与停经月份吻合,警惕羊水过多或多胎妊娠、巨大儿及胎儿宫内生长迟缓。

(4)胎位有无异常。

(5)血压测定、尿蛋白检查,必要时做眼底及肝功能检查。

(6)心脏各瓣膜区有无杂音及其性质。

(7)心脏有无扩大及其他异常。

(8)妊娠晚期注意胎动变化。

(9)有无宫颈内口松弛。

(10)外阴有无静脉曲张。

(11)有无胎膜早破。

(12)有无羊水粪染、羊水过多或过少。

(13)妊娠晚期异常的阴道流血,警惕前置胎盘、胎盘早剥。

六、子宫破裂及先兆子宫破裂

子宫破裂(rupture of uterus)是产科严重并发症,使孕产妇死亡率和围生儿死亡率明显增加,其常发生在围生保健条件较差的地区。子宫破裂前除子宫疤痕破裂外常有先兆子宫破裂阶段,应充分认识先兆子宫破裂(impending rupture of uterus)的征象。

1. 子宫破裂的原因

子宫破裂原因有多种,常见原因为疤痕子宫再次分娩,梗阻性难产(如骨盆狭窄、头盆不称、胎位异常、盆腔肿瘤、软产道异常等),滥用缩宫素,不正规及粗暴的阴道助产术。

2. 先兆子宫破裂的临床表现

(1)产妇有较强的宫缩或强直性宫缩,表现为疼痛难忍和烦躁不安。

(2)有分娩梗阻的表现,先露高而不降,胎头颅骨重叠。

(3)子宫下段变薄拉长且有压痛。

(4)出现病理缩复环,子宫体部变硬变厚,而下段变薄变软,腹壁上可见两者间有一环形凹陷逐渐上升达脐或脐以上。

(5)胎心改变或不易听清。

(6)排尿困难,导尿可见血尿。

3. 子宫破裂的临床表现

在先兆子宫破裂的基础上,突然发生撕裂状腹痛,继之宫缩停止,腹痛暂减轻,但很快又有全腹疼痛,常伴内出血休克,全腹压痛、反跳痛、肌紧张,可有移动性浊音。触诊胎体明显,位于腹部一侧,另一侧可触及缩小的子宫,胎心消失,先露回缩,阴道流出鲜红血液。

4. 预防

(1)加强围生保健工作,注意提高工作质量,定期产前检查。凡有子宫疤痕、骨盆狭窄、巨大胎儿、异常胎位者应提早住院待产,临产后严密观察产程。对有子宫疤痕者应适当放宽剖宫产指征。

(2)提高围生保健人员的素质,努力学习有关理论知识,掌握应用缩宫素的指征、禁忌证、方法、浓度及速度。应有专人守护,遵循从低浓度慢滴逐渐增加滴数或加大浓度的原则,最好在胎儿电子监护仪监护下静脉滴注。

5. 紧急处理

(1)先兆子宫破裂　不论胎儿是否存活,切忌阴道助产,应立即行剖宫产结束分娩,并给予宫缩抑制剂。术中详细检查子宫破裂部位,术后应用抗生素预防感染。

(2)子宫破裂　在抢救休克的同时应立即行剖腹探查术,取出胎儿,并根据子宫破裂情况(破裂的范围、破裂时间的长短、裂口边缘是否整齐、有无感染等)行子宫修补术或子宫切除术。术后置腹腔引流,用大量广谱抗生素抗感染,并继续补充血容量及纠正贫血。

七、忽略性横位

忽略性横位(negligible shoulder presentation)亦称嵌顿性横位,系指胎儿呈横位,胎膜破裂,羊水流尽,强的子宫收缩使胎肩嵌入骨盆腔,常伴有脐带及胎臂脱垂,胎颈拉长,胎头与胎体始终被阻滞于骨盆入口之上的一种危急状态。若处理不当常导致子宫破裂,产妇可因休克、感染而死亡,胎儿常因缺氧而致死。当前我国普遍开展围生保健工作,绝大多数异常胎位能及时被纠正,故忽略性横位发生率明显下降,但在边远贫困地区仍有发生,应加以重视。

1. 原因

主要是胎儿在宫内活动范围较大(如羊水过多、经产妇腹壁松弛及早产等)或胎头衔接受阻(如骨盆狭窄、前置胎盘、子宫畸形、盆腔肿瘤等)。

2. 诊断

宫底高度低于同孕周的头位或臀位,子宫外形呈横椭圆形,胎头位于母体腹部的左侧或右侧,耻骨上区空虚,胎心在脐周被听到,阴道检查可能触及胎手、胎臂、胎肩、肋骨、腋窝及脐带。通过触摸脐带有无搏动可诊断胎儿是否存活。

3. 预防

加强孕期保健管理,及时发现与纠正妊娠期横位。对于妊娠晚期横位未能被纠正者,应及时住院,行剖宫产终止妊娠。若无手术条件,应在未临产前转院处理。

4. 处理要点

首先应判断有无先兆子宫破裂。

(1)无先兆子宫破裂时:①初产妇足月活胎,应行剖宫产结束分娩;经产妇足月活胎,当地无剖宫产条件又无转诊条件,若宫口开大,胎膜破裂不久,羊水未流尽,可在麻醉下行内倒转及臀位牵引术。②若胎儿已死,则行断头术或碎胎术。产后常规仔细检查软产道有无裂伤,并做相应处理。

(2)有先兆子宫破裂时,不论胎儿是否存活,均应立即剖宫产结束分娩。在等待剖宫产时,为预防子宫破裂,应给予子宫收缩抑制剂。

不论何种方式结束分娩,产后应置导尿管及用广谱抗生素预防感染。

(裴丽俊 高文琴)

第五节 社区产后家庭访视

一、概述

(一)社区产后家庭访视的概念

社区产后家庭访视是访视护理的一种形式,是孕产期保健的重要内容之一,也是整体护理的一部分。访视的内容及质量直接影响产妇和新生儿的健康。在产后访视过程中评估产妇的生理、心理、哺乳情况以及新生儿的健康状况,及时发现问题,给予产妇主动而全面的连续性健康指导,是妇女儿童保健工作的重要组成部分之一。欧美国家称社区产后家庭访视为"家庭访视",是指护理人员和家庭成员有目的地进行互动,以促进和维持家庭成员的健康。浙江省社区产后家庭访视时间是在出院后的 7d 内,访视时密切观察产妇和新生儿各项体征变化,协助产妇顺利恢复到孕前的身体状况,并及早发现新生儿异常情况,以便给予及时指导和处理。

(二)社区产后家庭访视的意义

1. 社区产后家庭访视对产妇健康的积极影响

社区产后家庭访视是产褥期妇女保健的重要组成部分,可提高产妇生活质量,有效降低产妇产褥期发病率,明显降低产妇贫血、乳头皲裂、乳腺炎、母乳量不足、伤口愈合不良、晚期产后出血、产褥感染的发生率。社区产后家庭访视对产妇心理情绪的稳定有重要作用,能减少产后抑郁症的发生,提高产妇的生活质量,促进婴儿的健康成长以及家庭和睦。

2.社区产后家庭访视对新生儿健康的积极影响

新生儿的生理调节及适应能力不够成熟,易发生窒息、感染等疾病。社区产后家庭访视的干预可及早发现新生儿病情,使新生儿口腔黏膜感染、黄疸、红臀、湿疹发病率均明显降低,促进新生儿健康成长。

3.社区产后家庭访视有利于提高新生儿母乳喂养率

母乳喂养是喂养婴儿最自然、最科学、最安全有效的方法,社区产后家庭访视对提高母乳喂养率有明显的促进作用。

4.社区产后家庭访视有利于产褥期保健知识的普及

社区产后家庭访视可提高社区居民对母婴保健知识的知晓率,提高居民母婴保健知识水平,帮助产妇建立正确的自助自护方式。接受社区产后家庭访视的产妇对产褥期卫生、母乳喂养、添加辅食、脐部护理、预防接种的知晓率比未进行社区产后家庭访视的产妇明显提高。

5.社区产后家庭访视的社会效益

社区产后家庭访视有利于减轻产妇及家庭的负担。在社区产后家庭访视时,对有关产妇、新生儿的大部分常见问题均可由访视人员面对面给予指导解答,使产妇及新生儿在家中就能得到全方位的优质服务,减少外出就诊的困难。社区产后家庭访视也体现了护士的社会价值,访视护士运用正确的交流技巧融洽了与产妇及其家人的关系,访视护士在用知识和技术为产妇及新生儿提供高质量专业性保健护理服务的同时,也赢得了家属的尊重和信任,从而体现了访视护士自身的价值。另外,访视护士通过社区产后家庭访视工作,还能及时了解产妇对社区卫生服务机构开展相关工作的意见和建议,及时采取有效的措施进行沟通、补救和改进,拉近了居民和社区卫生服务机构的距离,从而提高了居民对社区卫生服务机构的满意度,也提高了社区卫生服务机构的社会效益。

(三)社区产后家庭访视的内容

社区产后家庭访视是妇幼保健工作的重要内容之一,是产前、产时保健服务的延续。社区产后家庭访视对早期诊断、治疗、预防产妇及新生儿常见病,保障产后母婴的健康起到积极的作用。社区产后家庭访视的对象是辖区内居住的产妇和新生儿,因此社区产后家庭访视的内容包括产妇访视和新生儿访视两个方面。

1.针对产妇的访视内容

(1)产妇一般情况评估

①分娩和手术情况。

②休息和睡眠。

③饮食:营养物质是否充足,能否满足哺乳需要,有无偏食等。

④大小便:有无尿潴留、尿失禁、尿瘘,大便是否通畅等。

⑤全身感觉及精神心理状态:情绪是否稳定,有无敏感、忧郁、多疑、多虑、多思等神经精神表现。

(2)体格检查

①测血压、呼吸、脉搏以及体温。通过对生命体征的测量,有助于发现产褥感染、产后出血、心力衰竭、亚急性心内膜炎等产褥期并发症。

②重点检查。a.检查产妇乳房情况:乳房有无红肿、硬结,乳头有无皲裂,乳房是否充盈,

泌乳是否通畅以及乳汁分泌量。b. 子宫:检查宫底高度、子宫硬度及有无压痛,评估子宫缩复情况。c. 观察恶露的情况:恶露的性状、分泌量及有无恶臭,排出有无异常。d. 检查伤口情况:会阴或腹部伤口愈合情况,有无红肿、渗血、渗液、化脓,有无压痛。

(3)指导产褥期卫生,防止产后并发症

①产妇产褥期卫生和生活指导:产褥期应禁止性生活,指导产妇进行产后康复训练等。

②计划生育指导:指导产妇避孕方法,进行健康教育。

③宣传母乳喂养的好处,指导科学喂养。

④提醒产妇于产后 42d 进行复查。

⑤原有妊娠并发症者,需对有关疾病进行复查指导和处理。

2.针对新生儿的访视内容

(1)新生儿一般情况评估

①新生儿分娩史:分娩时有无胎儿窘迫、产程异常、难产、产伤及窒息,出生时体重,疫苗接种情况,新生儿疾病筛查情况等。

②精神有无烦躁、嗜睡、易激惹。

③喂养后是否能安睡 2~3h。

④哭声是否响亮,有无沙哑。

⑤喂养情况:新生儿吸吮能力,是否母乳喂养,每日喂乳量及喂乳次数,喂乳后有无呕吐。

⑥大小便颜色、性状、量以及次数。

⑦听力筛查情况:有无进行听力筛查,若无则督促父母带新生儿到医院进行听力筛查;若第一次未通过,则要指导其父母带其于产后 42d 到医院复查。

(2)体格检查

①测体温、称体重,了解其生长情况。

②全身检查:头颅、前囟、皮肤、五官、心肺、腹部、脐部、臀部、四肢、外生殖器。

③重点检查:呼吸是否平顺,有无呼吸急促或暂停;面色是否红润、青紫或苍白,口周有无发绀;皮肤色泽、弹性及厚度,有无黄疸,如有,了解其出现的时间及消退情况;前囟大小,是否平软,是否饱满或凹陷;脐带是否脱落,脐部有无红肿、渗血、渗液、流脓;臀部有无红肿、破皮、皮疹。

(3)指导新生儿护理及新生儿计划免疫程序

①询问母乳喂养情况,宣传母乳喂养的好处,指导正确的哺乳姿势及哺乳过程中存在的问题。

②指导产妇及其家人给新生儿沐浴及抚触的方法。

③指导家长新生儿家庭护理,并提醒家长关于新生儿体检及预防接种程序。

3.社区产后家庭访视人员要求和访视用品准备

社区产后家庭访视人员必须为培训合格的专业医护人员。访视时需携带《孕产妇保健册》、体温计、血压计、听诊器、一次性消毒手套、一次性中单、婴儿秤、布兜、电筒、75%乙醇、消毒棉签等。

二、社区产后家庭访视指导及常见问题

(一)新生儿母乳喂养指导

1.母乳喂养的方法

每次喂奶前洗净双手,最好用温水擦洗乳房乳头,清除乳房与衣物接触时可能沾染的细

菌,以保证新生儿健康。

2. 正确的喂奶姿势

产妇的体位保持舒适及放松。孩子的头及身体呈一直线;孩子面向母亲乳房,鼻子对着乳头;孩子身体紧贴母亲身体。

3. 新生儿含接姿势

新生儿的下颌接触乳房,嘴巴张得足够大,下唇外翻,新生儿嘴下方露的乳晕比上方少。

4. 哺乳期间的乳房护理

保持乳头清洁干燥,文胸要宽松,最好不要带钢圈。两侧乳头轮流哺乳,防止造成双侧乳房不对称,每次哺乳时间为 10～15min,未吸完的乳汁要吸净,以防乳汁潴留引起结块,从而预防乳腺炎的发生,而且乳房排空还有利于乳汁分泌。

5. 用手挤奶的方法

将拇指及示指放在距乳头根部 2cm 处两指相对,其他手指托住乳房,向胸壁方向轻轻下压,反复一压一放。

6. 新生儿溢乳的健康教育与指导

新生儿溢乳以喂乳后体位不当引起居多,应从以下几个方面进行预防和指导:①溢乳是正常生理现象,这是因为新生儿的胃呈水平位,胃容量小,幽门括约肌的收缩力弱,肌肉和神经发育不完善等。随着新生儿的逐渐长大溢乳情况会自然消失,不必治疗。②哺乳量过多会导致溢乳,所以每次不要喂得过饱。③在哺乳过程中尽量少变动新生儿体位,哺乳后将新生儿抱起,轻拍背部,待新生儿打嗝后轻轻放下,以右侧卧位放置新生儿。④新生儿若出现频繁呕吐,并且呕吐量大,有绿色胆汁夹在其中,或呕吐呈喷射状,体重持续下降等,常为病理性新生儿呕吐,应及时就医。

7. 哺乳注意事项

每次哺乳后应将新生儿抱起轻拍背部 1～2min,排空胃内空气,以防呕吐。哺乳的产妇如服用药物,必须事先咨询医护人员,以确定是否会给婴儿造成不良影响。世界卫生组织指出,4～6个月内的婴儿只需母乳,不必加喂水或其他饮料。哺乳母亲上班期间注意摄入足够水分和营养,可于上班前挤出乳汁存于冰箱内,婴儿需要时由他人哺喂,下班后自己喂养。

母乳含有 0～6 个月婴儿生长发育所需的全部营养物质(蛋白质、脂肪、碳水化合物、矿物质、维生素和水等)且各种营养成分含量适中、比例搭配适宜,易于新生儿消化吸收,显著减少消化不良和腹泻的发生,母乳是新生儿营养物质的最佳来源;母乳的成分还能随着新生儿生长发育的需要而发生相应变化,为生命提供最完美的开端,任何代乳品都无法代替母乳。

母乳喂养的过程是一种母子心灵沟通的过程,哺乳时新生儿与母亲的皮肤频繁接触,母亲的爱护与照顾及母婴间的交流互动使婴儿获得最大的安全感,迅速建立亲密的母子感情。产后立即母乳喂养,伴着吸吮而产生的催产素可促进母亲子宫收缩,减少产后出血及其体内蛋白质、铁和其他所需营养物质的流失,有利于子宫的复旧;产后母乳喂养还可避免或减轻乳房肿胀、乳头皲裂、乳腺导管阻塞、乳腺炎等乳房疾病的发生;伴随哺乳带来的愉悦心境,母乳喂养还可以给乳母一种母亲的敏感性,令其始终保持良好的心理状态。

产后哺乳能抑制排卵,延迟月经复潮,且与哺乳时间的长短和吸吮次数有关,有文献报道,昼夜哺乳,每天吸吮 10～15 次,每次哺乳 15min 以上,6 个月内的避孕有效率可达 98%。因此,在产后 6 个月内,纯母乳喂养是最有效的天然避孕方法,1988 年世界卫生组织把哺乳闭经避孕作为计划生育的方法之一。

(二)新生儿常见问题

1.新生儿黄疸

产后访视人员应教会产妇及家属鉴别病理性黄疸和生理性黄疸,判断黄疸程度。在产后访视中,对患轻度黄疸和中度黄疸、身体状况良好的新生儿,主要是指导其家属正确地观察黄疸情况,保持室内空气流通,每日开窗并做好室内清洁,适宜温度为 24℃,相对湿度以 60％为宜。观察黄疸变化时室内要光线充足、明亮,同时要预防呼吸道感染,加强皮肤及脐部护理,严防皮肤及脐部感染影响黄疸消退。指导产妇不宜食含酒精过多、刺激性大和腌制的食物,尽量要母乳喂养,混合和人工喂养时要注意调理和保持新生儿大便正常,预防消化不良而影响黄疸消退。指导家属每日喂适量葡萄糖水,以帮助胆红素排出。若疑为母乳性黄疸则建议暂停母乳喂养 3～5d。有条件的新生儿每天早晨在阳光下照射 5～10min,但要避免阳光直射婴儿眼睛和受凉。

新生儿黄疸的主要危害在于其神经毒性,可致胆红素脑病,导致后遗症甚至危及生命。因此,对黄疸出现过早、进展快、在 15d 时仍有黄疸或黄疸逐渐加深且表现出频繁呕吐、精神状态不佳、嗜睡等症状的新生儿,应及时指导家属尽早带其到医院检查治疗,以免延误病情。

2.新生儿脐炎

新生儿脐炎是因断脐时或出生后脐部护理不当,细菌侵入脐部残端繁殖引起的急性炎症。轻度新生儿脐炎是新生儿出现脐轮与皮肤轻度红肿、少量浆液脓性分泌物的轻度炎症。重症新生儿脐炎表现为脐部与脐周明显红肿发硬,脓性分泌物较多,常有臭味,有时伴有发热。新生儿脐炎是新生儿常见的感染性疾病之一。

新生儿从医院回家后,多数脐带尚未脱落。家长不正确的脐带护理方法会增加脐带感染机会,严重者会引起败血症,危及生命。因此,访视医生或护士对新生儿家长进行规范的脐带护理指导具有重要意义。新生儿出院时,脐带已干,正确的消毒方法是用棉签蘸75％酒精或2％碘附,由脐根部向外环形擦拭,每日 1～2 次。指导家长保持新生儿脐部清洁,避免污染脐部。洗澡后用无菌棉签擦干脐部后再用 2％碘附消毒脐部及脐周。勤换尿布,勿使尿布遮盖脐部以免脐部受尿液污染。指导家长不要给新生儿穿过多衣物,新生儿出汗过多也易滋生细菌感染脐部。新生儿脐部有轻度炎症的,先用 3％过氧化氢溶液彻底清洗脐部分泌物,再用2％碘附消毒,每天 2 次,一般 2～3d 后脐部炎症消退。

3.新生儿红臀

新生儿红臀也称新生儿尿布皮炎,是指尿布区域发生的局限性皮炎,是新生儿期的一种常见和多发皮肤病,其主要表现为尿布接触部位发生边缘清楚的鲜红色斑,严重时可发生丘疹、水疱、糜烂,如有细菌感染可发生脓疱,损害面积往往与覆盖部位一致。新生儿红臀主要是新生儿皮肤长期受到湿尿布和粪便的刺激,再加上尿布更换不及时或使用透气性差的尿布所致。新生儿臀部皮肤薄,娇嫩,皮肤角化层及真皮层薄弱,易受机械及物理性刺激损伤。

婴儿尿布最好选用质地柔软、吸水性好的棉布,或选用符合卫生标准的一次性尿布,使用尿布时不要兜得过紧,松紧适宜,以减少局部的摩擦和刺激。应勤换尿布,及时发现和处理红臀先兆。臀部皮肤要保持清洁干燥,可采用 5％鞣酸软膏预防新生儿红臀。

4.预防新生儿窒息

新生儿每天的睡眠时间平均在 20h 以上,有的产妇及家属怕新生儿着凉,在新生儿睡觉时将其放在身边,并将新生儿包裹严实,另外,由于产妇产后体力大幅度下降,晚上睡着后可能不小心用被褥将孩子头部蒙上或者无意识地用手臂将新生儿口鼻压住,或者侧身喂奶时不小心把新生儿的口鼻捂住,这些均会导致新生儿呼吸不畅而窒息。新生儿消化系统的解剖生理特点是胃呈水平位,幽门括约肌发育较好,而食管下端贲门括约肌发育不成熟,控制能力差,容易导致胃-食管食物反流,新生儿每次喂乳量过多和吸入空气更易发生溢乳,导致窒息。

产妇在给新生儿喂乳时,把孩子抱起来,不要躺着喂,尤其是在夜间,产妇睡的熟,不自觉翻身可能会压迫新生儿,建议让新生儿单独睡在一个有护栏的小床上,并将其放置在父母的大床旁边,这样既能防止意外事件的发生,又能方便照料新生儿。在喂乳后,把新生儿竖着抱起,轻轻拍后背,待新生儿打嗝后再轻轻放下,以减少溢乳的发生。哺乳后将床头抬高,让新生儿取上体抬高右侧卧位,可有效防止溢乳后窒息的发生。为了避免孩子着凉,家长把孩子包得严实,但千万注意给婴儿口鼻留出空间。

(三)产妇常见健康问题

1.发生涨乳时的正确处理方法

哺乳前先用毛巾湿热敷 3~5min,然后轻柔按摩乳房,挤出部分乳汁使乳晕软化,这样便于新生儿含住乳头和大部分乳晕,充分有效吸吮;每次哺乳时让新生儿交替吸吮两侧乳房,新生儿饥饿时吸吮力强,因此先喂明显涨的一侧,这有利于吸通乳腺管;产妇一定要做到按需哺乳,增加哺乳次数,及时排空乳房;如果喂哺后两侧乳房有剩余乳汁,应挤出;在每次哺乳结束后应该佩戴合适胸罩,这样能够起到改善乳房血液循环的作用。

2.乳头凹陷及乳头扁平

(1)指导产妇做乳头伸展和牵拉练习,具体操作方法如下:用双手拇指在乳头根部上下左右对称牵拉,或用拇指和示指捏住乳头向外牵拉,每天 2 次,每次 5min,这样牵拉乳晕下组织,可使乳头伸展性增强;也可用吸奶器橡皮头,排除空气后吸引乳晕下组织,利用负压的作用,使乳头向外牵拉。

(2)哺乳前先对乳房湿热敷 5min,然后按摩,可刺激排乳反射,挤出一些乳汁使乳头变软,然后捻转乳头,使其产生立乳反射。

(3)注意喂哺时的正确姿势,新生儿饥饿时吸吮力强,应先吸扁平或凹陷明显的一侧乳头,乳头及大部分乳晕易吸出。

3.乳头皲裂

(1)对产妇进行卫生宣教,指导正确的喂养姿势和喂养方法,重点是对含接姿势的纠正,哺乳时新生儿充分含吮整个乳头及大部分乳晕,哺乳结束后,用示指轻压新生儿下颌,待新生儿自动放下乳头,一定不要将乳头从婴儿口中强行拉出,否则会因为新生儿的强力吸吮而导致乳头皲裂。

(2)先喂给乳头正常的一侧,然后喂患侧。每次喂奶的时间缩短,增加喂哺的次数。

(3)每次哺乳后挤少许乳汁涂在乳头上有利于乳头创口修复(因乳汁有滋润和抗菌作用,能修复表皮)。

(4)对于严重的乳头皲裂或者是乳头疼痛剧烈的孕妇,应该停止母乳喂养,可以通过挤出乳汁的方式,用小匙或小杯喂养新生儿。

4.乳腺炎处理方法

(1)指导正确的挤奶方式,对乳胀者及时热敷按摩乳房,增加喂哺次数,及时排空乳房。

(2)当乳腺局部发生化脓性炎症时,应停止患侧乳房的哺乳,排尽乳汁,使乳汁能够排出通畅。用健康的一侧乳房对婴儿进行母乳喂养。当乳房发生严重感染或需要对脓肿进行切开引流时,应停止两侧乳房的哺乳。

5.产后心理健康指导

产褥期心理保健非常重要,据有关报道,产妇中有 50%~70% 会发生产后郁闷,即从开始分娩到产褥期第 7 天的一过性哭泣或忧郁状态,表现为产妇因一时激动即可泪流不止,病程短暂,24h 即可恢复如常。产后抑郁发病率高达 30%,表现为情绪低落、易哭、失眠,抑郁的内容往往以孩子或丈夫的事为主。根据 Rubin 研究结果,产褥期妇女的心理调适过程一般需要经历 3 个时期。

(1)依赖期　为产后第 1~3 天。表现为产妇的很多需要是要通过别人来满足的,如对孩子的关心、喂奶、淋浴等。在此期丈夫及家人的关心帮助、医务人员的关心指导极为重要。

(2)依赖-独立期　为产后第 3~14 天。容易产生压抑,可能与产后产妇感情脆弱、太多的母亲责任、爱的被剥夺感、痛苦的妊娠、分娩过程糖皮质激素和甲状腺素处于低水平等因素有关。产妇可有哭泣、对周围漠不关心、停止应该进行的活动等表现。及时的护理指导和帮助对于纠正这种压抑心理很重要。母亲将护理孩子当作自己生活内容的一部分,并能解决孩子的喂养和护理中的问题,从疲劳中恢复。

(3)独立期　为产后 2 周~1 个月。在此期新的家庭形成并运作。在这一期,产妇及丈夫往往会承受许多压力,如兴趣与需要的背离、哺育孩子、承担家务及维持夫妻关系中各自角色扮演的矛盾等。

(四)产后运动

产褥期适当运动可促进腹壁、生殖器官和会阴盆底肌肉张力恢复;促进子宫复旧、盆底肌收缩和复旧;促进血液循环,预防血栓性静脉炎的发生;促进肠蠕动,增加食欲及预防便秘。运动量应遵循由小到大、由弱到强的循序渐进原则。一般产后第 2 天开始,每 1~2d 增加 1 节,每节做 8~16 次。

第 1 节　腹式运动:平躺,闭口,用鼻深吸气使腹部凸起,然后再慢慢呼气。

第 2 节　臂运动:仰卧,两手臂向左右两侧伸直,接着向上举起,直到双掌碰触后,再恢复至原来的左右两侧平放。

第 3 节　抬腿运动:平卧,双手放平,将一只脚举高,脚尖伸直,膝部保持平直,然后将腿慢慢放下,再换另一只脚。

第 4 节　挺腹运动:髋与腿放松,分开稍屈,脚底放在床上,尽力抬高臀部与背部。

第 5 节　仰卧起坐:平躺,二手掌交叉托住脑后,用腰及腹部力量坐起,再慢慢躺下。

指导产妇在进行产后运动时应注意:①由简单的项目开始,依各人的耐受程度逐渐增加活动量,避免过于劳累;②持之以恒,肌张力的恢复需 2~3 个月;③在运动时若有出血或不适感,应立即停止;④剖宫产术后可先执行促进血液循环的项目,如腹式运动,其他项目待伤口愈合后再逐渐进行。

(傅　君)

第六节　节育期保健

计划生育(family planning)与生育调节是妇女保健中很重要的组成部分,指在实行计划生育过程中为保护妇女的身心健康而提供安全、有效的生育调节服务,并提供节育方法的咨询服务。根据各种节育方法的适应证和禁忌证,为妇女选择可接受的节育方法。计划生育与生育调节是一项科学性、专业性、社会性很强的医疗保健工作,与妇女的健康和安全密切相关,只有将这项工作做好了,才能有效地控制人口增长,提高人口素质,保护妇女健康。

一、节育期保健的意义

节育期是生育年龄妇女无生育要求的时期,是妇女一生最重要的时期,应做好这一时期的保健工作。

(1)节育期保健是妇女生殖健康的重要内容。

(2)节育期保健有利于计划生育政策的贯彻执行。

(3)节育期保健使妇女免遭身心痛苦。

(4)节育期保健促进社会稳定。

二、节育技术

(一)工具避孕

1. 宫内节育器

宫内节育器(intrauterine device,IUD)是一种避孕效果良好、安全、使用简便、经济、可逆的长效避孕工具,目前已成为我国育龄妇女的主要避孕措施。

(1)避孕原理

①机械作用:作为一个异物,IUD 使子宫内膜形成一种轻度、慢性、非细菌性炎症反应,从而改变子宫腔内环境,阻止孕卵着床。

②吞噬细胞作用:主要是吞噬细胞、中性白细胞发挥吞噬破坏精子的作用。着床前的胚泡也可被溶解、吞噬。在子宫内膜表面有大量的吞噬细胞,可将囊胚与内膜隔离,影响胚泡着床。另外,吞噬细胞产生的蛋白酶可溶解胚泡。

③炎性细胞作用:IUD 可引起子宫内膜非细菌性炎症反应,产生大量白细胞和吞噬细胞,进而释放出胚胎毒性物质,不利于孕卵着床。

④前列腺素作用:宫内节育器可刺激宫腔内膜产生前列腺素,前列腺素使子宫、输卵管收缩蠕动异常,使受精卵与子宫内膜发育不同步。

⑤活性物质作用:宫内节育器可由金属铜制成,它可以通过宫腔内膜、宫腔液等内环境的局部变化和对精子的毒性作用而达到避孕目的。

(2)宫内节育器放置术　凡育龄期妇女无禁忌证,要求放置宫内节育器者均可放置。

①禁忌证:a. 妊娠或可疑妊娠者;b. 人工流产、分娩或剖宫产后有妊娠组织残留或感染可能者;c. 生殖器官炎症者;d. 生殖器官肿瘤、子宫畸形者;e. 宫颈口过松、宫颈有严重撕裂伤或子宫脱垂者;f. 严重的全身性疾病者。

②放置时间:a. 月经干净后 3～7d 无性交为最佳放置时间;b. 月经延期或哺乳期闭经者应排除早孕后放置;c. 人工流产后立即放置,为防止吸宫不全,也可在术后 1 个月,月经干净后 3～7d 放置;d. 产后 42d 放置,此时恶露已净,会阴伤口已愈合,子宫恢复正常;e. 剖宫产后半年放置;f. 剖宫产或阴道正常分娩,胎盘娩出后即时放置;g. 含孕激素 IUD 在月经第 3 天放置;h. 性交后 5d 内放置为紧急避孕方法之一。

③放置方法:双合诊检查子宫大小、位置及附件情况。外阴阴道常规消毒铺巾,用窥阴器暴露宫颈后再次消毒,用宫颈钳夹持宫颈前唇,用子宫探针顺子宫位置探测宫腔深度。一般不

需扩张宫颈管,宫颈管较紧者可用宫颈扩张器依序扩至6号。含孕激素IUD,用放置器将节育器送入宫腔,IUD的上缘必须抵达宫底部,带有尾丝者在距宫口2cm处剪断。观察无出血即可取出宫颈钳和窥阴器。

④术后注意事项:a.保持外阴清洁,术后休息3d;b.术后1周内忌重体力劳动,防止因腹压增加造成IUD下移或脱落;c.术后2周内忌性交及盆浴,避免感染;d.放置后出现少量流血、腰酸、下腹坠胀,第一次月经量较前稍多,均属正常现象,轻者可不处理,症状严重者可用止血药及消炎药物治疗;e.术后第1年的第1、3、6、12个月进行随访,以后每年随访一次。术后前3个月内每次月经期或排便时注意有无IUD脱落。

(3)宫内节育器取出术

①取器适应证:a.生理情况:计划再生育者;放置期限已满需更换者;绝经一年以上,失去生育能力者;改用其他避孕措施或绝育者。b.病理情况:放置IUD后出血多、腹痛严重,经治疗无效者;带器妊娠者;IUD移位,需取出重新放置者;子宫体、子宫颈发生肿瘤者。

②取器时间:a.月经干净后3~7d为宜;b.全身情况不良或生殖道急性炎症时,应暂缓取出,待情况好转或抗感染治疗后再取出;c.因子宫出血而需取器者,随时可取,并同时行诊断性刮宫,刮出物送病理检查;d.带器早期妊娠者在行人工流产时取器;e.带器异位妊娠者,于术前诊断刮宫时,或在术后出院前取器。

③取器方法:常规消毒后,有尾丝者,用血管钳夹住后轻轻牵引取出。无尾丝者,先用子宫探针查清IUD位置,再用取环钩或长钳牵引取出。如放置金属单环,用取环钩钩住环下缘牵引取出,切忌粗暴用力。取器困难者可在B型超声、X线监视下操作或借助宫腔镜取出,也可暂予观察,下次月经干净后再取出。

2.阴茎套

阴茎套也称避孕套,性交时男方使用,性交前套在阴茎上,可有效阻断精子和卵子相遇,同时还具有防止性传播疾病的作用,故应用广泛。

(1)适应证　①凡育龄期妇女性生活时无禁忌证者;②患有心、肝、肾等严重疾病而不能采用口服药物避孕者;③使用宫内节育器避孕出现严重副反应不能继续采用者;④患有性传播疾病,如衣原体、支原体、淋病、梅毒、尖锐湿疣等感染者。

(2)禁忌证　对避孕套橡胶过敏者。

(3)使用时注意事项　①首先要选择型号合适的避孕套,避免过大或过小;②用吹气法检查避孕套有无破损,如发现漏气则不能使用;③避孕套使用之前要将前端的贮精囊捏扁,把囊内的空气挤出,然后将它套在已勃起的阴茎头上;④射精后阴茎不要长时间留在阴道内,应在阴茎未软缩之前,用手按住套口使阴茎连同避孕套一起从阴道内抽出,以防阴茎软缩后避孕套脱落在阴道内或精液从避孕套口溢入阴道,致使避孕失败;⑤性交结束后检查避孕套有无破裂,如有破裂应及时采取补救措施。

3.女用避孕套

女用避孕套(female condom)为可供女性选用的一种避孕方法,其长15~17cm,为聚氨酯制成的袋状物,放置在阴道内,性交时可收纳精液,阻止精液进入子宫内,从而达到避孕目的。女用避孕套还具有阻止性传播疾病的作用。

4.阴道隔膜

阴道隔膜是一种女用避孕工具,俗称子宫帽,用优质乳胶薄膜制成,外形像圆顶帽子,边缘有一合金弹簧圈,富有弹性,便于放取。阴道隔膜按弹簧圈外圆直径大小分为50、55、60、65、

70、75、80 等 7 个型号,我国妇女一般用 65、70 和 75 三个型号。性交前将阴道隔膜放在阴道内盖住子宫颈,使精子不能进入子宫腔,从而起到避孕作用。阴道隔膜如能正确使用,避孕成功率可达 98％。

(1)适应证　①适用于自愿使用该法避孕的妇女而无禁忌证者;②对口服避孕药、宫内节育器有禁忌证者;③男方不愿使用阴茎套避孕者。

(2)禁忌证　①患有阴道炎、重度宫颈糜烂等生殖器官炎症的妇女;②患有子宫脱垂、阴道过紧、阴道壁松弛的妇女;③有习惯性便秘的妇女,直肠内充满粪便,使阴道后穹隆的形状发生改变;④对阴道隔膜橡胶过敏者;⑤不能正确掌握阴道隔膜放置技术者。

(二)药物避孕

目前常用的几乎全是女用避孕药,大多由雌激素和孕激素配伍而成,也有一些为非甾体类药物,如离子表面活性剂、醇醚类等,这些避孕药物可通过口服、注射及其他特殊方式达到避孕目的。

1.避孕原理

(1)抑制排卵　通过干扰下丘脑-垂体-卵巢轴的正常功能,使促 FSH 和 LH 分泌减少,抑制了卵巢中卵泡的生长发育而不能排卵。

(2)改变宫颈黏液性状　复方口服避孕药中的孕激素可对抗雌激素对宫颈黏液的作用,在服药周期中,宫颈黏液量减少并变高度黏稠,不利于精子穿透,影响受精。

(3)改变子宫内膜形态与功能　受精卵着床的关键在于胚胎发育与子宫内膜生理变化过程精确同步,避孕药中的孕激素有对抗雌激素作用,抑制子宫内膜增殖,使腺体停留在发育不完全阶段,不利于受精卵着床。

(4)影响输卵管功能　复方避孕药中的雌、孕激素持续作用使输卵管正常的分泌和蠕动功能发生异常,受精卵在输卵管中的运行速度出现异常,同步性变化受到影响,从而干扰受精卵着床。

(5)抑制精子获能　精子在与卵子结合前,必须先获能,而避孕药有抑制精子获能的作用,使精子无法与卵子结合。

(6)抑制或杀死精子　杀死精子或影响精子功能,阻碍受精。

2.适应证

健康的生育年龄妇女均可应用。

3.禁忌证

(1)重要器官病变　患急慢性肝炎或肾炎、严重心血管疾病、冠状动脉粥样硬化、高血压者。

(2)血液系统疾病　患各型血液病或血栓性疾病者。

(3)内分泌疾病　如患糖尿病、甲状腺功能亢进者等。

(4)恶性肿瘤、癌前病变、子宫病变或乳房肿块患者。

(5)月经稀少或年龄＞45 岁者。

(6)年龄＞35 岁的吸烟妇女。

(7)哺乳期、产后未满半年或月经未来潮者。

(8)患精神病生活不能自理者。

4.常用避孕药的种类

(1)短效避孕药　短效避孕药是目前应用最多、最广的一种避孕药,大多由雌激素和孕激素配伍组成,主要作用是抑制排卵,只要按规定用药不漏服,避孕成功率达 99.95％。

①目前常用的短效避孕药：复方炔诺酮片（口服避孕片 1 号）、复方甲地孕酮片（口服避孕片 2 号）、复方左炔诺孕酮片、复方去氧孕烯片（妈富隆）等。

②短效避孕药的服用方法：每次从月经周期第 5 天开始服药，每晚服药 1 片，连服 22d。漏服药 1 片，在 12h 内补服 1 片，如漏服 2 片或以上，该周期需同时加用外用避孕方法。

③短效避孕药的优点：a. 若使用方法正确，避孕效果极高，失败原因都是漏服药超过 1d 时间，又未及时补救。b. 可预防宫外孕的发生。c. 对子宫内膜癌和卵巢上皮癌的发生有保护作用。d. 减轻痛经，使月经周期规律，经期缩短，减少月经量。e. 不影响性生活。

④短效避孕药的缺点：a. 需每天按时服药，不可漏服，否则导致避孕失败。b. 极少数妇女有发生不良反应的可能。

⑤服用短效避孕药的注意事项：a. 避孕药应保存在阴凉干燥处。服用前进行检查，凡潮解变色、糖衣融化、脱落的药片不能服用。b. 严格按照规定方法服药，服药时间最好固定，以免漏服。c. 服药期间出现怀疑妊娠、血栓栓塞、视力障碍、原因不明的头痛或偏头痛、高血压、肝功能异常、精神抑郁、缺血性心脏病等症状时应停药，并应及时诊治。d. 避孕药应妥善保管，以免儿童误服。

(2)长效避孕药　长效避孕药由长效雌激素和人工合成的孕激素配伍而成。

①目前常用的长效避孕药：复方炔雌醚片（长效避孕片 1 号）。

②长效避孕药服用方法：在月经来潮的第 5 天服第 1 片，第 10 天服第 2 片，以后按第 1 次服药日期每月服 1 片；或在月经来潮第 5 天服第 1 片，第 25 天服第 2 片，以后每隔 28d 服 1 片。

(3)探亲避孕药　适合不经常过性生活的人，特别是不受月经周期的限制，在月经周期的任何一天都可以开始服用。

目前常用的探亲避孕药是 53 号避孕药。服用方法：每次房事后服 1 片，第 1 次房事后的次晨加服 1 片，每月服药总量不得少于 12 片。如探亲结束尚未服完 12 片，需继续每天服 1 片，直到服完为止；如探亲尚未结束已服完 12 片，以后房事后仍需服 1 片。

5. 服用避孕药或注射避孕针副作用

(1)类早孕反应　常见的症状有恶心、呕吐、食欲不振、头晕、乏力、嗜睡等。一般在口服短效避孕药 5～6h 或服长效避孕药 12h 后出现。处理方法：①改变服药时间。②当服用长效避孕药出现较重的类早孕反应时，可服抗副反应抑制片，每次 1 片，每日 3 次，连服 3d 可减轻或抑制症状。③也可服用维生素 B、维生素 C、酵母片等，以减轻症状。

(2)月经量减少或闭经　如果服完短效口服避孕药 22 片后，停药 7d 仍不来月经，则应从第 7 天开始服下一个月的避孕药。若闭经 3 个月，应停药改用其他避孕措施。在服用长效口服避孕药期间出现闭经，经医生检查排除早孕后，仍可按期服药。如果闭经时间过长或合并其他症状，应停药并改用其他避孕措施，等待月经自然恢复，如 3 个月仍不恢复应及时就医。

(3)白带增多　由于雌激素水平增高，使宫颈黏液分泌增多，可用止带片，减少雌激素（estrogen，E）用量。

(4)乳房胀痛及乳房小叶增生　可停药改用其他避孕措施，并继续随访观察。

(5)体重增加　体重明显出现进行性增加者，应停药改用其他避孕措施。

(6)面部色素沉着　个别妇女服用避孕药后，出现面部色素沉着如妊娠斑。可服用复合维生素 B、维生素 C 等。必要时可改用其他避孕措施。

6.甾体避孕药长期应用的安全性

(1)对肝脏的影响 服用避孕药后检查肝功能是必要的,肝功能异常的发生率与药物的剂量有关。

(2)对心血管的影响 其心血管病死率是不用该类药物妇女的 5 倍。

(3)和肿瘤的关系 不增加女性生殖器恶性肿瘤的发生率,还可减少卵巢癌及子宫内膜癌的发生。另外,甾体避孕药对乳腺良性肿瘤有保护作用。

(4)对代谢的影响 降低糖耐量,增高脂蛋白,但不影响健康,是可逆的。

(5)对生育能力的影响 停用药后,大多数妇女的月经于 6～10 周内恢复,停用长效避孕药后,大多数妇女半年内卵巢功能可恢复。

(6)对胎儿的影响 为确保安全,服用避孕药失败的以人工流产为妥。停用口服避孕药后最好在半年后再妊娠。

(三)其他避孕方法

1.自然避孕法

自然避孕法就是所谓的"安全期避孕",将妇女月经周期分为有生育能力阶段和无生育能力阶段,指导夫妻在有生育能力阶段禁欲以达到避孕目的的方法。对于月经周期正常的妇女,多在下次月经前 14d 排卵。卵子自卵巢排出后可存活 1～2d,而受精能力最强时间是排卵后 24h 内。精子进入女性生殖道可存活 2～3d。因此,在排卵前后 4～5d 内为易受孕期,其余时间不易受孕故称为安全期。通常通过基础体温测定、宫颈黏液检查或根据月经周期来推算排卵期。安全期避孕适用于月经周期规律的妇女,但是可由于情绪、环境、健康或性生活等情况而出现额外排卵,因此安全期避孕法效果不理想。

2.体外排精避孕法

在性交过程中即将射精时,将阴茎及时从阴道内抽出,将精液排在阴道外,使精子不能进入阴道,无法与卵子相遇,达到避孕目的,这种避孕方法叫体外排精避孕法。它是一种不用药品和工具的避孕方法,这种方法不太符合生理要求且不易掌握,易引起双方精神紧张,影响快感,仍有可能怀孕,效果不可靠。

3.紧急避孕

紧急避孕(postcoital contraception)是指在无避孕或避孕措施失误的情况下,几小时或几日内立即采用的、防止妊娠形成的短效补救措施。紧急避孕能阻止或延迟排卵,干扰受精或阻止受精卵着床。

(1)适应证 ①避孕失败,包括避孕套破裂、滑脱,未能做到体外排精,错误计算安全期,漏服避孕药,宫内节育器脱落;②在性生活中未使用任何避孕方法;③遭到性暴力。

(2)禁忌证 已确定怀孕的妇女。

(3)目前常用的紧急避孕方法 可以分为两大类,即激素类药物和带铜的宫内节育器。①米非司酮:米非司酮主要抑制卵泡发育,诱导黄体萎缩和干扰子宫内膜等而发挥避孕作用。性交后 5d(120h)内口服 1 片(10mg 或 25mg)。②带铜的宫内节育器:其用于紧急避孕是在性交后 5d(120h)内放置,并可将其留在子宫内,作为一种长期常规避孕方法,其有效率可达 99%以上。

4.流产后避孕

放置宫内节育器和口服避孕药可作为流产后避孕的方法。但该方法影响人流不全的诊断,导致出血时间延长,子宫穿孔、感染,甚至远期宫内节育器嵌顿。相比之下,男用避孕工具更安全。

(四)输卵管绝育术

输卵管绝育术是一种安全、永久性节育措施,通过切断、结扎、电凝、钳夹、环套输卵管或用药物粘堵、栓堵输卵管管腔,使精子与卵子不能相遇而达到绝育目的。此种绝育措施可复性高,要求复孕妇女行输卵管吻合术的成功率达80%以上。

(1)适应证　要求接受绝育手术且无禁忌证者、患有全身疾病不宜生育者。

(2)禁忌证　①24h内两次体温达37.5℃或以上者;②全身状况差,不能承受手术,如心力衰竭、血液病等患者;③各种疾病急性期,腹部皮肤有感染灶或患急、慢性盆腔炎者;④有神经官能症或精神反应强烈者应暂缓手术。

(3)手术时间　①月经干净后3~4d;②人工流产或取宫内节育器后可立即施行结扎手术;③自然分娩后48h内;④哺乳期或闭经妇女应排除早孕后再行绝育术;⑤剖宫产术同时可行输卵管结扎术。

(4)手术步骤

①排空膀胱或安放尿管:取仰卧臀高位,手术野按常规消毒、铺巾。

②切口:取下腹正中耻骨联合上两横指(4cm)处做2cm长纵切口;产后则在宫底下2cm处做纵切口。

③提取输卵管:术者左手示指伸入腹腔,沿宫底后方宫角处滑向一侧,到达卵巢或输卵管后,右手持卵圆钳将输卵管夹住,轻轻提至切口外。亦可用指板法或吊钩法提取输卵管。

④确认输卵管:用鼠齿钳夹持输卵管,再以两把无齿镊交替使用,依次夹取输卵管直至暴露出伞端,证实为输卵管无误,并检查卵巢。

⑤结扎输卵管:我国目前多采用抽心包埋法。于输卵管峡部背侧浆膜下注入0.5%利多卡因1mL使浆膜膨胀,用尖刀切开膨胀的浆膜层,再用弯蚊钳游离该段输卵管,在相距1cm处以4号丝线各做一道结扎,剪除其间的输卵管,最后用1号丝线连续缝合浆膜层,将近端包埋于输卵管系膜内,远端留于系膜外。同法处理对侧输卵管。

(五)人工终止妊娠

1. 人工流产术(负压吸引术)

(1)适应证　妊娠6~10周以内要求终止妊娠而无禁忌证者,患有心脏病、心力衰竭、慢性肾炎等疾病不宜继续妊娠者。

(2)禁忌证　生殖道炎症、盆腔炎、各种急性病或急性传染病、心力衰竭、高血压伴有自觉症状、结核病急性期、高热、严重贫血等,手术当日两次体温在37.5℃以上者。

(3)术前准备　详细询问病史,测量体温、脉搏、血压,做常规内科检查。妇科双合诊检查,了解盆腔情况,明确早孕诊断。白带常规化验,了解阴道清洁度,有无滴虫、真菌及革兰阴性双球菌感染。必要时做血、尿常规,肝、肾功能,胸片及心电图检查。手术前后应禁止性生活,以防感染。

(4)操作步骤

①患者排空膀胱,取膀胱截石位。

②术前外阴及阴道常规消毒铺巾,再次做妇科检查,核实子宫大小及位置。

③放置窥阴器,消毒宫颈及阴道,然后用宫颈钳夹住宫颈前唇中央处,用左手将宫颈钳向外牵引和固定子宫。

④右手执笔式持子宫探针,顺着子宫方向逐渐进入宫腔,探测方向及测量宫腔术前深度,与阴道双合诊检查一致,如有疑问,应再次重复双合诊,考虑有无生殖道畸形或合并卵巢肿瘤等可能。

⑤右手执笔式持子宫颈扩张器顺着宫腔方向探入,一般自5号开始,依号扩张至大于准备用的吸管半号或1号。扩张时用力要稳、准、轻,切忌强行伸入。

⑥吸管接上橡皮管,橡皮管另一端接上负压吸引器。将吸管的头部缓慢地送入宫腔直至宫底,遇到阻力时稍后退,进入宫腔吸管的深度不宜超过子宫探针所测的宫腔深度。吸管的开口处应尽量对准胚胎着床的部位。负压吸引操作过程中负压保持在 $400\sim500$ mmHg,将吸管按顺时针或逆时针方向在子宫底和子宫内口之间上下反复移动,当橡皮管内有震动感时,表示吸出胚胎及胎盘组织,负压瓶内可见组织物。如感觉宫腔逐渐缩小,吸头紧贴宫壁,表示胚胎组织已经吸净,此时,先捏紧橡皮管再取出吸管,注意不要带负压进、出宫颈管。

⑦抽出吸管时如有胚胎组织卡在吸管口,可用卵圆钳将组织取出。

⑧用小号刮匙轻轻搔刮子宫底及两侧子宫角,检查宫腔是否吸净,如已吸净,则感宫壁四周毛糙;如未吸净,则可重新放入吸管,再次进行负压吸引。

⑨再次测量宫腔深度。取出宫颈钳,用纱布擦净宫颈及阴道血液,若有活动性出血,可用纱布压迫止血,取出阴道扩张器。术后仔细检查吸出物中有无绒毛及胚胎组织,及其大小是否与孕周相符。如组织不新鲜伴有陈旧血块,则给予抗生素预防感染。如发现异常及未见绒毛,组织物应送病理检查。

(5)手术时注意事项　①正确判断子宫大小及方向,动作轻柔,减少损伤。②扩宫颈管时用力均匀,以免宫颈撕裂。③严格遵守无菌原则。④如静脉麻醉,应由麻醉师实施,以防意外。⑤当孕周≥10周时,应用钳刮术,并由上级医师指导。⑥对疤痕子宫、哺乳期子宫、合并子宫肌瘤、短期内两次人工流产者,应由上级医师指导。

2.药物流产(米非司酮配伍米索前列醇)

(1)米非司酮配伍米索前列醇终止妊娠的适应证　①确诊为正常宫内妊娠,停经49d内,本人自愿要求药物终止妊娠的健康育龄妇女。②具有人工流产术高危因素者:宫颈坚硬及发育不全;生殖道畸形及严重骨盆畸形。③对手术流产有恐惧和顾虑心理者。④剖宫产术后半年内,哺乳期妊娠。

(2)禁忌证　①米非司酮禁忌证:肝、肾功能异常,肾上腺疾病,糖尿病及其他内分泌疾病,有妊娠期皮肤瘙痒史,血液病和血栓性疾患,与甾体激素有关的肿瘤。②前列腺素禁忌证:心血管系统疾病、青光眼、胃肠功能紊乱、高血压、低血压、哮喘、癫痫、过敏体质、带器妊娠、宫外孕或可疑宫外孕、妊娠剧吐、贫血等。③长期服用抗结核药、抗癫痫药、抗抑郁药、前列腺素抑制剂、巴比妥类药物、吸烟、嗜酒。

(3)米非司酮的副作用　①胃肠道反应:轻度的腹痛、胃痛、乏力、恶心、呕吐、头痛、腹痛、腹泻。②子宫收缩痛:排除妊娠产物所致。少数患者需药物止痛。③出血:流产后阴道出血时间一般持续10d至2周,可长达1～2个月。孕囊排出后出血时间较长,或有突然阴道大量出血,需急诊刮宫,甚至需输血抢救。④感染:极少数妇女可发生感染,与出血时间过长、个人卫生及抵抗力等因素有关。术后应当抗感染。

(4)服用方法　米非司酮25mg/次,每日2次,首剂加倍,第3日服米索前列醇片0.6mg,服药前后1h禁食。

三、各种节育方法的咨询指导

(一)宫内节育器的咨询指导

根据适应证和禁忌证选择对象,在手术前的咨询服务中,讲解节育原理和可能发生的副反应。

放置宫内节育器应注意以下几点:

(1)放置宫内节育器两周内禁止盆浴及性生活。由于放置节育器时需扩张宫颈,宫颈具有保护作用的黏液栓不能立即重新形成,加之放置时可能损伤子宫内膜,所以过早的盆浴或性生活容易引起感染。

(2)放置节育器时有可能损伤子宫内膜,短期内可能有少量出血,如果血量比月经量多,或持续时间超过1周,即应到放置节育器的医疗机构门诊检查。有些妇女放置节育器后由于子宫内膜受到刺激而分泌物增多,或由于子宫收缩,出现下腹部不适,这些症状一般几天后自行消失,无须处理。

(3)有些妇女放置节育器后不久可能出现月经量过多、经期延长、白带增多或带血丝,以及下腹和腰骶部酸胀等,这些症状2~3个月后会逐渐减轻或消失。如果上述症状持续超过3~6个月,对症治疗无效时,可考虑将节育器取出,观察一段时间,更换为另一种节育器或改用其他方法避孕。

(4)有些妇女对所放的节育器不适应,每一种节育器都有脱落的可能,所以放置节育器后应定期门诊检查,平时自己也要注意观察节育器有无脱落,在月经期更应注意。

(5)个别妇女可发生带器妊娠,可能是受精卵在无节育器覆盖的空隙里着床,或节育器已脱落、移位。所以,放置节育器后出现停经时,应及早检查,一旦发现受孕,及时行人工流产术。

(二)避孕药物的咨询指导

根据适应证和禁忌证选择对象,指导正确使用和副反应的防治。

服用避孕药物注意事项如下:

(1)服用短效避孕药,要坚持规则用药,以免影响药效。若漏服,次晨立即补服。避孕最常见的失败原因是漏服,因为漏服后有可能发生排卵。

(2)糖衣片避孕药应放在密封的瓶内,并置于阴凉、干燥处,否则糖衣融化或脱落会影响避孕效果,也会增加副作用。

(3)避孕针剂要深部肌肉注射,否则易引起局部疼痛。药液要吸尽并全部注完,以免药量不足影响效果。

(4)妇女连续服药3~4年后宜停药3~4个月后再继续服药。如欲停用长效避孕药,应在最后一次用药后,月经第3~5天开始服用短效避孕药2~3个月作为过渡,以免发生月经不调。

(5)服药期间可出现类早孕反应,不需要治疗,坚持数日症状可消失。有时可出现阴道出血,如出血在月经周期前半期,则是由于雌激素不足,可加服雌激素制剂;如出血在月经周期后半期,则常由于孕激素不足,可每晚加服避孕药1片。

(6)服用短效口服甾体避孕药避孕的,最好在停药半年以后怀孕。服用长效避孕药避孕的,最好在停药1年以后怀孕。因激素避孕药停用后仍有残留作用,在此期间受孕者宜终止妊娠。

(7)服药期间若发生严重头痛、视觉障碍或胸痛,应立即停药就医。

(三)绝育术的咨询指导

绝育术就是用人工的方法断绝生育能力,无论女性绝育术还是男性绝育术,其目的都是使卵子和精子没有相遇的机会,从而达到永久避孕的目的。手术不影响性欲,更不影响身体健康。绝育术要严格控制适应证和禁忌证,绝育术前要讲解清楚生理解剖和绝育原理,术后注意个人卫生,防止心理障碍,做好术后保健。对于术后常见的症状如伤口疼痛、腰酸腹痛、月经改变等要及时诊治。有极少数人绝育术后表现性功能降低,大量研究证明这不是输卵管结扎术本身引起的,主要是由于精神因素或受某些疾病影响。

(四)外用避孕工具的咨询指导

外用避孕工具副作用很少,注意以下几点:

(1)坚持使用,掌握正确的使用方法。

(2)避孕套为经常使用的外用避孕工具,其具有避孕以外的优点:①对防止早泄有利;②防止性传播疾病;③防止对精子或精液过敏;④防止由于抗精子免疫反应所致的不孕症;⑤妊娠晚期性交时防止带细菌的精子污染羊水;⑥防止宫颈间变。

(五)人工流产的咨询指导

根据年龄、胎产次、健康状况、妊娠月份选择不同的方法终止妊娠。停经 42d 以内者可催经止孕,妊娠 2 个月以内以负压吸引术为主,"高危"对象可选用药物抗早孕,妊娠 2～3 个月以内可选用负压吸引或钳刮术。妊娠 3 个半月以上以引产为主。

人流后要加强营养,注意休息,注意个人卫生。服务机构进行人工流产术后,要向妇女提供避孕信息,选择适宜的避孕方法。

四、避孕节育措施的选择

避孕方法知情选择是计划生育优质服务的重要内容,指通过广泛、深入的宣传、教育、控制和咨询,育龄妇女根据自身特点选择合适的安全有效的避孕方法。

1.新婚期

(1)原则 新婚夫妇年轻,尚未生育,应选择使用方便、不影响生育的避孕方法。

(2)选用方法 复方短效口服避孕药,使用方便,避孕效果好,不影响性生活,列为首选。男用阴茎套也是较理想的避孕方法,性生活适应后可选用阴茎套。还可选用外用避孕栓、薄膜等。由于尚未生育,一般不选择宫内节育器。不适宜用安全期、体外排精及长效避孕药的避孕方法。

2.哺乳期

(1)原则 不影响乳汁质量及婴儿健康。

(2)选用方法 阴茎套是哺乳期选用的最佳避孕方法。也可选用单孕激素制剂长效避孕针或皮下埋植术,使用方便,不影响乳汁质量。可放置宫内节育器,但要注意操作轻柔,防止损伤。不宜用雌激素类复合避孕药或避孕针以及安全期避孕。

3.生育后期

(1)原则 选择长效、安全可靠的避孕方法,减少非意愿妊娠进行节育手术带来的痛苦。

(2)选用方法 各种避孕方法(宫内节育器、皮下埋植术、复方口服避孕药、避孕针、阴茎套等)均适用,根据个人身体状况进行选择。对于生育 2 个或以上子女的妇女,以采用绝育术为妥。

4.绝经过渡期

(1)原则　此期仍有可能排卵,应坚持避孕,选择以外用避孕器具为主。

(2)选用方法　可采用阴茎套。原来使用宫内节育器无不良反应者可继续使用,至绝经后半年取出。绝经过渡期,阴道分泌物少,不宜选择避孕膜避孕,可用避孕栓、凝胶剂。不宜选用复方避孕药及安全期避孕。

(裘丽俊　高文琴)

第七节　更年期保健

一、定义和内容

(一)定义

更年期是妇女从有生殖能力到无生殖能力的发展阶段,也是生命的重大转折阶段,随着卵巢功能的逐渐衰退及受一些社会、环境因素的影响,更年期妇女将面临一系列与生殖有关的健康问题,包括躯体、生理及社会等方面的健康问题。大多数妇女通过适宜的保健服务及自身的神经内分泌系统的调节能保持良好的健康状态。因此,重视并做好更年期保健不仅是更年期妇女的特殊需要,亦是预防老年性疾病和提高生命质量的关键和基础。

(二)目标

1.躯体方面

(1)血压<140/90mmHg、腰围(肋骨下缘至髂前上棘之间的中点的径线)与臀围(股骨粗隆水平的径线)的比值<0.85、体重指数保持在 $18.5\sim24.9kg/m^2$ 、血脂正常。

(2)将更年期综合征、绝经后骨质疏松症、生殖系统及乳腺肿瘤、泌尿生殖道萎缩性疾病、心血管系统疾病、退行性骨关节炎等健康问题的发生率降到最低,最大限度地保持相应器官系统的解剖结构的完整性,最大限度地延长相应器官系统的生理功能。

2.心理、社会方面

能做到具有同情心、爱心,情绪稳定、积极向上,有责任心、自信心,热爱生活、和睦共处、善于交往,有较强的社会适应能力,知足常乐,有健康的性心理及和谐的性生活。

(三)内容

更年期保健的内容应针对更年期妇女的心理、生理及社会特点,采取有效预防措施,以达到促进其心理健康的保健目标。

(1)开设各种讲座,做好健康教育工作,指导心理卫生、个人卫生,进行节育指导。

(2)进行 2 年一次的妇女病普查,并适当给予性激素治疗。

(3)指导其进行自我监测,包括健康评定、体重及腰围的控制、小结卡的记录及乳房的自我检查。

二、更年期妇女的生理特点

更年期妇女的生理变化特点主要表现在内分泌方面(如卵巢功能的衰退等)、生物学方面

(如生殖能力的降低等)和临床上月经周期的改变。

1. 内分泌紊乱

卵泡是卵巢的基本结构和功能单位,卵泡不可逆地减少是绝经发生的原因。妇女一生中卵细胞的储备在胎儿期已成定局,出生后不再增加。女性一生排卵400个左右。卵泡的数目随年龄的增加而逐渐减少,35岁以后卵泡减少的速度明显加快,绝经时卵泡基本耗竭。

卵巢的重量和体积亦随着年龄的增长逐渐减轻和萎缩。20岁时卵巢的平均重量为5～6g,绝经后卵巢的平均重量为3～4g,仅为生育期的50%左右。卵巢在萎缩的过程中,逐渐为纤维化的白色组织所替代,卵巢的外表面由生育期的光滑变得凹凸不平。绝经后卵巢门和髓质的血管硬化,随后发生玻璃样变以至完全闭塞。衰老的卵巢皱缩,切面上未见或少见始基卵泡,以间质组织为主,内部为多纤维结构,有动脉硬化及老化色素斑沉着。

在卵巢发生上述衰退的同时,其内分泌功能也在衰退,衰退表现为卵泡发育中合成和分泌的性激素(主要是雌激素、孕激素)的变化,首先明显变化的是孕激素,40岁左右卵泡发育的程度不足,可能表现为孕酮(progesterone,P)的相对不足。

卵巢内分泌功能的衰退主要体现在合成和分泌雌二醇(estradiol,E_2)的能力降低,当雌激素减少到不足以引起子宫内膜增生的水平时月经停止,即生理绝经。

2. 月经周期紊乱

由于卵泡发育受限,先表现为卵泡期缩短,继之表现为黄体功能不足,导致月经周期缩短。随之由于无排卵,出现无一定规律的无排卵型月经,月经周期紊乱、经量减少,然后进入绝经期。

3. 生殖器官及第二性征器官的变化

生殖器官及第二性征器官均为雌激素的受体器官,由于雌激素水平下降,生殖系统各器官呈渐进性萎缩,至老年期明显萎缩。

(1)外阴及阴道 阴毛脱落、减少。大小阴唇、阴阜的皮下脂肪减少,结缔组织中胶原纤维与弹力纤维均减少,阴唇变薄,大阴唇平坦,小阴唇缩小,阴道口弹性和扩张性差,逐渐缩小。腺体分泌减少,有时伴瘙痒,严重时可发生皲裂等。阴道黏膜上皮变薄、变脆,阴道皱襞减少、伸展性减弱,常有毛细血管破损所致不规则点状出血或血性分泌物。阴道上皮细胞内糖原含量减少,阴道乳酸杆菌消失,酸度逐渐降低,故极易受损被细菌感染。

(2)子宫 子宫体萎缩,重量减轻。生育年龄子宫7cm×5cm×3cm,重50g,而至60岁时减小为4cm×3cm×2cm,重25g。子宫肌层也渐趋萎缩,内膜变薄、光滑而苍白,腺体及螺旋血管减少,并不再有周期性改变。宫颈萎缩变小,子宫体长度与子宫颈的比例由生育期的2:1变为1:1,最后回复到儿童期的1:2。宫颈黏液分泌减少,鳞状上皮层变得很薄,极易受伤出血。

(3)盆底组织 长时间绝经后由于较久的雌激素不足,肛提肌等盆底肌肉张力下降,支托子宫和膀胱的韧带以及主韧带等结缔组织失去弹性与坚韧度,故盆底组织弹性日趋减弱,支持力下降,可发生阴道前后壁膨出、子宫脱垂及尿失禁等。

(4)第二性征 第二性征逐渐退化,乳房逐渐萎缩下垂。少数妇女声音变低沉或有多毛现象。

4. 泌尿系统

膀胱三角、尿道上皮与阴道远端为同一胚胎来源,都由泌尿生殖窦衍化而来,具有较多的雌激素受体,亦为雌激素的敏感组织。随着雌激素的减少,膀胱、尿道黏膜萎缩变薄,呈不同程度的萎缩性改变,造成萎缩性膀胱炎、尿道炎,因机体抗炎能力减弱,易发生反复的尿路感染。绝经后妇女也会出现尿道黏膜脱垂、尿道膨出。由于阴道的萎缩,尿道与耻骨联合的角度从90°变为180°,开口接近阴道口,任何阴道操作或性行为都可能增加对尿道的压力,容易发生排尿不适、尿频、尿急和感染。又由于膀胱出口处漏斗样膨出、盆底肌肉松弛、尿道括约肌张力降低,可有尿失禁的症状。

5.心血管系统

雌激素参与血浆胆固醇的代谢,具有促进胆固醇下降和排泄的作用,雌激素水平下降,降低血脂的功能随之减弱,从而引起血脂蛋白代谢功能紊乱,使对心血管有保护作用的高密度脂蛋白下降,不利于心血管的低密度脂蛋白及甘油三酯上升,导致动脉硬化,容易发生冠心病和心肌梗死。

6.自主(植物)神经系统

更年期妇女处在一个内分泌改变的转折时期,由于多种内分泌的相互影响,会出现自主(植物)神经系统功能紊乱的现象,致使血管舒缩功能失调,表现为潮热、出汗、心悸、眩晕、疲乏、注意力不集中、抑郁、紧张、情绪不稳、易激动、头昏、耳鸣、心慌等。这些症状表现程度个体差异较大,多数都会逐渐减退乃至完全消失。

7.骨骼系统

骨是雌激素的受体器官。绝经后雌激素水平降低使降钙素分泌减少,破骨细胞活性增强,骨消融加速,导致骨质疏松。

三、更年期妇女的心理特点

妇女进入更年期后常常会出现一些精神和心理方面的变化,如易激动、烦躁不安、焦虑或抑郁、悲观、失眠,甚至出现情绪低落、性格行为改变等。这些变化的发生与她们的生理变化有关,也与她们的家庭、社会、工作环境及人格特征等有关。轻重程度个体差异较大。

四、更年期综合征

更年期综合征(climacteric syndrome)是指以由内分泌改变引起的自主神经系统功能紊乱为主,伴有神经心理症状的症候群,是更年期妇女最常见的一种健康问题,其主要是由卵巢功能衰退、内分泌紊乱、雌激素水平降低引起的。

1.临床表现

(1)血管舒缩失调症状　潮红、潮热和出汗;血压波动,以收缩压升高为主;假性心绞痛。

(2)神经精神症状　①情绪易激动、急躁、焦虑、抑郁、多疑。严重者不能控制自己的情绪,哭笑无常,类似精神病发作。②失眠、注意力不集中等。③皮肤刺痒、麻木或蚁行感。

(3)一般症状　肌肉、关节疼痛,泌尿生殖系统症状(尿频、尿急、尿痛、张力性尿失禁,阴道干涩及烧灼感,性交疼痛等)。

临床上常用改良式 Kupperman 来评估病情,如表3-4所示。

表 3-4 改良式 Kupperman 评分标准

症状	基本分	程 度 评 分			
		0	1	2	3
潮热出汗	4	无	<3 次/d	3～9 次/d	≥10 次/d
感觉异常	2	无	有时	经常有刺痛、麻木、耳鸣等	经常而且严重
失眠	2	无	有时	经常	经常且严重,需服安定类药
焦躁	2	无	有时	经常	经常不能自控
忧郁	1	无	有时	经常,能自控	失去生活信心
头晕	1	无	有时	经常,不影响生活	影响生活与工作
疲倦乏力	1	无	有时	经常	日常生活受限
肌肉骨关节痛	1	无	有时	经常,不影响功能	功能障碍
头痛	1	无	有时	经常,能忍受	需服药
心悸	1	无	有时	经常,不影响工作	需治疗
皮肤蚁走感	1	无	有时	经常,能忍受	需治疗
性生活	2	正常	性欲低下	性生活困难	性欲丧失
泌尿道反复感染	2	无	偶尔	>3 次/年,能自愈	>3 次/年,需服药

2. 治疗

(1)一般治疗 安抚、解释,使她们懂得这是妇女必经的自然过程。同时还可根据病情给予以下药物:艾司唑仑(estazolam)每次 1～2mg,每日 3 次口服,用于镇静、抗焦虑,每次 2～4mg 睡前服用,用于催眠;谷维素每次 20mg,每日 3 次口服;每日口服维生素 B6 100mg。以上药物对调节自主神经系统的稳定性均有一定的作用。螺内酯(spironolactone)每次 20～40mg,每日 2～3 次口服,可减轻水潴留。

(2)性激素治疗 见性激素治疗。

(3)严重神经精神症状的治疗 给予抗焦虑药物治疗,请精神科医生会诊。

(4)中医中药治疗 六味地黄丸、胚宝、坤宝丸等。

3. 预防

(1)广泛开展更年期妇女健康教育。

(2)提供优质咨询服务,解除其心理障碍。

(3)避免医源性疾病的发生:40 岁以前不可轻易切除卵巢,50 岁以前因病需切除子宫的,不可一并摘除卵巢,绝经前因病而双侧卵巢切除者,应适时根据患者意愿给予补充雌激素。

五、功能失调性子宫出血

功能失调性子宫出血(dysfunctional uterine bleeding),简称功血,是由于妇女更年期调节生殖的神经内分泌机制失常所引起的异常子宫出血,常为无排卵型。主要是卵巢功能衰退,卵泡数量明显减少,卵泡发育难以成熟,导致卵巢周期性合成与分泌雌激素、孕激素失常,影响子宫内膜正常的周期性变化,导致月经周期紊乱。

无排卵型功血主要是子宫内膜在雌激素的长期作用下,由于缺乏孕激素的对抗作用而增厚,其中血管和腺体增多,间质减少,组织变脆,若雌激素水平突然下降,子宫内膜失去激素支持而剥脱出血。临床表现常为停经一段时间后长时期的出血。或因子宫内膜组织脆弱,内膜表面出血,出血量多少不同,出血时间长短不一,一处修复后,另一处又出血,因此,长期不规则出血。同时子宫内膜螺旋血管缺乏周期性收缩,血管断裂不易关闭,出血不止。多次组织的破损活化了血内纤溶酶,引起更多的纤维蛋白裂解,血凝块不易形成,进一步加重了出血。

1.临床表现

(1)不规则阴道出血,特点为月经周期紊乱,经期延长或正常,月经量增多、正常或减少。

(2)停经数周或数月后发生阴道出血,月经量增多、正常或减少,出血可持续数周。

(3)月经周期尚规则,经期延长,月经量增多、正常或减少。出血多或时间长,可发生继发性贫血。

(4)妇科检查、B超检查、宫颈检查、宫腔镜检查均无异常发现。

2.治疗

(1)原则　止血、调整月经周期、减少经量、纠正贫血。

(2)方法　止血:①手术刮宫。刮宫应在月经来潮6h内进行,最长不超过月经来潮12h,若为不规则出血者可随时刮宫,病理检查一般为内膜增殖或不同程度增生性变化。②药物止血:黄体酮注射剂20mg/d,共5d;若估计患者撤退性出血较多,可加用丙酸睾酮25mg/d,共3d;亦可用醋酸甲羟孕酮4～8mg/d,共7～10d,或其他止血药。

(3)调整周期　孕激素或雌、孕激素合用。①于月经周期后半周期服用醋酸甲羟孕酮10mg/d,连用10d为一疗程,使内膜周期性脱落,可控制月经周期;②妊马雌酮0.625mg或己烯雌酚0.5mg及醋酸甲羟孕酮4mg,于出血第5天起两药并用,每晚1次,连服20d,撤药后出血量较少;③口服避孕药:避孕药1号、2号及复方去氧孕烯片(妈富隆)均能有效控制周期。

(4)纠正贫血　轻度贫血给予铁剂及维生素C;重度贫血者宜少量多次输入新鲜血液。

六、更年期妇女的性问题

妇女绝经标志着生育能力的终止,但并不意味着性能力和性功能的丧失。如绝经后长期停止性生活,生殖器官会发生失用性萎缩。因此,应科学认识绝经后的性行为。

1.临床表现

更年期妇女性功能障碍的主要临床表现有性欲减退、无性抚爱要求、性感冷漠、无性兴奋反应及性生活时阴道痉挛等。

2.预防和治疗

(1)加强性保健教育　对更年期妇女进行有关性知识的教育是预防性功能衰退的一项有意义和重要的工作,使她们认识到更年期老年人的性行为并不随着绝经而停止,而是和机体的其他系统一样,是逐渐衰退的过程。更年期老年人过性生活、有性要求是一种正常的生理现象。绝经后妇女继续保持性要求,维持适当的性生活,可以延缓生殖器官萎缩、有助于防止机体的老化。如已出现问题,应当尽早咨询专科医生,寻求适宜的处理方法。

(2)提供有效的咨询治疗　对于已出现性健康问题的更年期妇女,要根据她们的病史、既往性生活史和体格检查,特别是盆腔检查来明确诊断,给予有效的咨询与治疗。对夫妻双方共同进行咨询指导和有关性知识的教育,能取得更好的效果。

(3)慎重处理妇科手术中的生殖器官去留问题　医务人员在决定为妇女施行生殖器官手

术前,不仅要考虑对疾病本身的治疗效果,还要考虑尽量减少术后可能给性生活带来的影响,应尽可能多地保留生殖器官,如卵巢、阴道、外阴等。术中应尽量减少损伤。同时还应当对夫妻讲明单纯切除子宫并不影响性生活的道理。

(4)预防泌尿生殖道感染　由于绝经后阴道酸度降低,抵御细菌能力下降,阴道内细菌容易滋生繁殖,故更年期夫妇性生活前后一定要清洗外阴,保持外阴清洁,防止泌尿生殖道感染。

(5)锻炼耻骨尾骨肌　锻炼耻骨尾骨肌可增强女性性反应能力。方法是:每天做约 10min 的收缩(憋尿动作)练习,从开始收缩 3s,放松 3s,逐渐延长到收缩 10s,放松 10s,再练习快速、短促地抽动耻骨尾骨肌,持续数分钟。

(6)性激素治疗(hormone therapy,HT)　HT 是改善更年期妇女性功能的有效办法。

(7)润滑剂的应用　可有效缓解阴道干涩、性交疼痛的症状,提高夫妻双方对性生活的满意度,对不适合用雌激素的妇女此法更是安全有效。

七、更年期泌尿生殖系统常见疾病

更年期妇女由于卵巢功能衰退,雌激素水平下降,泌尿生殖系统发生一系列退化萎缩性变化,引起萎缩性膀胱炎、尿道炎及老年性阴道炎等常见病。

1.临床表现

(1)萎缩性膀胱炎、尿道炎　尿频、尿急、夜尿增加、排尿困难、尿时有灼热感、尿失禁。若出现压力性尿失禁,则表现为在咳嗽、大笑、提重物和用力屏气等增加腹压的情况下有尿液溢出。用雌激素治疗有效。

(2)尿路感染　尿频、尿急、排尿时有灼热感,尿常规检查有红细胞和白细胞,尿培养有时无致病菌,且反复发作。

(3)老年性阴道炎　绝经后妇女约有 30% 会发生老年性阴道炎,患者自觉外阴、阴道瘙痒,阴道内有烧灼感,性交困难、疼痛。轻者白带不多,重者白带增多呈黄水状脓性,有时略带血性,有时有异味。妇科检查示阴道干燥、萎缩、黏膜充血,可发生点状出血。白带检查示只有较多的脓球或红细胞,无滴虫、念珠菌等。

(4)子宫脱垂、阴道前后壁(膀胱、直肠)膨出　绝经后期,由于雌激素不足,盆底肌肉失去张力,韧带和结缔组织的弹性及坚韧度降低,盆底变松弛,膀胱底、主韧带、肛提肌及肛门括约肌往往受到影响,可发生子宫脱垂、膀胱膨出、直肠膨出、尿潴留、尿失禁、排尿困难等。

2.治疗和预防

(1)性激素治疗能有效预防泌尿生殖系统常见病,并能预防尿路感染和老年性阴道炎的反复发作。全身或局部应用均可。

(2)注意个人卫生。

(3)坚持适当运动,增强体质,延缓衰老。

(4)提肛运动有利于减轻盆底肌肉的松弛,改善泌尿系统症状。

(5)阴道前后壁严重膨出影响生活者或排尿障碍者需手术治疗。

八、更年期抑郁和焦虑

妇女进入更年期后常见一系列精神和心理方面的障碍,常表现为抑郁和焦虑。

1.临床表现

(1)月经周期紊乱或绝经。

(2)自主神经功能失调症状,如潮热、潮红,有时伴阵发性出汗等。

(3)性欲改变　多数更年期妇女性欲下降,少数会出现性欲增强。性欲改变有时会成为嫉妒妄想的来源。

(4)神经精神症状　更年期妇女的抑郁症状主要表现为易伤心、易哭泣、情绪不稳定、疲劳感、食欲改变、自责、自罪、睡眠障碍、躯体不适、自我评价低、无助、厌世感,甚至出现自杀意向和行为等。更年期妇女的焦虑症状主要表现为自主神经功能失调(如心悸、心慌、出汗、胸闷、呼吸急促、口干、便秘、恶心等)及运动性不安(如舌唇、指肌震颤,坐立不安、搓拳顿足、肢体发抖、肌肉紧张性疼痛等)。焦虑是一种情绪体验。

2.预防

(1)普及更年期知识　让妇女提前了解、正确认识更年期现象,保持开朗、乐观的健康心理,做好顺利渡过更年期的心理准备。

(2)更年期妇女的自身心理调适　正确宣泄、转移愤怒,远离焦虑和抑郁,实现自我解脱;处理好家庭及社会关系;创造丰富多彩的生活;正确对待突发事件。

(3)多层次个体化临床治疗　妇女进入更年期后,定期进行系统体格检查,及早发现相关疾病,制订出适合每个更年期妇女的合理化用药及保健方案,并进行定期追踪随访,这些对预防更年期精神障碍的发生十分必要。

3.治疗

(1)心理治疗　治疗时首先要了解患者的心理、社会状态和个性特征,要设身处地地为患者着想,耐心并有针对性地进行咨询。必要时使用其他心理治疗方法,如认知疗法、行为疗法等。

(2)性激素治疗(HT)　无 HT 禁忌证,有明显的绝经症状,可考虑使用。通过减少潮热的严重程度、减轻阴道萎缩和干燥,以改善睡眠、性生活质量及情绪。

(3)抗抑郁药物治疗　更年期抑郁症状较重或单用 HT 疗效不好时,要加服抗抑郁药。常用药物中副反应较小的产品有氟西汀(fluoxetine,百优解)、帕罗西汀(paroxetine)、舍曲林(sertraline,左乐复)等,服用方便,每日 1 次,耐受性好。

(4)抗焦虑药物治疗　焦虑患者或抑郁伴焦虑者往往要服用以苯二氮䓬类为主的药物,如艾司唑仑(estazolam,舒乐安定)、劳拉西泮(lorazepam,氯羟安定)、奥沙西泮(oxazepam,去甲羟基安定、舒宁)等。

(5)足够的社会支持　对以社会因素为主要影响因素的患者十分重要。

九、更年期妇女性激素治疗

当妇女缺乏性激素,并由此发生或将会发生健康问题时,需要外源地给予具有性激素活性的药物,以纠正或预防相关的健康问题,这种临床医疗措施称为性激素治疗(HT)。

大量临床实践、基础研究和流行病学研究已经证明卵巢分泌的雌、孕激素是稳定机体内环境的重要因素。自然绝经是生理事件,但在此发展过程中,伴随卵巢功能衰退而产生雌、孕激素不足或失衡将导致部分妇女身心功能失调,严重时则成为病理情况。此时,外源性地给予所缺乏的雌、孕激素是针对相关健康问题的病因治疗,在有适应证的情况下将会显现出明显疗效。

(一)HT 的益处和副作用

1. HT 的益处

(1)缓解绝经症状　HT 对改善潮热多汗、睡眠障碍最有效,还可改善疲倦、情绪不佳、易激动、烦躁、轻度抑郁等,可使妇女保持充沛精力,提高工作效率。

(2)改善泌尿生殖器官萎缩　HT 能促使阴道上皮成熟,预防和治疗老年性阴道炎,改善性生活质量。雌激素对膀胱、尿道上皮、结缔组织、血管和肌肉都有影响,故 HT 对预防和治疗萎缩性膀胱炎、尿道炎,甚至反复发作的尿路感染效果明显,亦能改善尿失禁症状。

(3)预防和治疗骨质疏松症　雌激素可预防骨钙丢失,减少骨折,也适用于骨折低危妇女。

(4)改善血脂代谢和动脉硬化　雌激素有增加高密度脂蛋白(HDL)和减少血清胆固醇(TC)、低密度脂蛋白(LDL)的作用,能稳定或缩小动脉粥样硬化斑块并抑制其形成。

(5)维持多种生理功能　妇女全身除乳腺和生殖器官之外还有许多器官中有雌激素的受体,如肝、肾、脑、膀胱、尿道、皮肤、骨等。

2. HT 的副作用

(1)短期副作用　短期应用 HT 通常无明显的副作用。有 5%～10% 的妇女用药后出现阴道出血、乳房胀痛、腹胀、浮肿、下腹抽痛、偏头痛、头晕、体重增加等。这些副作用常不严重,多在开始服用时出现,用一段时间后多可自行消失。此外,通过解释减轻心理负担,控制饮食,必要时酌情减少药量亦可减轻副作用。

(2)长期副作用　长期应用 HT 的副作用与所用性激素的种类、剂量及其比例、使用时间等有关。长期雌激素活性过高的副作用主要是靶细胞增殖过度。长期孕激素相对过多的副作用主要是增加胰岛素抵抗及情绪低落。长期雄激素活性过强的副作用主要是对心血管有不利影响。HT 与相关疾病的关系如下:

①与性激素有关的肿瘤:主要是子宫内膜癌和乳腺癌。前者由于雌、孕激素的联合使用,风险已明显降低。后者在长期应用 HT 的妇女中,风险有轻度上升。综合国际多项关于 HT 与乳腺癌的研究,其结论是:使用 HT>4～5 年,可能有风险,但风险不大;停用 HT 5 年,风险消失。

②凝血情况:采用 HT 使凝血因子和抗凝血物质均可能有变化,对凝血功能的作用尚存在争议:心脏与雌激素/孕激素替代治疗关系的研究和妇女健康倡议(Women's Health Initiative,WHI)的研究结果均显示,老年妇女服用结合雌激素 0.625mg/d 和醋酸甲羟孕酮 2.5mg/d 在早期可促使血栓事件增加。故对于年龄较长的绝经后妇女,要仔细询问其心血管病和血栓形成相关病史,权衡利弊,选用恰当的性激素制剂。

③胆囊疾病:雌激素可使胆汁中胆固醇饱和度增高,黏多糖蛋白浓度升高,对胆囊结石的形成有促进作用,这提高了胆囊结石症发生的风险。注意饮食结构,选用合适的雌激素制剂和用量可降低采用 HT 后胆囊结石的发生风险。

(二)HT 的使用原则

(1)病因性治疗　只有在因卵巢功能衰退而发生相关的健康问题时应用 HT,而非对症性处理。滥用 HT 作为简单的保健品是不合适的。

(2)生理性补充　采用 HT 的目的是使绝经前后妇女器官功能能生理性地正常运行,以维持机体健康,并非使其再恢复到生育期的激素水平,故应进行低剂量生理性补充。

(3)在绝经过渡期 HT 以应用孕激素为主　在绝经过渡期的早期,可模仿正常卵巢周期的激素图像,针对以孕激素不足为主的内分泌改变,HT应以周期性地补充孕激素为主以调整月经周期,并预防子宫内膜增生性病变。随着雌激素缺乏,再同时给予雌激素。

(4)在绝经后期 HT 以应用雌激素为中心　预防绝经后退化性疾病(如骨质疏松症等)需要及时并长期地应用雌激素。为适应长期应用雌激素,对抗雌激素对子宫内膜的促生长的副作用,有子宫的妇女需要加孕激素。

(5)个体化治疗　围绝经期妇女经历的妇科内分泌变化是巨大的,每位妇女在其时间进程及临床表现上是不同的,应根据个体在不同时间点上内分泌失调及身体情况,权衡利弊地应用雌、孕激素。绝经后 HT 着眼于预防退化性病变及保持良好的健康状况,建议长期应用,在此期间,需要对个体不断变化的情况进行是否有适应证及禁忌证的再评估,某人某时使用的 HT 方案,并不一定适合其他时候或他人,应适时对方案进行调整。对每位妇女进行个体化的治疗,才能使其获得 HT 的最高效益。

(三)HT 的适应证和禁忌证

(1)HT 的适应证　①绝经症状严重影响生活质量:HT 对血液循环功能不稳定有很好的疗效,对精神神经症状可能有效。②需要防治绝经后骨质疏松症:如低骨量、骨质疏松症或多次骨折。③骨质疏松的高危人群,如消瘦、摄钙不足、嗜烟酗酒、绝经早、缺少运动、有骨质疏松症家族史等。④萎缩性泌尿生殖道问题。

(2)HT 的禁忌证　①雌激素依赖性肿瘤:乳癌、子宫内膜癌、黑色素瘤;②原因不明的阴道出血;③严重肝肾疾病;④近 6 个月内发生血栓栓塞性疾病;⑤红斑狼疮、耳硬化等;⑥血卟啉症;⑦孕激素禁忌证:脑膜瘤。

(3)慎用情况　①子宫肌瘤、子宫内膜异位症;②严重高血压、糖尿病及高甘油三酯等;③血栓栓塞史、血栓形成倾向者及严重的下肢静脉曲张等;④胆囊疾病、偏头痛、癫痫、哮喘、垂体泌乳素瘤等;⑤严重的乳腺增生性疾患;⑥乳癌家族史。

(四)HT 使用方法

当绝经前后的妇女有使用 HT 的适应证,而无禁忌证时,在临床实践中应当考虑的是如何选择恰当的性激素种类及应用模式。

(1)单用雌激素　适用于已切除子宫,不需要保护子宫内膜的妇女。对不能耐受孕激素、有子宫的妇女单用雌激素,需仔细监测子宫内膜。

(2)单用孕激素　一种是周期使用孕激素,用于绝经过渡期,改善卵巢功能衰退过程中的伴随症状;另一种是连续使用孕激素,可短期用于绝经后期症状重、需用 HT 但又存在雌激素禁忌证者。

(3)雌、孕激素序贯使用　适用于年龄较轻,绝经早期,能接受或者希望有月经样出血的妇女。

(4)雌、孕激素联合　适用于年龄较大,不愿有月经样出血的妇女。

(5)合用雌、孕、雄激素　促进蛋白质合成,增加骨密度,可增加患者对外界事物的兴趣。

(五)HT 的常用药物、给药途径及常用制剂

1.用药途径

(1)口服　以片剂为主,使用方便。能升高 HDL;但有肝首过效应,且剂量较大。

(2)非肠道　经皮肤途径有皮贴、皮埋片、涂抹胶;经阴道途径有霜、片、栓、硅胶环、盐悬浮剂、宫内放置环;肌肉注射用有油剂;鼻喷用有制剂等。经皮肤途径可避免肝首过效应,血药浓度可能更稳定,适用于有胃肠肝胆胰腺疾病及需要避免对肝脏代谢影响的患者,可能有皮肤反应,对 HDL 改善作用较小。经阴道途径用量小,局部生效快,主要用于以泌尿生殖道萎缩症状为主诉的妇女。

2.常用制剂

(1)雌激素口服制剂

①尼尔雌醇(商品名为维尼安,国产):雌三醇的衍生物,长效缓释药。每片剂量有5mg、2mg、1mg 三种,每半月或 1 月服药 1 次。

②结合雌激素(商品名为倍美力,苏州立达公司产):为天然雌激素,每片剂量有0.625mg、0.3mg两种,短效,每日服 1 片。

③戊酸雌二醇(商品名为补佳乐,德国产):为天然雌激素,每片剂量 1mg,每天口服1～2mg。

(2)雌激素的非肠道用制剂

①皮贴制剂:有更乐贴和伊尔贴,均为国产;还有德国产的松奇贴、法国产的妇舒宁贴及意大利产的美素贴。通过皮贴缓慢地释放 E_2,0.05mg 的皮贴膜每日向体内释放 $50\mu g$ E_2,用量为每周 2 贴或每周 1 贴。

②经阴道途径制剂:霜剂有苏州立达公司产的倍美力霜,栓剂有荷兰欧加农公司产的含 0.5mg E_3 的欧维婷(ovestin);片剂有诺和诺德产的诺舒芬(vagifen),含 0.025mg E_2。根据局部治疗的需要可间断使用霜、片、栓。普罗雌烯(promestriene,更宝芬)胶囊或霜剂,经阴道 1 次 10mg,仅有 1‰入血,不引起 E_2 升高,基本无全身作用,因此对雌激素有禁忌证而阴道局部症状明显者也可应用。

③皮肤涂抹胶:法国产的爱斯托凝胶(oestrogel),每克凝胶含 $E_2$0.6mg,每日 1.5g 涂抹在臂、肩和腹部等皮肤上,透过表皮的 E_2 储存在角质层内缓慢释放。

(3)孕激素制剂

①微粉化的孕酮胶丸(micronized form,utrogestan,安琪坦):为天然孕激素,每日用量为200～300mg,每月 10～12d。

②醋酸甲羟孕酮(安宫黄体酮):是合成孕激素,较接近天然孕酮,无明显雄激素活性及对抗雌激素改善血脂的作用,每日 5～10mg,临床使用最多。

③炔诺酮(妇康片)、醋酸甲地孕酮(妇宁片)。

(4)雄激素制剂 常用为甲基睾酮片,每日 1.25～2.5mg。

(5)复方制剂

①倍美安和倍美盈:苏州立达公司产。倍美安是每片含 0.625mg 结合雌激素和 2.5mg 醋酸甲羟孕酮的复方制剂,用于连续联合疗法;倍美盈是由 14 片每片含 0.625mg 结合雌激素和 14 片每片含 0.625mg 结合雌激素、5mg 醋酸甲羟孕酮组成的复方片,用于序贯方案。适用于愿意来月经或刚刚绝经的妇女。

②诺更宁和诺康律:丹麦产。诺更宁每片含 2mg 微粒化雌二醇和 1mg 醋酸炔诺酮,供连续联合疗法使用;诺康律是由上述两药组成的模仿生理周期的三相复方制剂,用于序贯方案。

③克龄蒙(climen):德国产,是由 11 片每片含 2mg 戊酸雌二醇和 10 片每片含 2mg 戊酸雌二醇、1mg 醋酸环丙孕酮组成的复方片,用于周期序贯方案。

(6)含雌、孕、雄激素活性的制剂 替勃龙(利维爱,荷兰欧加农公司产)是一种组织选择性雌激素活性调节剂,是含弱雌、孕、雄激素活性的 21 碳甾体化合物,化学名为 7-甲基异炔诺酮。其在内膜处的代谢产物含有明显的孕激素活性,很少引起子宫内膜增生,服用时无须加服孕激素,阴道出血率较低。它在骨骼、阴道等需要雌激素活性的组织发挥雌激素效应,而在子宫、乳房等处没有额外的雌激素刺激,不增加乳房密度。目前生物学研究显示替勃龙可预防乳腺癌。替勃龙不仅可以缓解血管舒缩症状,还可以改善性生活和情绪,缓解阴道萎缩和尿道生殖道症状,预防骨质疏松症。每片 2.5mg,每日 2.5mg 或1.25mg,根据个体临床情况而定,主要用于绝经后妇女。

(六)应用 HT 的注意事项

1.低剂量

采用低剂量性激素既能维持身体器官功能,又能避免或减轻可能产生的副作用。国内外已有不少研究结果显示,使用药物说明书推荐剂量的 50% 即可达到预期效果。原则上选最小的有效剂量。

2.个体化

任何治疗都强调个体化,HT 也不例外。原则是标准化的基本方案与个体化相结合,根据个体的心身变化状况给予最优化的高效价比的治疗方案并进行监测调整。

3.启用时机

绝经前后妇女同时受雌激素低落及年龄增大两个因素的影响,应尽可能将两者的影响区分开。绝经问题应及早使用 HT,如绝经前出现血管舒缩症状等或为预防绝经后骨质疏松症等,应从绝经过渡期开始使用 HT。绝经后进入老年期的妇女是否启用,需权衡利弊,若属老龄问题则要考虑其他针对性措施。

4.使用期限

使用 HT 的期限应适应个体的愿望和需要,并每年评估剂量和方案。用于缓解症状,可针对症状,短期随意使用,通常 1～2 年。用于退化性疾病的预防,需长期使用,一般应坚持 5～10 年以上。据研究要减少骨质疏松性髋部骨折危险性 50%,至少需 HT 6 年以上。而且,一旦停止 HT,骨丢失将再次发生,因此建议若随诊中不存在继续 HT 的禁忌证,可继续使用。对泌尿生殖道萎缩可长期局部及阴道内进行维持量 HT。

5.坚持规范化,并进行严格的监测

应用任何 HT 的药物,都应坚持规范化,并进行严格的监测。

应用 HT 前,应注意以下事项:

(1)详细了解既往病史及其治疗和结果。

(2)目前生理、心理的健康状况,患者的要求,现病史及其治疗和反应。

(3)进行认真的体格检查及必要的检验。

(4)建立随诊安全性及有效指标:安全性主要是指对雌激素副作用发生部位的监测。要点是:①常规妇科检查;②子宫内膜的厚度及子宫内膜病理学检查;③乳腺监测,包括自检、超声检查、乳腺 X 钼靶检查;④其他,包括身高、体重、血压、血脂、肝功能、肾功能、胆囊、凝血指标等。有效性主要包括症状、血脂、骨密度、体内雌激素活性。

应用 HT 过程中应注意以下事项:

应监测与随诊安全性及有效指标的变化,根据患者对药物的反应、需求及服药过程中出现的副反应及时调整用药方案、剂量。根据个体适应证的改变或禁忌证的出现决定是否继续使用 HT。定期监测与随诊有助于提高使用 HT 的依从性及效果,减少不良反应。

随诊频度:一般初剂后 4～8 周随诊了解症状变化及副反应,以后若无特殊情况可每半年 1 次至 1 年 1 次。慎用病例酌情增加随诊次数。

停止 HT 后还应定期对妇女进行常规健康体检。

6. 知情选择

对已知的危险因素,每个妇女在考虑任何形式的 HT 时都有知情权,让她们在权衡利弊的基础上进行知情选择。

(裘丽俊 高文琴)

第八节 社区常见妇女疾病普查与预防

一、乳腺癌

乳腺癌(breast cancer)已经成为全球女性患病率最高的恶性肿瘤之一。我国乳腺癌的患病率和死亡率都呈迅速上升的态势。城市女性乳腺癌发病率高于农村。因此,乳腺癌的早期发现、早期诊断和早期治疗尤其重要。

(一)乳腺癌的筛查方法

目前在全球范围内普遍采用的乳腺癌早期诊断的基本措施主要有四种:乳腺 X 线筛查、乳腺 B 超筛查、临床体检以及自我检查。

1. 乳腺 X 线筛查

乳腺 X 线检查比较适合大规模的人群筛查,定期的乳腺 X 线检查可以降低 40 岁以上妇女乳腺癌的死亡率。尽管乳腺 X 线检查在乳腺癌的早期发现中具有较高的应用价值,但可能存在漏诊,其在判断异常病灶的良恶性方面的应用价值也十分有限,因此乳腺 X 线检查必须联合其他一种或几种筛检措施,以进一步提高早期筛查的敏感性和特异性。近年来,数字式显像技术的应用可以使乳腺 X 线影像更清晰,从而提高了异常病灶的检出率。

2. 乳腺 B 超筛查

乳腺 B 超检查因其快捷、安全、灵便等特点成为最易为患者接受的检查方法。然而,目前大多数专家对乳腺超声用于大规模的人群普查还持否定的意见,主要原因在于:乳腺超声仪器对检查乳腺微小钙化灶的灵敏度不高,而导致一些早期乳腺癌的漏诊;对<1cm 的肿块诊断特异性差,影响筛检效率;在操作上要求在显像的同时作出结果判断,因此其准确性受操作者主观因素影响较大;无法获得全乳腺显像,而且检查结果存档和复审的耗费较大,容易出现漏诊。但乳腺超声检查在鉴别囊性和实质性乳腺肿块方面具有明显的优势,因而通常用于乳腺 X 线或临床体检普查发现的异常病灶的进一步筛查。

3. 临床体检

早期的乳腺癌不一定具有典型的临床表现,容易造成漏诊。尽管乳腺 X 线检查和超声检查是早期发现乳腺癌的有效工具,但仍有一些早期乳腺癌是仅依靠临床体格检查单独发现的。临床体检时要重视局部腺体增厚、乳头溢液、乳头糜烂、乳头轻度回缩、乳房皮肤轻度凹陷和乳晕轻度水肿等表现,发现这些问题建议做乳腺 X 线和 B 超筛查,发现早期的乳腺癌。

4. 自我检查

乳房自我检查的优点是经济、便捷、很少受时间限制以及对人体无损伤等。目前对于乳房自我检查的效果还存在争议,尽管一部分研究提示自我检查有助于发现小的淋巴结阴性的乳腺癌,但大规模的前瞻性对照研究结果显示自检组和对照组的乳腺癌死亡率并无差异。

(二)乳腺癌的筛检对象

乳腺癌的筛检对象为 35～64 岁妇女。高危人群可作为重点检查对象。

(1)30 岁以上女性,特别是月经初潮在 12 岁以前,绝经期晚于 55 岁,月经不规则者。

(2)婚后未生育,或 30 岁以后生育,或生育后不哺乳以及很少哺乳者。

(3)乳房发生异常变化,摸到肿块或皮肤增厚与月经无关者。

(4)反复乳头排液或乳头糜烂有压痛者。

(5)不明原因的一侧腋下淋巴结肿大者。

(6)进食过量动物脂肪,绝经后体重超重者。

(三)乳腺癌的筛检频度

(1)适龄妇女每月自我检查 1 次,绝经前者每次月经过后 7～10d 自查 1 次。

(2)高危人群除自查外,宜每半年至一年接受专科医师筛查 1 次。

(3)较大人群集中系统的筛查,因耗费人力物力较多,可每两年筛查 1 次。

全科医师的任务主要是教会女性如何进行乳房的自我检查及临床检查,同时熟悉乳腺癌的筛检对象,将筛检阳性的患者转到专科医院做进一步诊断。

(四)乳腺癌的一级预防

1. 保持良好的生活方式

不吸烟,少喝酒,不吃烟熏、油炸食品,不偏食,少进食热量高的食物,降低脂肪食量,特别是动物脂肪、黄油、甜食等,避免肥胖和超重,多吃新鲜蔬菜、豆奶制品、坚果,注意补充胡萝卜素、维生素、微量元素。另外,保持良好的心态,避免长期压抑或忧郁情绪,乐观向上,心胸宽广,对降低乳腺癌发病率有一定好处。

2. 自我预防

避免不必要的胸部 X 线照射,掌握合理的生育计划,避免高龄生育,提倡母乳喂养,更年期妇女避免或少用雌激素。

二、宫颈癌

宫颈癌(cervical cancer)是女性的主要健康问题之一,全世界每年新发宫颈癌患者为 46.5 万人,每年死亡 20 万人以上。在许多发展中国家,宫颈癌是最常见的妇科肿瘤,占所有妇科肿瘤的 20%～30%。由于宫颈癌的发生和发展是渐进的演变过程,时间可以从数年到数十年,一般认为这个演变过程经过这样几个阶段:增生、不典型增生、原位癌、早期浸润、浸润癌。我国属于宫颈癌高发区,但随着近 40 年来宫颈细胞防癌涂片检查,长期大面积普查、普治及妇女保健工作的开展,及时发现癌前病变及早期癌,宫颈癌的发病率和死亡率均已明显下降。

(一)宫颈癌的筛检方法

目前宫颈涂片检查是筛检的首要方法,主要采用刮宫颈片,阳性率达 95%。宫颈涂片检查便宜、易做,较容易推广,可达到普遍筛检的目的,也可适用于窥镜检查可疑者的进一步检查。

(二)宫颈癌的筛检对象

对 35 岁以上妇女定期(2～3 年)进行阴道脱落细胞筛查和(或)高危型人乳头状瘤病毒

(HPV)DNA 检测。由于宫颈癌自然史比较清楚,历时 5～10 年,如果能在其发展过程中通过筛查,即可早期发现、早期治疗。凡 50 岁以上的女性,特别是过早性生活、性生活紊乱、早育、多次生育者,宫颈炎症与糜烂不愈者,阴道不规则流血或白带增多、排液有异臭者可视为宫颈癌高危人群,应请专科医师进一步检查。

(三)宫颈癌的筛检频度

35 岁以上妇女最好每 2 年进行阴道脱落细胞筛查和(或)高危型人乳头状癌病毒(HPV)DNA 检测 1 次。在医疗资源较紧张的地方,如一生只能普查 1 次,普查年龄应选 35～40 岁;如一生能普查 2～4 次,普查年龄应选在 35～55 岁;高危人群每年普查 1 次。

(四)宫颈癌的一级预防

宫颈癌的病因虽然不完全清楚,但已知许多因素与其密切相关,可以针对这些因素加以控制,如禁止早婚和性生活紊乱、实行计划生育、加强性道德及性卫生教育、积极防治与宫颈癌发生有关的疾病等。医学界研究表明,99.7％的宫颈癌是由于人乳头状瘤病毒(HPV)导致的。国际上普遍认定,HPV 疫苗对 9～45 岁的女性都有预防效果,如果女性能在首次性行为之前注射 HPV 疫苗,可以防止 HPV 感染,从而降低 90％的宫颈癌及癌前病变发生率。

(王　静)

第四章　老年保健

第一节　老年保健的目标和任务

世界卫生组织(WHO)认为,老年保健是在平等享用卫生资源的基础上,充分利用人力、物力,以维持、促进老年人健康为目的,发展老年保健事业,使老年人得到基本的医疗、康复、保健、护理。

一、老年人年龄划分

(一)世界卫生组织标准

世界卫生组织对老年人年龄的划分使用两个标准:发达国家将 65 岁以上的人群定义为老年人,而发展中国家则将 60 岁以上的人群定义为老年人。

(1)年轻老人　指 60 岁(65 岁)到 74 岁的老人。

(2)老年人　指 75 岁到 84 岁的老人。

(3)高龄老人　指 85 岁到 90 岁的老人。

(4)长寿老人　指 90 岁以上的老人。

(二)中国标准

(1)老年人　指 60 岁到 89 岁的老人。

(2)长寿老人　指 90 岁以上的老人。

(3)百岁老人　指 100 岁以上的老人。

二、老年保健的目标与内容

(一)老年保健的目标

老年保健对于保障老年人的健康和生活具有重要意义。老年保健的目标是维持和促进老年人健康,为老年人提供疾病的预防、治疗及机体康复功能锻炼,开展健康教育、健康咨询、健康体检、功能训练等保健活动。随着社会的进步和医学的发展,我国老年人的保健组织和机构正在不断发展和健全。在老年人的保健组织中,医护保健人员应该发挥越来越大的作用,从而把"老有所养,老有所医"的要求具体落到实处。

(二)老年保健的内容

1.老年保健的重点人群

(1)高龄老人。

(2)独居老人。

(3)丧偶老人。

(4)患病的老人。

(5)新近出院的老人。

(6)精神障碍的老人。

2.老年保健服务人群的特点

(1)老人患病特点　　多种疾病同时存在、病情复杂；症状不典型；病程长、康复慢、并发症多；病情发展迅速，容易出现危象和多脏器衰竭；高龄老人退行性疾病、精神疾病、老年痴呆、致残疾病等发病率高。

(2)对医疗服务需求的特点　　就诊率高、住院率高、医疗费用高、住院时间长、需全面照顾人数多。

(3)对保健服务和福利设施需求的特点　　社会交往少、活动和独立生活的能力降低、实际收入少、参与社会和竞技活动的机会少、社会地位低、情感空虚(即孤独、多余感)，应针对上述老年人存在的问题设置保健服务和福利项目。

(4)高龄老人的照顾特点　　退行性疾病容易导致活动受限，生活不能自理，$3.9\%\sim8.4\%$的老人需要照顾。

3.中国特色的老年保健策略

中国特色的老年保健策略是贯彻全国老龄工作会议精神，构建更加完善的和多渠道、多层次、全方位的，包括政府、社区、家庭和个人共同参与的老年保障体系，进一步形成老年人口寿命延长、生活质量提高、代际关系和谐、社会保障有力的健康老龄化社会的老年服务保健网络。中国特色的老年保健策略内容可概括为：

(1)老有所医。

(2)老有所养。

(3)老有所乐。

(4)老有所学。

(5)老有所为。

4.老年保健基础护理

从老年患者的清洁卫生、饮食起居、舒适的体位和环境，到基本生命体征的观察与测量，以及服药、注射等最基本的护理方法，都属于基础护理的范畴。老年人的健康长寿与家庭基础护理的优劣有很大的关系。有一部分老年人最终夺去他们生命的不是原发病，而是由于护理知识的欠缺、护理不当所引起的并发症，可见基础护理在老年人的健康中占有相当重要的地位。

5.老年保健的评价指标

老年保健的评价指标包括：专职人员数量；无残疾期望寿命；老年人自杀发生率；老年痴呆发生率；适宜于老人的公共设施数量；用于老年保健的卫生预算百分比；用于老年保健的非卫生预算百分比；领取退休金的百分比；福利待遇情况。

(余　愉)

第二节   健康老年人概念

健康老年人标准是老年医学与保健医学领域的一个重要课题。由于生物机体的衰老变化,必然引起一系列结构和功能的改变,准确区分生理性衰老与病理性衰老,认识健康老年人标准对诊断老年病、实现老年保健目标具有一定意义。

一、世界卫生组织提出的健康老年人标准

(一)躯体健康

躯体健康是健康的前提和基础,表现在以下3个方面:

(1)形体健康   具有标准的体格指数,躯体无显著驼背或其他畸形。

(2)功能正常   有一定的体力,肢体灵活,步态平稳;具有一定的视听能力;心、脑、肺、肝、肾、内分泌系统与神经系统等功能正常。

(3)没有疾病   经物理检查、化验检查、仪器测定等未发现病理性改变,没有被确诊的严重的器质性疾病。

(二)心理健康

心理健康是指一个人的内心世界充实丰富与和谐安宁的状态。心理健康有以下10条标准:

(1)有充分的安全感。

(2)对自己有自知之明,能对自己的能力做恰如其分的评价。

(3)生活目标切合实际,能现实地对待和处理周围所发生的问题。

(4)与周围环境保持良好的接触,并能经常保持兴趣。

(5)能保持自己人格的完整和和谐。

(6)智力正常,具有较好的学习能力。

(7)情绪豁达与控制适度。

(8)能保持良好的人际关系,悦纳他人,并取得集体悦纳。

(9)能在集体允许范围内作出适度的个性发挥。

(10)能在社会规范之内对个人基本需求得到恰如其分的满足。

(三)社会健康

社会健康是指人们在社会关系与社会环境中处于一种和谐一致的状态。个人社会健康可以从以下10个方面评估:

(1)家庭教育。

(2)社区环境。

(3)群体风气。

(4)社会风气。

(5)社会文化。

(6)婚姻和家庭状况。

（7）处理人际关系的技术。

（8）个人事业的成功。

（9）对社会变迁的适应能力。

（10）处理角色冲突和角色转变的能力。

这 10 个方面可作为衡量社会健康的指标,每个指标的分值为 0~10 分,10 个指标最高分的总和为 100 分。如果获得较高的分数,说明其在社会健康方面处于良好的状态。如果分值低于 50 分,说明这个人在社会健康方面存在比较严重的问题,需要及时进行调整。

二、中华医学会老年医学分会标准

中华医学会老年医学分会制定的 2013 年版《中国健康老年人标准》提出了以下 5 条健康老年人标准:

（1）重要脏器的增龄性改变未导致功能异常;无重大疾病;相关高危因素控制在与其年龄相适应的达标范围内;具有一定的抗病能力。

（2）认知功能基本正常;能适应环境;处事乐观积极;自我满意或自我评价好。

（3）能恰当处理家庭和社会人际关系;积极参与家庭和社会活动。

（4）日常生活活动正常,生活自理或基本自理。

（5）营养状况良好,体重适中,保持良好生活方式。

（余　愉）

第三节　老年人特征

一、生理特征

老年期是身体的各个生理系统逐渐失去自我更新的能力,是人解决问题、理解、学习以及在常态和应激情况下的情绪反应等能力下降,对来自社会各方面的压力和对环境的适应能力均减退的年龄阶段。所以,老年期人体的生理、代谢及形态逐渐出现衰退现象。

(一)外貌及体型上的改变

老年人外貌体型改变甚为明显。须发明显变白,有脱发和秃顶的现象;皮肤皱褶变粗糙,弹性减弱;面部、手背等暴露部位因脂褐质明显增加,出现老年斑和其他局部色素性改变;头颅骨变薄,牙龈与牙槽萎缩,牙齿松动脱落,形成老年人特有面容。身高变矮,有弯腰驼背体征;体重逐渐减轻,消瘦,体液含量减少;肌肉松弛、运动障碍等。人体外貌及体型上的改变在 50 岁之后日趋明显,其变化与遗传、性别、职业、环境、生活方式、行为等有关。

(二)器官及组织的改变

老年人内脏器官和组织细胞数减少,发生萎缩,重量减轻,器官在长期活动中不断消耗和劳损导致功能减退。胃肠道消化酶活力下降,吸收功能降低,肠蠕动减慢——便秘;肝内糖原、抗坏血酸及核糖核酸减少,蛋白质合成下降,酶活力降低,肝细胞数目减少,纤维组织增多,脂肪积聚——脂肪肝;肾单位萎缩,酶活力下降,高蛋白引起尿毒症;过量的水分会增加心脏负荷,电解质失衡。此外,还出现感觉器官退化(眼、耳最明显)及近期记忆力衰退等。

(三)代谢与生理功能的改变

1.新陈代谢降低

随着年龄的增长,老年人活动量减少,合成代谢降低、分解代谢增高,引起细胞功能下降,各脏器的功能减退,机体基础代谢率与中年人相比降低 15%～20%,耗氧量和能量消耗逐渐降低,使体内可交换的钾离子含量减少,肌肉的张力降低,基础体温和最高体温均降低,较成人低 $0.5～1℃$。

2.骨密度下降

骨的无机盐含量下降,一般在 30～40 岁时人体的骨密度达到峰值,以后随年龄的增长,骨内的无机盐含量逐年下降,导致骨密度降低、骨强度下降,由此引发老年人,尤其是女性老年人患骨质疏松症,极易发生骨折。

3.糖代谢下降

随着年龄的增长,老年人糖代谢功能逐渐下降。随着年龄的增长,口服葡萄糖耐量试验逐渐显示糖耐量降低。老年人糖耐量降低与组织对胰岛素的敏感性下降及肝细胞总的代谢功能衰退有关。

4.血脂代谢紊乱

老年人总血脂水平升高,血中甘油三酯明显升高,而血清脂蛋白脂酶的浓度下降。据调查,长寿老人脂类代谢的各项指标与成年人并无明显差异,应从年轻时即开始控制脂类食物的摄入。

5.蛋白质代谢紊乱

70 岁以上的老年人血浆白蛋白常减少,而血浆球蛋白量增多,导致白/球比值降低。老年人组织的胞质蛋白质量减少,随之中质蛋白(如胶原)的量增多。随年龄增长,蛋白质分子可能形成大的无活性的复合物,逐渐积聚于细胞中,70～90 岁的老年人血清中丝氨酸、苏氨酸、组氨酸、鸟氨酸和赖氨酸增多,而谷氨酸、酪氨酸、半胱氨酸和苯丙氨酸减少。

(四)各系统的生理特征改变

1.循环系统特征

人到老年,即使在健康状况下,心脏组织也产生明显的退行性变化。心肌萎缩,纤维样改变,心肌及心内膜硬化,心脏泵效率下降,每分钟有效循环血量减少,可能会导致心绞痛、冠心病等。老年人交感神经和副交感神经的敏感性降低,对心律的调控能力下降,易发生心律不齐。血管变化,管壁弹性减退,多伴有血管壁脂质沉积,脆性增加,血管外周阻力增大,血压升高,患高血压的概率增加。脏器组织中毛细血管血流量减少,血流速度减慢,易导致脑溢血、脑血栓等。

2.呼吸系统特征

老年人呼吸肌萎缩,胸廓变形、变硬,顺应性降低,呼吸频率及深度受限;呼吸道黏膜和肌纤维萎缩,呼吸道管腔扩大,无效腔增加,肺组织萎缩,毛细血管减少;肺泡变薄,数量减少,弹性减退,肺不能有效扩张,致肺通气不足;由于肺泡融合,总面积减小和毛细血管数目减少,致使肺换气效率也降低。因此,虽然老年人由于代谢率较低,平静时并无气促等表现,但不能承受较大的运动负荷。在临床上,保护呼吸功能,特别是预防和及时控制肺部感染,对老年人显得尤为重要。

3. 消化系统

老年人牙周组织发生退行性改变,影响对食物的咀嚼,咀嚼肌的退化使食物不易磨碎,这加重了胃的负担,胃排空减缓。口腔唾液分泌减少,易出现口干,发生口腔黏膜溃疡。胃酸分泌不足,各种消化酶分泌下降,影响对食物的水解和消化,各种营养素的吸收率降低。胃肠黏膜萎缩,消化腺分泌减少,易产生消化不良。胃肠蠕动减弱、缓慢,使机械性消化减弱,食物推进缓慢,在肠内停留时间延长而容易发酵,产生较多气体,若水分吸收过多则容易引起便秘。胆囊变小,壁增厚,弹性降低,胆囊中胆汁浓缩、沉积,可形成结石,并易患胆囊炎。胆管发炎可梗阻胰腺导管引起急性胰腺炎。

4. 泌尿生殖系统

老年人肾萎缩,肾血流量减少,肾小球滤过率及肾小管重吸收能力下降,老年人常有多尿现象。性激素分泌从 40 岁以后逐渐降低,性功能减退。老年男性前列腺增生性改变,前列腺肥大导致排尿困难。

5. 血液系统

老年人血液系统老化主要表现为骨髓功能的衰退和数量的减少,造血组织逐渐被脂肪和结缔组织所代替。老年人产生血细胞的红骨髓减少,黄骨髓增多,造血功能降低,红细胞和血红蛋白减少,可引起贫血。老年人粒性白细胞数量变化不大,但白细胞功能降低,容易感染。

6. 神经系统

老年人神经细胞数量逐渐减少,脑重减轻,常表现为脑萎缩。老年人脑血管硬化,脑血流阻力加大,氧及营养素的利用率下降,易出现记忆力减退、健忘、失眠、痴呆症。老年人脑功能逐渐萎缩,功能进行性衰退,对外界事物的反应能力下降,对疼痛的反应比较迟钝,导致老年人疾病发生无法预料,以致延误病情,发生意外。

7. 内分泌系统

老年人垂体体积下降,激素的合成及代谢均出现变化。老年人甲状腺激素的合成及分泌均随着年龄的增加而逐渐减少。老年人肾上腺皮质功能减退,糖皮质激素分泌减少,所以对外伤、感染、手术等有害刺激的反应能力差。老年人胰岛素的分泌变化不大,但由于肝细胞膜上的胰岛素受体与胰岛素的结合能力下降,因而对胰岛素的反应不敏感,易导致糖尿病。

8. 免疫系统

随着年龄的增长,人体免疫功能逐渐下降,与机体衰老成平行关系。胸腺是免疫系统的重要器官,是发生老化最早、最明显的器官。老年期的胸腺仅为儿童的 1/10 左右。老年人抗原和抗休之间的亲和力下降,免疫细胞的识别能力随年龄的增长而减弱,除攻击外来病原体外,也会攻击自体组织,引起抗体衰老或死亡。因此,老年人机体免疫功能减退,易患感染性疾病。

二、心理特征

老年人的心理功能相对于生理功能而言,其发展与变化趋势更为复杂和多样,不同心理素质的老年人有其不同的变化特点。文化、环境和时代等因素也往往使各项心理功能发展变化的趋势个体间有较大程度的不同。老年人的心理结构,包括两大部分:一是"智力",主要是指观察力、记忆力、想象力、思维力、注意力,其中以抽象逻辑思维能力和创造性思维能力为核心。二是"非智力",包括兴趣、情感、意志、性格、道德、思想、态度。这些因素自始至终成为人的智慧行为的必要组成部分。

人进入老年期,各项生理功能进入衰退阶段,这必将引起心理的变化,使老年人的心理具有特殊状态,同时老年人社会角色的改变,也必然引起其特有的心理变化。

(一)智力因素衰退

由于老年人独特的心理结构,各个因素的衰退是不平衡的,而且因素之间有互补作用,能自觉地扬长避短,所以老年人智力衰退既有普遍性又有个体的差异性。

1. 记忆改变

记忆从机制上分为三种,即瞬间记忆、短时记忆和长期记忆。心理学家根据记忆活动的特点分为感觉记忆、初级记忆和次级记忆。老年人在记忆方面的退化特点如下:

(1)对感知的材料组织加工的能力下降,表现为对往事记忆完好,对新鲜事物难以记住。

(2)老年人的回忆活动减退,表现为认识熟人,却叫不出名字。

(3)老年人的意义记忆完好,但机械记忆减退,如往往记不住电话号码、人名、地名。

(4)老年人的速度记忆能力减退,如相同时间内的记忆效率远远比不上年轻人。

老年人的记忆易于出现干扰或抑制,尤其是在信息的主动提取方面,老年人的记忆障碍表现得尤为明显,甚至有时会出现错构和虚构的情况。

2. 思维减慢

思维是比记忆、知觉等心理现象更复杂的过程,也是人类认识过程的最高形式。由于记忆力的减退,老年人承受记忆的负荷降低,抽象思维能力、逻辑推理能力下降。解决问题的能力随年龄的增长而下降,因此,老年人捕捉信息及使用信息都显得很笨拙,解决问题的灵活性也受到影响。

老年人的智力随着年龄的增长逐渐减退,但这种减退不是全面和绝对的,每个健康人的智力潜能是很大的,包括老年人在内的健康者都要认识到学习对智力的高度可塑性。老年人的智力可通过训练得到改善,通过持之以恒的学习予以保持,予以提高。一般而言,身心健康、社会适应能力强、受过良好教育的老年人,智力保持比较好。

(二)非智力因素不稳定

1. 情绪与情感

情绪与情感是人对客观事物的态度体验,有积极与消极之分。老年人的积极情绪包括愉快感、自主感、自尊感等;而常发生的消极情绪包括紧张害怕、孤独寂寞感、无用失落感以及抑郁感。老年期是负性生活事件的多发阶段,随着生理功能的逐渐退化、各种疾病的出现、社会角色与地位的改变、社会交往的减少,以及丧偶、子女离家、好友病故等负性生活事件的冲击,老年人经常会产生消极的情绪体验和反应。

健康情绪是指人能表现出与环境协调一致的情绪反应。这种情绪反应不仅要符合当时的场合、氛围,还要符合人的年龄、身份、文化特点。

(1)外因是引起人情绪变化的条件　人既生活在自然环境中,又生活在社会环境中,语言、文字、社会因素都会成为引起情绪变化的刺激,但必须有足够的强度和作用时间。

(2)内因是引起人情绪变化的根据　在特定的时间和空间范围内,不同的人具有不同的素质,就有不同的刺激阈。老年人的情绪强度和紧张度较弱,情绪冲动性较强,往往可以自制而不失理智。但老年人产生情绪后不容易清除和淡化,影响的时间相对较长。老年人情绪快感发展取向主要受社会文化、制度、经济、地位、家庭和自身健康、自我评价等因素的影响。

2. 人格变化

老年人的年龄增长造成了人格特征的改变,如对身体舒适的需求增大,对健康和经济的过分关注与担心产生的不安与焦虑,猜疑心、嫉妒心强,因把握不住现状而产生的怀旧和发牢骚等。

老年人的人格是经历童年、青年、成年之后形成的,因此,要以动态的眼光看待老年期的人格变化。老年人的人格趋于稳定,其特征包括:

(1)整合良好型　多数老年人属于这种类型。他们能正视生活,对生活很满意,有良好的认知和自我评价能力,乐得其所。

(2)防御型　这类老年人雄心不减,否认衰老,表现为学到老、活到老、干到老,保持高度的工作热情和高水平活动来充实自己,在忙中取乐;或者致力于身体锻炼和保养,以保持自己的"青春"和活力。

(3)被动依赖型　这类老年人强烈地依赖他人,对周围的一切不感兴趣,处于冷漠状态。

(4)整合不良型　这类老年人有明显的心理障碍,需要家庭的照顾或社会的帮助才能生活。

三、社会特征

老年人是一个特殊的群体,是社会人群的重要组成部分。老年人对社会、经济的发展做出过重要的贡献,曾是社会物质和精神财富的创造者。随着社会经济地位和人际关系的改变,其物质和精神生活发生明显的改变,各种特殊需要日益增多。社会应重视和关心老年人群的某些特殊需要,有责任承担保护老年人的义务,为其提供优质的老年健康社会保障。

老年健康既然是一个社会问题,社会就应寻找合适的途径为老年人服务,以增进老年人的健康。

(余　愉)

第四节　老年人常见的健康问题

一、身体健康问题

(一)跌倒

跌倒是指在平地行走时或从稍高处摔倒在地,多见于老年人(特别是高龄老年人)。因跌倒发生骨折者为 $3\%\sim5\%$,多数属重要部位骨折。在老年人髋关节、骨盆、前臂这些部位的骨折中,有 90% 由跌倒引起。老年人跌倒后如发生骨折往往造成不能步行,生活不能自理,甚至要长期卧床,导致多种并发症,如压疮、栓塞等,严重时可导致突然出现瘫痪、意识丧失等。老年人跌倒不仅影响躯体健康,还可影响老年人的心理和社会健康,甚至危及生命。因此,积极预防老年人跌倒是维护老年人健康、保证老年人生活质量的重要保健措施。

1.发生原因

(1)主观因素　老年人步行能力出现障碍。随着身体的老化和多种疾病的影响,老年人身体姿势平衡和步履稳定的能力逐渐变差,这是导致跌倒概率增大的主要原因,也是导致老年人残障、死亡的重要诱因。①影响脑血流灌注及氧供应的全身性疾病,如心律失常、心力衰竭、糖尿病患者的低血糖反应等均可导致老年人头晕、体力不支而跌倒。②听觉、视觉、平衡功能障碍:老年人由于视觉、听觉、触觉、前庭及本位感觉等功能的损害及减退,均减少传入中枢神经系统的信息,影响大脑的准确分析、判断。患有脑血栓、帕金森病、内耳眩晕症、小脑功能不全的老年患者平衡功能较差,容易跌倒。③骨骼关节肌肉疾病:骨骼关节肌肉疾病致使活动障碍或肌力减弱而跌倒。老年人由于髋、膝、踝关节活动障碍、肌无力而跌倒占躯体因素的75%。④药物副作用与酒精作用:很多药物和酒精可以影响神志、精神、视觉、步态、平衡、血压等,增加跌倒的发生率。这些药物包括麻醉药、镇静催眠药、抗焦虑抑郁药、降压与利尿药、扩血管药、维生素及钙剂。⑤坠床:坠床是住院老年人跌倒的主要原因,多见于意识不清或意识清楚但自身平衡功能减退而不能敏捷回避险情的老年人。

(2)客观因素 ①环境因素:光滑的地面、纹理过多的地面、松脱的地毯、过道障碍物及走路时踩到香蕉皮等均可使老年人站立不稳而跌倒。大多数老年人跌倒发生在室内,过强或过暗的灯光、浴室和楼梯缺少扶手、卧室里家具摆放不当均是构成老年人跌倒的潜在危险因素。②活动有关的危险因素:大多数老年人的跌倒是在活动(如行走或变化体位)或重体力劳动时发生的,从事有较大危险性的活动(如爬梯子或参加体育活动)时也有发生。发生在上下楼梯时的跌倒约占10%(尤其是在下楼梯时)。

2.保健措施

(1)采用跌倒风险评估 对存在跌倒危险因素的患者,帮助其分析可能的诱发因素,提出预防措施。将有跌倒倾向的患者分等级并做好标记,便于外出检查时得到防护照顾,可有效地预防跌倒。

(2)重视老年人自身疾病导致的跌倒 ①预防组织灌注不足致头晕目眩而跌倒;②预防平衡功能障碍致跌倒;③预防视力、暗适应力减退导致感知改变而跌倒;④预防听力减退导致感知改变而跌倒;⑤预防骨骼关节肌肉疾病导致移动障碍而跌倒;⑥预防老年人肢体协调功能减弱引起的跌倒;⑦指导老年人用助行器。

(3)功能锻炼指导 有规律的锻炼有利于防止跌倒。应选用适合老年人特点并结合个人兴趣及活动能力的运动形式,如散步、慢跑、各种形式的体操及太极拳等。

(4)预防药物不良反应 老年人的内服药和外用药应分开,药物标签要很明显,分发药物时要讲解清楚。对服用镇静、安眠药的老年人,最好上床后服用,以防药物在老年人上床前起作用而引起跌倒。应用降糖、降压及利尿药物的老年人,注意其用药后的反应,指导老年人不要乱用药,尽量减少服用药物的种类和量。

(5)坠床的预防及护理 ①对意识障碍的老年人应加床档;②睡眠中翻身幅度较大或身材高大的老年人,应在床旁用椅子护挡。

(6)建立适合老年特点的居家环境及社区环境 ①心理指导:老年人常有不服老、不愿麻烦别人的心理,尤其对生活小事,愿意自己动手。需要多做卫生宣传教育,使老年人掌握自身的健康状况和活动能力,量力而行。②衣着:避免穿那些衣摆过长会绊脚的长裤、睡衣或者衣衫。走动时尽量穿合脚的鞋,尽量不穿拖鞋。③地板:潮湿的地板容易使人跌倒,因此,在浴室里靠近手盆、浴缸、厕座的地板要铺防滑砖或防滑胶布。④通道:通道地板要平整,不要有障碍物。⑤照明:要保证楼梯、浴室、卧室等有足够的亮度。⑥楼梯:要有楼梯扶手,并有方便照明的开关。⑦扶手:浴室、洗手间、厕座应有稳实的扶手方便进出。⑧睡床:高低要适当,否则上下床时易摔倒。床垫不宜太松软,否则在床上不易坐稳。

总之,老年人的安全护理不仅要重视预防跌倒,还要有专门适合高龄老人居住的居家环境。建立无障碍的生活社区才能使老年人颐养天年。

(二)便秘

便秘是指正常的排便形态改变,排便次数减少或排便时间明显延长,排出过干、过硬的粪便,且排便困难。便秘是由于各种疾病引起的消化系统的常见症状,也是老年人常见的健康问题。

1. 发生原因

(1)饮食因素　老年人咀嚼能力下降、消化功能减退、食物摄入量减少、饮食精细、食物中纤维素含量不足是老年人便秘的主要原因。

(2)饮水不足　老年人对体内高渗状态调节反应下降,口渴感觉较差,饮水不足使机体处于脱水状态,导致便秘。

(3)体力活动减少　体力活动促使肠蠕动,有利于保持正常排便习惯。老年人活动能力下降,特别是患慢性疾病、长期卧床不起、生活不能自理者,肠蠕动功能较差,肠内容物长时间停留在肠腔内,水分被过度吸收,造成粪质干结,排便困难。

(4)药物作用　便秘是许多药物的常见副作用,药物可抑制肠蠕动而引起便秘。含铝、钙离子的制酸药物以及铋制剂有收敛作用,使肠内容物水分被过度吸收也可引起便秘。

(5)中枢神经病变　如脊髓损伤、帕金森病、脑血管病变、痴呆等,这些疾病可使排便反射迟缓,肠蠕动减慢,大便干燥不易排出。

(6)精神因素　精神过度紧张或抑郁抑制了自然排便反射,可发生或发展成严重便秘。

(7)直肠对膨胀感觉迟钝,常缺乏便意　当直肠内感觉迟钝时,粪块镶嵌的容积可变多,老年人易出现粪块嵌塞现象。

(8)功能性肠蠕动减慢,腹肌、直肠肌肉萎缩,张力减退,排便无力。

(9)不习惯于床上排便及缺乏隐蔽的排便环境。

2. 表现

(1)排便次数减少,排便间隔时间延长,便量减少,大便干结、坚硬,满腹胀痛。

(2)全身中毒症状　由于肠蠕动减弱,肠内蛋白质分解,腐败发酵加重,其终末产物如酚类、吲哚等有害物质的吸收可引起腹胀、腹痛、头晕、乏力、口苦、精神淡漠、食欲减退等中毒症状发生。

(3)便秘时精神压力较大,对便秘产生恐惧感而惧怕排便,久之形成恶性循环,排便更加困难。

(4)便秘老年人排便时费力,易出现大汗淋漓、虚脱,甚至发生脑出血、心肌梗死、猝死现象。

3. 保健措施

(1)膳食指导　多食膳食纤维丰富的食物,如芹菜、菠菜、生菜、荞麦、玉米、水果等,其中荞麦是最理想的老年健康食品。丰富的膳食纤维可以增加粪便量,达到刺激肠蠕动的目的。蜂蜜和大枣有润肠通便的作用。鼓励老年人多饮水,在身体状况较好时,减少粪块干结,有助于排便。

(2)指导老年人建立良好的排便习惯　每天应定时主动排便,建立良好的排便反射,一般在早上起床或早餐后进行排便,因为此时结肠活动较活跃。

(3)腹部按摩　加强腹部肌肉的锻炼,可每日顺时针方向按摩腹部数次,增加肠蠕动,促进排便。

(4)适当运动　适当增加运动量,有利于增加肠蠕动,增进食欲,预防便秘,促使老年人保持最佳的生理功能和心理状态。

(5)心理指导　保持乐观的精神状态,消除紧张因素,克服焦虑。为其提供适宜、隐蔽的排便环境,给予心理安慰,消除老年人的排便顾虑。

（6）预防意外　有高血压、心脑血管疾患的老年人要避免用力排便，以防发生意外。

（7）药物导泄　严重的便秘经饮食和行为疗法无效时，可在医生指导下，采取药物导泄。

（8）手指取便　当粪便嵌塞于肛门直肠，用泻药无效时，可让老年人左侧卧位，用戴手套的示指将干结粪便粉碎取出，或用油剂保留灌肠，将粪块软化后再粉碎取出。

（三）大便失禁

大便失禁是指肛门括约肌不受意识的控制而不自主地排便。大便失禁易造成多种并发症，严重影响患者的生活质量，不仅给患者带来极大的痛苦，也给护理工作带来诸多困难。

1. 发生原因

（1）肛门直肠肌肉松弛或反射功能不良引起失禁。

（2）肛管直肠脱垂、内痔脱出等机械性障碍引起失禁。

（3）由于手术损伤或分娩时外阴破裂引起的括约肌局部缺陷，肛门直肠环和括约肌局部缺损被黏膜代替脱出肛外者，直肠癌术后无肛门括约肌功能引起失禁。

（4）骨盆底部肌肉组织损伤引起盆底肌功能障碍。

2. 保健措施

（1）心理指导　排便失禁的老年人常因不能控制排便而感到窘迫、自卑和焦虑，期望得到理解和帮助。应尊重理解排便失禁患者，给予心理安慰与支持，帮助其树立信心。

（2）饮食指导　进食营养丰富，容易消化、吸收，少渣少油的食物，以减轻胃肠道负担。

（3）卧床休息　腹泻使营养大量丢失，造成老年人身体虚弱，为减少热量消耗，需适当休息，必要时观察血压和皮肤弹性，检查有无脱水及电解质失衡现象。

（4）清洁卫生　掌握卧床老年人的排便规律，及时给予便盆，及时更换被单。定时开窗通气，保持室内空气清新。肛门周围的皮肤常因频繁的稀便刺激而发红，每次便后用温水洗净肛门周围及臀部皮肤。必要时，肛门周围可涂擦软膏，保持皮肤干燥。稀便常流不止者，可暂时用纱球堵塞肛门以防大便流出。

（5）教会患者进行肛门括约肌及盆底肌肉收缩锻炼　指导患者取立、坐或卧位，试做排便动作，先慢慢收缩肌肉，然后再慢慢放松，每次 10s 左右，连续 10 次，每次锻炼 20～30min，每日数次，以患者感觉不疲乏为宜。

（四）尿失禁

尿失禁是指个体不能控制膀胱排尿功能，使尿液不自主外流的现象。尿失禁是老年人泌尿系统最常见的症状之一，在老年妇女中尤为多见。尿失禁不仅易损伤老年人的皮肤，增加尿路感染的危险，而且还易使老年人产生心理压力，影响老年人正常社交、家庭和睦，加速老年人老化。

1. 发生原因

尿失禁可由多种疾病引起，并非正常的老化现象。引起老年人尿失禁的病因比较复杂，可由局部或全身因素引起。

（1）老年人对膀胱的控制能力下降，膀胱容量减少，膀胱平滑肌之间出现的致密连接使膀胱平滑肌出现非自主性收缩等是老年人发生尿失禁的生理因素。

（2）急性尿失禁常由急性意识障碍、急性泌尿系统感染、使用某些镇静剂或利尿剂、抑郁症、环境因素等引起，一旦去除病因后急性尿失禁症状即可消失。

（3）慢性尿失禁　①压力性尿失禁：与盆底肌肉松弛，膀胱、尿道括约肌张力减弱有关。②

急迫性尿失禁:与膀胱肿瘤、膀胱炎、尿道炎刺激逼尿肌有关。③充盈性尿失禁:与脊髓损伤所致的排尿冲动传导障碍及下尿路梗阻有关。

(4)老年人因疾病导致意识障碍而引起尿失禁最为常见。

2.表现

(1)压力性尿失禁　咳嗽、喷嚏、大笑等短暂腹压升高可导致尿液不自主溢出。这种尿失禁常见于老年妇女。

(2)急迫性尿失禁　尿意产生的同时,尿液已经从尿道口流出,几乎没有预兆。这种尿失禁多伴有尿频、尿急等症状。

(3)充盈性尿失禁　膀胱内尿液充盈达到一定压力时,有少量尿液不自主溢出。

(4)老年人皮肤抵抗力较差,活动较少,尿失禁时易产生压疮。

(5)尿失禁使老年人自我照顾能力减弱,生活更为不便,生活质量明显下降,加速了老化。

(6)尿失禁容易使老年人产生自卑、害羞、自我厌恶、忧郁心理,害怕别人嫌弃,影响正常交往。

3.保健措施

(1)加强营养,锻炼身体,锻炼盆底肌力,关心安慰老年尿失禁患者。

(2)老年妇女雌激素减少所致的尿失禁,可谨慎补充雌激素;感染所致的尿失禁,需抗感染治疗;肿瘤、结石所致的尿失禁,可进行手术治疗。

(3)保持会阴清洁,注意老年人会阴局部有无红肿、破溃。

(4)排尿功能训练　排尿功能训练是尿失禁老年人重要的康复措施。

(5)盆底肌肉锻炼　因膀胱括约肌、尿道括约肌与盆底肌肉邻近,锻炼盆底肌肉可以增强膀胱括约肌、尿道括约肌的收缩力,控制排尿。

(6)对于压力性尿失禁,可综合采用盆底肌肉锻炼、排尿功能训练等方法缓解症状。

4.健康教育

经常开窗换气,减轻室内异味。加强营养,避免刺激性饮食、戒烟酒。鼓励老年人的亲朋好友多与老年人沟通,理解、关心、体贴他们,给予精神上的安慰、生活上的照顾、经济上的支持,提高老年人的生活质量。

(五)皮肤瘙痒

1.发生原因

皮肤瘙痒是位于表皮、真皮之间结合部或毛囊周围游离神经末梢受到刺激所致。老年人皮肤瘙痒的常见原因有以下几方面:

(1)局部皮肤病变　皮肤干燥是最常见的原因,在老年瘙痒中占40%~80%,通常由于温度变化、毛衣刺激或用肥皂洗澡后引起。除此之外还可见于多数皮疹、皮炎以及皮肤感染等病症。

(2)全身性疾病　慢性肾功能衰竭或减退的患者有80%~90%伴有瘙痒;肝胆疾病引起胆汁淤积时可在黄疸出现前或伴黄疸的同时出现瘙痒;甲状腺功能减低、糖尿病、某些恶性肿瘤以及药物过敏均可引起全身瘙痒。

(3)心理因素　较少见,对不喜欢养老院的老年人可能发生。老年人搔抓可导致局部皮肤损伤,损伤加重了瘙痒,如此恶性循环,最终成为顽疾。

2.保健措施

(1)一般护理　停止过频的洗澡;忌用碱性肥皂;适当使用护肤用品,使皮肤保留水分,防止机械性刺激;避免毛衣类衣服直接接触皮肤。

（2）根据瘙痒的病因逐个筛查,并对引起瘙痒的疾病进行治疗。

（3）对症处理　使用低浓度类固醇霜剂擦皮肤,应用抗组胺类药物及温和的镇静剂可减轻瘙痒,防止皮肤继发性损害。

（4）心理护理　找出可能的心理原因加以疏导,或针对瘙痒而引起的心理异常进行开解。

二、心理健康问题

不良应激原能够引起老年人痛苦的情绪体验,是影响心理健康、导致精神症状的主要因素。常见不良应激原为夫妻关系危机、代沟矛盾、离退休、负性生活事件、居住环境、不良生活方式、迷信等。常见负性生活事件有丧偶、经济拮据、体弱多病、子女意外等。

（一）常见的心理综合征

1.脑衰弱综合征

脑衰弱综合征是指由多种因素,如长期压抑、寂寞、大脑接受信息刺激不足、脑外伤、慢性酒精中毒以及各种原因的脑缺氧引起的整日脑力和体力疲惫、注意力不集中、记忆不良、睡眠改变、情绪不稳等。

2.离退休综合征

离退休综合征是一种不良的焦虑抑郁反应,是由于离退休后一时难以适应社会角色、地位和生活方式的突然改变而出现的心理反应,表现为情绪改变,如牢骚、易激惹、失望、悲观等。离退休综合征易转化为抑郁症。

3.空巢综合征

空巢综合征是指由多种原因造成的子女不能或不愿意与父母同住使老年人晚年的理想落空表现出来的一组症状,表现为失落、空虚、寂寞、伤感等。

4.套间综合征

套间综合征是由于居住在高层楼房的老年人与邻居互不来往和楼高不便活动,整日闲居室内等,导致老年人出现无聊、抑郁、恐惧等心理反应,表现为虚弱、失眠、头痛、感冒、腰背痛等症状。

（二）心理问题及保健

1.焦虑

适度的焦虑有益于个体更好地适应变化,有利于通过自我调节保持身心平衡等,但持久过度的焦虑会严重影响个体的身心健康。要积极帮助老年人及其家属认识焦虑的表现,分析出现焦虑的原因,指导老年人保持良好的心态,学会自我疏导和自我放松,建立规律的活动和睡眠习惯,帮助老年人的子女学会谦让和尊重老年人,理解老年人的焦虑心理,鼓励和倾听老年人的内心宣泄,真正从身心上去关心和体贴老年人。重度焦虑可应用抗焦虑药物如地西泮等进行治疗。

2.抑郁

抑郁症状高发年龄为50～60岁。抑郁症是老年期最常见的功能性精神障碍之一,抑郁情绪在老年人中更常见。老年人的自杀通常与抑郁障碍有关。老年抑郁障碍的保健原则是减轻抑郁症状,减少复发,提高生活质量,促进健康状况,降低医疗费用和死亡率。主要措施包括严防自杀,避免促发因素,采用认知心理治疗、药物治疗,对药物无效或不能耐受和自杀企图者应采用电休克治疗。

3. 孤独

孤独是一种被疏远、被抛弃和不被他人接纳的情绪体验。孤独感在老年人中常见,是不容忽视的社会问题。摆脱老年人孤独,一方面,需要子女和社会的共同努力,子女必须从内心关心父母,充分认识到空巢老年人在心理上可能遭遇的危机,注重对父母的精神赡养,尽量常回家看看老年人,或经常与父母通电话等进行感情和思想的交流。另一方面,老年人也可以做出力所能及的努力。老年人应参与社会活动,积极而适量地参加各种力所能及的有益于社会和家人的活动,在活动中扩大社会交往,做到老有所为,既可消除孤独和寂寞,更从心理上获得生活价值感的满足,增添生活乐趣。

4. 自卑

自卑即自我评价偏低,就是自己瞧不起自己,它是一种消极的情绪体验。当人的自尊需要得不到满足,又不能恰如其分、实事求是地分析自己时,就容易产生自卑心理。应为老年人创建良好、健康的社会心理环境,尊老敬老;鼓励老年人参与社会活动,做力所能及的事情,挖掘潜能,得到一些自我实现,增加生活的价值感和自尊;对生活完全不能自理的老年人,应注意保护,在不影响健康的前提下,尊重他们原来的生活习惯,使老年人被尊重的需要得到满足。

(余 愉)

第五节 老年人常见疾病保健

随着机体的老化,老年人易患不同类型的心血管疾病,特别是老年人并发不同病因引起的多种心脏病,临床多以动脉粥样硬化、高血压、心力衰竭和脑卒中等疾病为主。这些疾病的临床表现和预后随着年龄的增加而趋于严重。

一、原发性高血压

临床上有 90% 以上的高血压患者未找到明确病因,称为原发性高血压。原发性高血压是以血压升高为主要表现的综合征,通常称为高血压。高血压是多种心、脑血管疾病的重要病因和危险因素,影响心、脑、肾的结构和功能,导致器官功能的衰竭。

(一)发病原因

1. 遗传因素

高血压有明显的遗传倾向,据估计人群中至少有 20%～40% 的血压变异是由遗传决定的。原发性高血压有家族遗传倾向。高血压的遗传可能存在主要基因显性遗传和多基因关联遗传两种方式。

2. 环境因素

高血压可能是遗传易感性和环境因素相互影响的结果。食盐摄入量与高血压发生和血压水平呈正相关,摄盐过多导致血压升高主要见于对盐敏感的人群。长期或反复较明显的精神紧张、焦虑、烦躁等情绪变化也可引起高血压。吸烟嗜酒、多食肥胖、低钙、低镁及低钾等与高血压发病也有一定关系。烟碱可使心脑应激性增强、心率增快,使外周血管收缩压升高。肥胖超重是血压升高的重要危险因素。

(二)疾病表现

1. 老年高血压的特点

(1)患病率高 高血压的患病率随年龄增加而增加。中国 60 岁以上老年人近半数患有高血压等慢性病。

(2)收缩期高血压多 收缩期高血压占老年高血压患者的大多数。这是因为老年人动脉硬化严重,当大动脉硬化严重时,其弹性降低、顺应性减退,收缩压明显升高,从而发生老年收缩期高血压。

(3)血压波动性大 血压波动性大主要指收缩压波动性大。这是因为老年人压力感受器调节血压的敏感性降低,易受内外环境、季节、情绪、体位等因素的影响而致血压突然升高,然后又很快下降,波动性很大。因此,对老年人不能仅凭一次偶然测得的血压值超过正常即诊断为高血压。

(4)并发症多且严重 老年高血压症状不明显,容易被忽视而得不到及时诊断、合理治疗,而且因老年人生理上的老化,常合并较严重或严重的动脉硬化,进而导致靶器官受损,故心、脑、肾并发症多。

(5)易出现体位性低血压 老年高血压患者常于卧位起立时出现头晕、眼花,甚至晕厥,这是体位性低血压所致,其发生原因是老年人的主动脉弓和颈动脉窦的反应性随年龄的增长而降低,这使体位变化或服药后应有的代偿性心率加快和反射性血管收缩能力减弱。血压卧位高,座位低,睡眠时低,睡醒时高,排大小便时高。

(6)病死率较高 大多数死亡由靶器官受损引起严重并发症所致。如因脑血管意外(病死率为39.88%)、冠心病及肾功能衰竭而死亡。

(7)老年高血压患者常常同时患多种疾病 老年人往往同时患糖尿病、高脂血症、支气管哮喘、前列腺肥大等,老年高血压患者选用降压药时应注意到这些情况,以免造成不利影响。老年人神经系统功能较低,更易发生药物治疗时的抑郁症,因此应避免选用作用于中枢神经系统的抗高血压药物,如可乐定、甲基多巴等。

2. 高血压诊断标准

在未服抗高血压药物情况下收缩压≥140mmHg 和(或)舒张压≥90mmHg,并能排除假性和继发性高血压者即可诊断为老年高血压。

3. 高血压的并发症

(1)高血压性心脏病 高血压导致的动脉压持续升高,使心脏负担加重,心肌结构及功能发生异常变化,导致代偿性左心肥厚。若形成高血压性心脏病,将最终导致心力衰竭的发生。

(2)冠心病 高血压是促进冠状动脉粥样硬化发生发展的主要危险因素,持续的高血压最终导致心绞痛、心肌梗死、心力衰竭等。

(3)脑卒中 脑卒中又分为出血性和缺血性脑卒中,是高血压常见的并发症,也是高血压致死的主要原因。

(4)肾功能衰竭和尿毒症 高血压合并肾功能衰竭约占 10%。

(三)高血压的保健措施

1. 改善生活方式

(1)饮食指导 老年人忌暴饮暴食,宜少量多餐。控制钠盐的摄入,一般成人每天盐摄入量不超过 6g,老年人每天不超过 5g,少食腌制食品,限制含咖啡因饮料。避免进食牛、羊、猪油和富含胆固醇的鱼子、蟹黄及动物内脏。宜食用脱脂或低脂牛奶,少吃蛋黄。肉类以禽类、瘦肉、鱼肉和其他水产品为主,宜食用黄豆制品(如豆浆、豆腐等),食用油宜用豆油,避免油炸食品。多食富含钾的食物,如蔬菜和水果。

(2)运动指导 增加体力活动,如散步、练气功、打太极拳、跳舞等。运动量要适度,不要在短时间内大运动量锻炼,不要在运动时出现气喘吁吁的现象,否则容易发生意外。

(3)戒烟戒酒指导 吸烟和饮酒均影响降压治疗效果,发生脑卒中的概率更高,帮助老人认识吸烟与饮酒的危害性,制订戒烟戒酒计划,尽量使老人成功戒烟戒酒。

2.药物治疗

遵医嘱应用降压药物治疗。测量血压的变化以判断疗效,观察药物不良反应。如钙通道阻滞剂硝苯地平有头痛、面色潮红、下肢水肿等不良反应,地尔硫䓬可致负性肌力作用和心动过缓。

3.减少引起或加重头痛的因素

为患者提供安静、温暖、舒适的环境,尽量减少探视。避免劳累、情绪激动、精神紧张、环境嘈杂等不良因素。

4.避免受伤

定时测量患者血压并做好记录。当患者有头晕、眼花、耳鸣、视力模糊等症状时,应嘱患者卧床休息,防止意外受伤。

5.预防直立性低血压

指导患者预防直立性低血压的方法,在联合用药、服首剂药物或者加量时应特别注意,避免长时间站立,尤其在服药后最初的几个小时。改变姿势,特别是从卧、坐位起立时动作宜缓慢。避免用过热的水洗澡,更不宜大量饮酒。在直立性低血压发生时采取下肢抬高位平卧,以促进下肢血液回流。

6.健康指导

指导患者和家属测量血压的正确方法。指导患者调整心态学会自我心理调节,避免情绪激动而诱发血压增高。让患者学会血压的自我检测与管理。家属应对患者充分理解、宽容和安慰。老年人心理脆弱,易将高血压与脑卒中、心肌梗死等紧紧联系在一起,心情易处于恶劣状态。因此,应该针对患者的心理状态予以必要的解释和安慰,帮助其树立战胜疾病的信心。

二、冠心病

冠状动脉粥样硬化性心脏病指冠状动脉粥样硬化使管腔狭窄或阻塞,导致心肌缺血、缺氧而引起的心脏病,它和冠状动脉功能性改变即冠状动脉痉挛一起,统称为冠状动脉性心脏病,简称为冠心病,也称为缺血性心脏病。

(一)发病原因

冠心病的病因尚不完全清楚。大量的研究表明本病是多因素作用所致,这些因素称为危险因素,主要有血脂异常、高血压、糖尿病、吸烟、遗传因素、体力活动减少、年龄、性别因素、酒精摄入和肥胖等。

(二)疾病表现

1.首发症状

老年患者以多种临床表现,如胸闷、心前区疼痛、呼吸困难、心力衰竭、心律失常、乏力、头昏、肩背痛、上腹痛、牙痛等为首发症状,也有无症状因检查其他疾病而被发现,如猝死。心脏本身的症状占大多数,少数以心外症状为主要表现,说明老年人冠心病有的很不典型,极易与心外疾病相混淆,容易发生误、漏诊,故对以心外症状就诊的老年人,首先应排除心脏疾患。

2.临床特点

老年人是一组冠心病发病率比较高的危险人群,其年龄增长本身就是冠心病发生、发展的独立和重要的危险因素,在病理上以多支血管病变多见,病变程度严重,复杂病变、弥漫病变、钙化病变多,陈旧心肌梗死多,左室功能受累多。因此,老年冠心病患者具有特殊的临床特点。

(1)无疼痛型冠心病多　无痛性急性心肌梗死老年人感知心前区疼痛随年龄增长而减少,原因是老年人由于疼痛敏感性降低,痛阈增高,疼痛往往被泵衰竭、休克、消化道症状所掩盖。

(2)心绞痛疼痛部位不典型者多　疼痛可出现在腹背部、颈部、左前臂、腕部、手指、牙床、咽喉,甚至下肢,虽疼痛部位各异,且呈阵发性,但诱因多是劳累、激动等,服用硝酸甘油能缓解。

(3)非疼痛症状多　胃部不适较常见,有一种憋闷、胀满感觉,有时还伴有钝痛、灼热、烧心及恶心呕吐感。胸闷、呼吸困难也较常见,还有无任何原因可解释的疲倦、精力不足、出汗等现象。

(4)心律失常检出率高　由于心脏传导系统及心肌缺血、缺氧易出现各种心律失常,以心房扑动或心房颤动、室性期前收缩、房性期前收缩、室内传导阻滞、房室传导阻滞多见。

(5)易合并心功能不全　患者出现心功能不全症状,有的甚至以心功能不全为首发症状或主要表现。这与老年人心脏储备能力低下、心肌收缩力减弱、梗死面积大有关。

(6)非 Q 波型心肌梗死发生率高　部分老年心肌梗死患者胸痛症状不典型,心电图无 Q 波出现,多需结合心肌酶检测结果才能诊断。

(7)并存其他疾病多　老年人多数在发生冠心病前存在各种疾病,如合并高血压、高血脂、慢性阻塞性肺病、糖尿病、脑血管疾病、肺心病等,这些疾病相互作用、相互影响、互为因果,导致冠心病的治疗棘手和死亡率较高。

(8)误诊和漏诊多　老年人无症状、症状不典型、多病同时发作使病情复杂。

(9)病死率高　有研究显示,年龄越大,病死率越高。影响死亡的主要因素有左冠状动脉主干病变、左室功能、糖尿病、肾功能、肺脏疾病及脑血管疾病。高龄本身是独立危险因素。

3.并发症

(1)心脏性猝死　其由冠心病引起最多,占 3/4 以上,在所有冠心病死亡者中有 50%～70%为猝死。不少冠心病患者平时无任何症状,猝死为首发的临床表现。冠状动脉病变严重程度与发生猝死的概率并非成正比。

(2)心律失常　可以出现各种快速和缓慢性心律失常。心律失常可以是缺血性心脏病的唯一症状。

(3)心力衰竭　其主要由冠状动脉粥样硬化、狭窄造成的心肌血液供应长期不足、心肌组织发生营养障碍和萎缩,产生散在或弥漫性心肌纤维化以及心室发生重构所致。患者大多有心肌梗死病史或心绞痛史,逐渐发生心力衰竭,大多先发生左心衰竭,继以右心衰竭,为全心衰出现相应的临床症状。心肌梗死后心肌收缩力不协调,泵血量减少而致心力衰竭。

(4)缺血性心肌病　指由冠心病引起的急性(可逆)或慢性心肌缺血造成心肌损害,表现为心室收缩期或舒张期功能失常。常由冠状动脉粥样硬化、狭窄造成的散在或弥漫性心肌纤维化所引起。

(5)二尖瓣脱垂　主要由供应前外乳头肌或后内乳头肌的动脉狭窄后产生的前外乳头肌或后内乳头肌供血不足及收缩无能引起。

(三)冠心病的保健措施

1.改善生活方式

进食总量过多和(或)摄取过多脂肪、胆固醇是引发本病的主要原因之一。适量进食和平衡饮食有助于减少冠心病发病率或减缓冠心病进程。饱食是心肌梗死的大忌。督促老年人每天进食膳食纤维,即多吃蔬菜、瓜果。冠心病老人在急性期应绝对卧床休息,在恢复期根据老年人的体质、病情按医生护士指点进行适当运动,以不感疲劳为宜。对于打牌、下棋等竞争性较强的文娱活动,一定要控制时间不能长、强度不能大。每天锻炼身体或散步,不能自主活动者给予每天腹部顺时针按摩,便秘时不要屏气用力,可给予开塞露塞肛。

2.心理指导

冠心病老年人可因家庭纷扰、疾病困扰、经济紧张或空巢、亲人变故等产生长期的焦虑、激动、愤怒、惊恐、抑郁、孤独等情感障碍和被社会遗弃感,可诱发冠状动脉痉挛和恶性心律失常,促使心绞痛、心肌梗死甚至猝死的发生率增高。心理行为应激对于心血管事件的促发作用绝不亚于高血压、高血脂、高血糖等传统的危险因素。保健人员必须随时了解老年人的心理状态、性格特征、喜恶嗜好等,采用不同方式将有关冠心病的知识介绍给老年人,让老年人认识情绪与健康和疾病的关系,指出良好的情绪和坚强的意志有利于疾病向好的方向转归。

3.监测病情

密切观察病情变化,重视老年人陈述的异常疲乏、胸闷胸痛、怕冷、无其他原因的牙痛、耳垂痛、手指痛、肩痛、上腹痛等疼痛,食欲不振和莫名心烦等症状,临床症状不典型的必须认真鉴别,有可疑情况应做心电图检查以增强诊断的准确性。

4.用药指导

药物治疗是促使本病康复的重要手段,但是老年冠心病患者均有不同程度的肝肾功能减退,药物代谢能力减缓而易在体内蓄积,故需严格掌握药物适应证和剂量,注意不良反应。

5.加强合并疾病的防治和护理

当老年冠心病患者同时合并其他疾病时,将使病情和治疗复杂化,必须认真对待,积极控制。并存高血压者,选择能平稳降压的药物治疗,期间监测血压,以免血压过低影响脑供血。并存糖尿病者,指导患者严格控制饮食,掌握降糖药物或胰岛素的使用方法,将血糖控制在理想水平。并存慢性阻塞性肺病者,及时控制感染,改善通气功能,保持病室空气流通,指导患者适应环境变化,防寒保暖,进行腹式呼吸锻炼,维护呼吸储备功能。

三、糖尿病

糖尿病(diabets mellitus,DM)是一种与遗传、环境因素有关的多病因的代谢疾病,是由胰岛素分泌缺陷和(或)胰岛素作用缺陷所致的以高血糖为特征的代谢紊乱综合征。据WHO 2003年报道,全球已确诊糖尿病患者1.94亿人,预测2025年增至3亿人以上。糖尿病已成为一个新的流行性疾病。老年糖尿病主要是2型糖尿病。

(一)发病原因

1. 遗传因素

遗传因素在 2 型糖尿病的病因中较 1 型糖尿病更为重要。胰岛素抵抗和胰岛 B 细胞功能缺陷(胰岛素分泌不足)是 2 型糖尿病的基本特征。

2. 环境因素

流行病学研究表明,肥胖、高热量饮食、体力活动不足及增龄是 2 型糖尿病最主要的环境因素,有高血压、血脂紊乱、空腹血糖受损和糖耐量受损者患病风险也增加。

(二)疾病表现

1. 老年糖尿病患者的特点

老年糖尿病患者的特点是烦渴、多饮、多尿、体重下降,病程长,并发症多见,特别是心血管疾病;症状多不典型,常在体检、应激、感染、手术时发现;以餐后血糖升高多见,多需要进行口服葡萄糖耐量试验才能明确诊断;治疗需医务人员和家属配合。

病程长者可有并发症表现,如视力下降、下肢感觉减退、足背动脉减弱、伤口愈合后色素沉着明显、足背皮温降低、角化层厚等,眼底检查有视网膜病变。辅助检查有神经传导功能改变,尿蛋白或微量尿蛋白阳性。

2. 糖尿病诊断标准

美国糖尿病协会(American Diabetes Association,ADA)2017 年糖尿病诊断标准如表4-1。

表 4-1　2017 年 ADA 糖尿病诊断标准

• FPG≥126mg/dL(7.0mmol/L)	注:空腹指至少 8h 以上无任何热量摄入 或
• 2hPG≥200mg/dL(11.1mmol/L)	注:OGTT 试验采用 WHO 提出的 75% 无水葡萄糖负荷 或
• A1C≥6.5(48mmol/mol)	注:A1C 实验室检测方法需要 NGSP 认证、并且采用 DCCT 研究指定的方法进行标准化 或
• 高血糖典型症状或高血糖危象加任意时间血浆葡萄糖≥200mg/dL(11.1mmol/L)	

糖尿病高风险(糖尿病前期)是指空腹血糖受损(IFG)和(或)葡萄糖耐量受损(IGT)。2012 年美国糖尿病协会(ADA)提出高糖尿病风险(糖尿病前期)诊断标准:空腹血糖(FPG)5.6~6.9mmol/L(100~125mg/dL),IFG;或葡萄糖耐量试验(OGTT2hPG)7.8~11.0mmol/L(140~199mg/dL),IGT;或 A1C 5.7%~6.4%。对于 3 项检查,风险持续延伸到范围下限以下,并在范围上限不成比例地变大。

应该指出的是,WHO 和一些其他糖尿病组织定义的 FPG 截点为 6.1mmol/L(110mg/dL)。IFG 和(或)IGT 被称为糖尿病前期,表明未来发生糖尿病的风险相对较高。IFG 和 IGT 是糖尿病以及心血管疾病(CVD)的危险因素。IFG 和 IGT 与肥胖(特别是腹部或内脏肥胖)、高甘油三酯(TG)和(或)低高密度脂蛋白胆固醇(HDL-C)的血脂异常及高血压有关。

3. 糖尿病并发症

糖尿病并发症分为急性并发症和慢性并发症。常见急性并发症有糖尿病酮症酸中毒、糖尿病高渗性非酮症昏迷、乳酸酸中毒、低血糖。慢性并发症很多,糖尿病后期侵犯人体各种组织器官,主要包括大血管(心血管、脑血管、四肢大动脉,尤其是下肢)、微血管(肾小球、眼底及心肌)、神经(自主神经和躯体神经)、皮肤及骨关节等。

(三)糖尿病的保健措施

目前,国际糖尿病联盟(The International Diabetes Federation,IDF)提出糖尿病现代综合疗法原则:饮食控制、运动疗法、血糖监测、药物治疗和健康教育。

1. 饮食控制

饮食控制是糖尿病综合治疗的基础,适合于任何类型、任何阶段的患者。饮食治疗应注意量和质两方面,量指饮食总热量,质即饮食结构合理。计算方法是,按患者标准体重、工作劳动强度算出日总热量,合理分配营养素。生活习惯有规律,应少吃多餐,即每餐不多于100g,每日不少于3餐,不吃甜食,忌烟酒。低糖水果在两餐之间食用,算入总热量。

2. 运动疗法

体力活动减少、运动不足是易患糖尿病的一种因素。

(1)糖尿病运动治疗的目的 有效控制体重;增加机体对胰岛素的敏感性;发生心血管病变的危险性降低;增强体质;提高记忆力。

(2)运动锻炼的方式、地点、运动量 应因人而异,要求遵循持之以恒、量力而行、循序渐进、有氧运动的原则,以安全为前提。选择非接触性、非竞赛性的运动项目,如散步、慢跑、打太极拳、爬山都是不错的选择。增强自信心以及保持愉快的心情,降低发生糖尿病的危险性。

3. 血糖监测

定期监测血糖,推荐在家庭使用快速指尖血糖检测仪,病情稳定者,每1~2周固定时间检查1次,血糖波动时应连续检测。糖化血红蛋白每3个月检测1次,用于检测一段时期内血糖总体控制水平。尿微量蛋白、肾功能、血脂及眼底检查可以每年检查1~2次。如有可能最好每天进行足部检查,特别是病程较长的患者,观察血压、体重的变化,做好家庭记录,定期专科门诊复查。

4. 药物治疗

熟悉用药情况,按时服药及观察;熟悉药物注射的方法及要点;防止发生低血糖意外;做好老年人健康管理。

5. 健康教育

熟悉和掌握糖尿病的基本知识、各种治疗措施的意义,指导老年人自我治疗方法和监测技术,鼓励老年患者参加社区的"慢病自我管理小组",使之成为"自我保健医生"。

糖尿病患者坚持合理饮食和运动,科学地用药,定时监测并保持乐观的情绪,使血糖控制在理想范围内,以延缓或减少并发症的发生,就有可能达到享有正常人同样的生活质量的远期目标。

四、脑卒中

脑卒中又称中风、脑血管意外,是一种急性脑血管疾病,是由于脑部血管突然破裂或因血管阻塞导致血液不能流入大脑而引起脑组织损伤的一组疾病,包括缺血性和出血性脑卒中。脑卒中严重危害人的身体健康和生命,因此,预防脑卒中和急性期抢救治疗很重要,但脑卒中后遗症期也必须科学应对。这里仅谈脑卒中后遗症老人的保健。

(一)脑卒中后遗症期的划分

脑卒中患者发病一年内为恢复期,是脑卒中改善症状的最佳时期。一年后即进入脑卒中后遗症期,从这个时期开始,脑卒中的症状恢复不明显,但也会有部分功能恢复,这个时期采取综合性防治措施对脑卒中后遗症期患者来讲仍然很有必要。后遗症期的防治目的主要有两点,一是防止脑卒中复发;二是积极改善症状,使功能恢复到最大限度的自理。

(二)脑卒中后遗症临床表现

1.运动障碍

偏瘫或交叉性瘫痪,临床上主要表现为患侧肌张力增高,腱反射亢进,出现病理反射,呈痉挛性瘫痪。

2.感觉障碍

脑卒中患者会出现感觉障碍,以麻木为主,半侧肢体感觉障碍或交叉性感觉障碍;肢体的末端(如手指或脚趾)或偏瘫侧的面颊部皮肤有蚁爬感觉,或有针刺感,或表现为刺激反应迟钝。麻木常与天气变化有关,在天气急剧转变、潮湿闷热、下雨前后或天气寒冷等情况下,麻木感觉尤其明显。

3.语言障碍

突然出现暂时性说话困难或听不懂别人说话的意思。语言障碍分为失语症与构音障碍两大类。

(1)失语症的病变都在大脑皮层的语言中枢,分为运动性失语、感觉性失语、混合性失语、命名性失语等。

(2)构音障碍的主要表现为发音不准、吐字不清,语调、语速及节奏等异常以及鼻音过重等。

4.平衡障碍

共济失调、眼球震颤、眩晕。

5.动眼视力障碍

外眼肌麻痹、偏盲。

6.智力障碍

分析判断能力下降、反应迟缓、记忆力下降。

7.其他

(1)一侧眼袋以下的面肌瘫痪,表现为口眼歪斜,鼻唇沟变浅,口角下垂,露齿、鼓颊和吹哨时口角歪向健侧,流口水,说话时更为明显。

(2)吞咽困难等。

出现以上症状的根本原因在于脑动脉供血不足或堵塞。

(三)脑卒中常见致病因素和危险因素

脑卒中患者常患有其他疾病,常见的有高血压、高血脂、高血糖。长期吸烟、酗酒人群发病率是普通人群的数倍。常由于血压高、血脂高、血黏度高、血小板聚集等血液流变学改变和动脉粥样硬化斑块形成、管腔狭窄等血管病变共同作用,或导致脑血管破裂出血,或导致脑局部血液供应减少甚至中断,引起脑组织缺血缺氧变性乃至坏死,影响到局部脑神经控制功能,使之出现相应神经系统症状和体征。

要想有效遏制脑卒中半身不遂、语言不利、口眼歪斜等后遗症状的发生,降低其复发率,在合理饮食调节和康复运动的同时,通过可靠药物治疗,从血液及血管病变两方面同时入手,阻止脑出血或脑血栓复发,减少危险因素,这也是脑卒中患者防治的关键。

(四)脑卒中的保健措施

1. 心理指导

患者从"正常人"突然丧失部分肢体活动能力及语言能力,以致丧失生活自理及工作能力,缺乏思想准备和(或)家庭经济条件较差者,病程较长,容易产生焦虑、抑郁等情绪变化,喜怒无常,甚至人格改变,对生活失去信心,不愿意配合治疗与护理。一是家属要关心尊重老年人,不能有嫌弃情绪,要为患者创造良好的生活环境,尽量避免老年人情绪激动。二是应细心观察患者的心理反应,及时做好心理疏导,调解其情绪,反复说明疾病情况,承认现实,既安心享受家人提供的精神物质,又积极进行康复锻炼,争取最大的生活自理能力和功能恢复。做到遇喜不极乐,遇烦不大怒,保持愉快心情。对明显焦虑、抑郁、疑病等,可遵医嘱使用抗焦虑抑郁药,或求助心理医师。

2. 规律服药

预防脑卒中的复发,规律服药,定期到医院复查。一是治疗原发病,控制好糖尿病、高血压和高血脂等动脉硬化的基础病变。二是服用抗血小板聚集的药物,如小剂量阿司匹林、氯吡格雷,饭后服;脑保护药物,如尼莫地平;预防骨质疏松,补充钙剂;氧自由基清除剂,如维生素 E、维生素 C 等。老年人眼力、听力、记忆力都有所下降,家属最好亲自督导老年人服药。

3. 合理饮食

(1)控制总热量　根据标准体重控制总热量,肥胖的患者应限制主食的摄入量,将体重降至正常或接近标准体重。切忌暴饮暴食,尽量养成吃八成饱的习惯。

(2)低脂低胆固醇饮食　少吃或不吃动物脂肪和动物内脏,如肥肉、肥肠、肚,因这些食品含有很高的胆固醇及饱和脂肪酸,容易加重动脉硬化。

(3)均衡饮食　多吃优质蛋白质,如牛奶、鱼类、蛋类、豆制品。补充维生素和矿物质,如富含维生素 C 的新鲜水果、西红柿、山楂等;多吃富含维生素 B_6 的豆制品、乳类、蛋类;多吃富含维生素 E 的绿叶蔬菜、豆类等;适当进食膳食纤维,如芹菜、粗粮等,增加胃肠蠕动,避免大便干燥。

(4)低盐饮食　控制血压,减少血压高等危险因素。

(5)多喝水　既可促进排便,又利于增加小便,防止泌尿系统感染。有的患者由于行动不便,害怕小便多而不喝水,这是非常不利的。

(6)戒烟限酒。

(7)吞咽困难护理　如果伴有面瘫,食物要送入健侧舌根处。如果主管吞咽的肌肉瘫痪,老年人在吃饭,尤其是喝水时容易出现呛咳,甚至食物从口鼻处喷出,此时要注意不能勉强让患者进食水或药物,如果食物误吸入呼吸道,轻者引起肺部感染,造成吸入性肺炎,重者可能因窒息而死亡。对轻症患者可让其进食黏稠食物,如稠粥、软饭等。将蔬菜、肉末等副食煮烂切碎拌在饭里,这样容易被吞下,避免过稀过干的食物。口服药物如无禁忌,可研碎后拌在食物里。对重症患者则需要鼻饲饮食,将米汤、牛奶、菜汁等食物用注射器注入胃中,以保证足够的营养。

(8)口腔护理　注意老年人口腔卫生,协助患者漱口或进行专业口腔护理,以保证口腔卫生,增进食欲。

4. 康复锻炼

(1)锻炼原则

①早期原则,认为生命体征稳定后或急性期后就开始功能锻炼,发病的头 3 个月效果最为显著。

②全面原则，偏瘫侧每个关节都应得到充分活动，以改善血供，防止挛缩。

③适量原则，不可急功近利，要树立长期锻炼的信心。

④渐进原则，锻炼从被动运动到主动运动，从大关节到小关节运动。

（2）锻炼目的　促进瘫痪肢体的血液循环，防止深静脉血栓形成，促进肌力和关节活动度恢复，防止肢体挛缩变形，使患者达到生活自理或部分自理。

（3）锻炼内容　包含肢体的主动锻练和被动运动。主动锻练，如翻身训练、座位训练、起床训练等；生活训练，如右侧偏瘫而平时又习惯使用右手的患者要训练左手做事。穿衣时先穿瘫痪侧，后穿健侧；脱衣时先脱健侧，后脱患侧。语言功能锻炼，大多数老人的失语可随原发病变的好转而逐渐恢复，在病后 3 个月内恢复较快。

（4）关节功能位护理　为预防肢体挛缩，休息睡眠时将老年人的瘫痪肢体处于抗痉挛体位，即仰卧时患侧上肢放在一枕头上使之稍呈外展、外旋，肘关节微屈曲，腕关节稍背伸，手握一适当大小的圆柱形物体，如手纸卷；垫起背部，使之向前向上；下肢外侧臀部垫起使髋关节内收，骨盆前挺；膝关节下垫一软枕头，使膝关节屈曲，踝关节应保持 90°；为防止足下垂，可让患者足顶在床或墙上或自制夹板上。仰卧时头高以 30°为宜，不可过高。侧位时应尽可能采取瘫痪肢体在上的体位，在胸前及下肢前各放置一枕头，上肢伸展，下肢屈曲放在枕上。

5.预防压疮

偏瘫老年人患侧局部神经营养障碍，感觉障碍，压迫过久而不自知，易引起皮肤破溃而形成压疮。压疮主要好发于枕骨粗隆、肩胛部、髋部、骶尾部、足跟部等骨骼突出处。预防压疮的方法：应用软枕或海棉垫保护骨隆突处，建立翻身牌，每 2～3h 翻身一次，避免拖拉、推等动作，保持床铺平整、清洁、干燥、无渣屑。每日用温水将皮肤擦洗干净，尤其是骨骼较突出的部位。一旦发生压疮，可能因感染发热而加重脑血管病，严重者还可引发败血症而致患者死亡。一旦发现已有皮肤破溃要及时报告医护人员及早处理。

6.感觉障碍的康复

评估老年人感觉障碍的程度和类型，制定康复目标及康复护理措施。对患者进行感觉功能再训练。

7.预防坠积性肺炎

要经常翻身拍背，鼓励患者咳嗽，保持室内空气新鲜，经常开窗通风，每天湿式拖地两次，保持室温、湿度适宜。

8.中医保健

推拿疗法能通过手法的作用舒筋通络、活血化瘀，并能保护关节功能，防止患侧肌肉的萎缩，亦是脑卒中康复较为有效的治疗方法。其推拿手法以揉捏、扣拍、点按为主，并应掌握轻松柔和、舒适透热为度，切忌暴力损伤肌肉。烫疗热敷也能增加舒适感。

五、骨质疏松症

骨质疏松症是一种渐进性的以骨组织退行性改变为主的全身代谢性骨骼疾病，其表现为骨量减少，有机成分生成不足，继发钙盐沉着减少，致其负载能力下降，其特征是骨强度下降、骨折风险性增加。目前在世界常见病、多发病中骨质疏松症患病率居第 7 位，患者总数超过 2 亿人，美国、西欧、日本有 7500 万人，而中国患者已超过 9000 万人，其所引起的骨折已成为一个严重的社会问题而备受关注。

(一)发病原因

1.年龄因素

随年龄的增加,每年皮质骨有 0.3%～0.5%的丢失。老年人由于骨髓基质细胞向成骨细胞方向分化受抑、成骨细胞分裂增殖缓慢及骨形成因子合成代谢受阻,由破骨细胞转变为成骨细胞的过程受到抑制、活性衰退致骨形成期延长,骨形成率降低,同时破骨细胞分化、成熟,而骨吸收活性却仍处于相对活跃状态,导致骨质疏松的发生。

2.雌激素和雄激素

雌激素有促进成骨细胞发生、分化、增殖的功能;雌激素减少,成骨细胞减少,活性降低,骨形成减少,骨质丢失加速,常有脊柱骨质疏松。因此,女子在经绝期后由于雌激素水平不足,补充雌激素可以减慢或防止骨质疏松症的发生。雄激素减少造成骨质疏松的确切原因尚不清楚,可能与雄激素缺乏使成骨细胞活性下降有关,故老年男子也常有脊柱骨质疏松等。

3. $1,25-(OH)_2D_3$ 合成减少

晒太阳太少,肝、肾功能下降均可影响 $1,25-(OH)_2D_3$ 的合成,因而影响钙的吸收、骨的重建和钙的排泄。

4.营养障碍

在我国及其他大部分亚洲国家,由于传统饮食以谷类为主,钙的摄入量低于欧美国家。饮食中长期缺钙,会导致低血钙,刺激甲状旁腺素分泌,破骨细胞活性增强,骨吸收增加,导致骨质疏松。老年人因咀嚼功能下降,胃纳欠佳,肠道功能失常致蛋白质吸收减少,新骨生长缓慢。营养性蛋白质缺乏,骨有机基质生成不良。维生素 C 缺乏影响基质形成,并使胶原组织的成熟发生障碍。

5.内分泌性骨质疏松

(1)降钙素　人体降钙素水平随着年龄的增长而降低,绝经后妇女降钙素值较绝经前妇女明显降低,使其破骨细胞的功能加强,骨吸收活跃,骨生长减慢,造成骨骼的微结构改变,骨脆性增加。长期使用肾上腺皮质激素,抑制成骨细胞活动,抑制肠钙吸收,导致负钙平衡,影响骨质生成,增加骨质吸收。

(2)甲状旁腺素(parathyroid hormone,PTH)　随机体老化 PTH 水平明显上升,其原因可能与机体老化导致血钙降低从而引起 PTH 分泌增多有关。因为 PTH 的分泌与血钙浓度呈负反馈,雌激素缺乏可导致 $1,25-(OH)_2D_3$ 合成障碍,肠钙吸收减少,继发甲状旁腺功能亢进,PTH 分泌增加,骨吸收作用增强。此外,雌激素减少亦可使骨对 PTH 的敏感性增强,从而导致骨钙的释放,骨矿物质的加速流失。

(3)皮质醇增多症　骨质疏松症患者占 71.6%。

(4)甲状腺功能亢进症　成骨细胞和破骨细胞活性增高,骨胶原组织破坏增多,骨钙的转换率增加,血钙过高,尿钙排泄量增高所致。

(5)糖尿病骨质疏松　可由胰岛素缺乏后蛋白质形成障碍所致。

6.废用性骨质疏松

不活动每个月约可丢失骨质量的 1%。各种原因的废用,如石膏固定、瘫痪或严重关节炎,由于不活动、不负重、对骨骼和成骨细胞的机械刺激减弱,造成肌肉萎缩,骨形成减少,骨质吸收增加。老年骨折患者的骨质疏松发生率更高而骨痂不易愈合。大量研究证明,适度体育锻炼可以明显提高人体的骨密度,调节机体的骨代谢,使身体的骨质总量适度增加。

(二)疾病表现

1.疼痛

一般骨量丢失 12% 以上时即可出现骨痛,骨痛是最常见的症状,其中腰背痛占 70%～80%。疼痛沿脊柱向两侧扩散,弯腰、肌肉运动、咳嗽、大便用力时加重。老年人患骨质疏松症时,椎体骨小梁萎缩,数量减少,椎体压缩变形,脊柱前屈,腰背肌为了纠正脊柱前屈而加倍收缩,引起肌肉疲劳甚至痉挛,产生疼痛。新近胸腰椎压缩性骨折,亦可产生急性疼痛,相应部位的脊柱棘突可有强烈压痛及叩击痛,一般 2～3 周后可逐渐减轻,部分患者可呈慢性腰痛。若压迫相应的脊神经可产生四肢放射痛、双下肢感觉运动障碍、肋间神经痛、胸骨后疼痛,类似心绞痛,也可出现上腹痛,类似急腹症。若压迫脊髓、马尾还影响膀胱、直肠功能。

2.身长缩短、驼背

脊椎椎体前部几乎多由松质骨组成,而且此部位是身体的支柱,负重量大,尤其是第 11、12 胸椎及第 3 腰椎负荷量更大,容易压缩变形,使脊椎前倾,背曲加剧,形成驼背,随着年龄的增长骨质疏松加重,驼背曲度加大,致使膝关节挛拘显著。

3.易骨折

骨密度每减少 1.0DS,脊椎骨折发生率增加 1.5～2 倍,一般骨量丢失 20% 以上时即易发生骨折。骨折是退行性骨质疏松症最常见和最严重的并发症。骨质疏松症所致骨折在老年前期以桡骨远端骨折多见,老年期以后以腰椎和股骨上端骨折多见。脊椎压缩性骨折有一部分患者无明显症状。髋部骨折的致残致死率非常高,后果最为严重,老年人髋部骨折以后,约半数患者在以后的生活中不能独立行走,如果骨折以后没有采取抗骨质疏松药物的治疗,那么还有部分患者会在一年内再次发生骨折。

4.呼吸功能下降

胸、腰椎压缩性骨折,脊椎后弯,胸廓畸形,可使肺活量和最大换气量显著减少。老年人多数有不同程度肺气肿,肺功能随着年龄的增长而下降,若再加上骨质疏松症所致的胸廓畸形,患者往往易出现胸闷、气短、呼吸困难等症状。

5.骨质疏松症的分类

(1)原发性骨质疏松(70%～85%),又分为绝经后骨质疏松(Ⅰ型)和老年性骨质疏松(Ⅱ型)

(2)继发性骨质疏松(15%～20%)。

(3)特发性骨质疏松(1%～2%)。

(三)骨质疏松症的保健措施

1.健康教育

健康教育是投资最少、效果最好的预防措施。利用舆论、媒体宣传骨质疏松症的起病原因、起病年龄、发病率、危害性和预防措施,让公众预先知晓、平时预防骨质疏松症,尽可能延缓和减轻骨质疏松症,减少骨折带来的个人痛苦、家庭负担、社会医疗保险的支付。

2.营养膳食与补钙

根据中国居民膳食钙的推荐摄入量,尤其是 60 岁以上的老人,不管男女每天都应该摄入充足的钙。纯牛奶含钙丰富,加入维生素 D 后吸收率较高,同时可提供优质的蛋白、维生素和微量元素,每天饮用 1000mL 牛奶有利于人体改善整体的营养状况。若乳糖不耐受,可改用酸奶,可减少乳糖不耐受的发生。另外,虾、海带、紫菜、海鱼含钙较丰富,坚果类的榛子、松子也含一定量的钙。

3. 晒太阳

维生素 D 是调节钙磷代谢的重要物质。缺乏维生素 D 的原因:接触阳光少;膳食摄入量不够;人体的肾功能下降;皮肤合成能力下降;慢性疾病;制动和长期卧床。活性维生素 D_3 代谢物缺乏及维生素 D 抵抗伴代偿性 PTH 分泌增加是老年性骨质疏松的重要病因,故在冬季或只得卧床的老年人,补充活性维生素 D_3 是必需的。

4. 适当运动防跌倒

有的长期卧床老人尽管补充了许多钙或维生素 D,但他们的骨质疏松症照样发展,这是因为缺钙者只有多参加适量的运动锻炼,使骨骼"承重",才能有助于防止骨质疏松,提高补钙。适量负重和运动不仅直接对骨骼有强健作用,而且运动使肌肉收缩,会不断地对骨的生长和重建产生积极效应,骨细胞对这种机械性刺激的反应是激活、自我增生并促进骨细胞的有丝分裂,同时刺激骨组织对摄入体内的钙及其他矿物质的充分吸收和利用,从而达到防止骨质疏松的目的。建议平时多参加运动锻炼,如快步走、跳老年舞、负重走、登高、游泳、拉力运动、门球、园艺劳动等,每周做 3～5 次,每次保证有 30min 的运动时间。此外,应积极预防老年患者跌倒,跌倒是老年人常见的意外,特别是有骨质疏松症的患者,后果会更加严重,应合理制订防跌倒计划,让长者都成为"不倒翁"。

5. 药物替代疗法

严重的骨质疏松症患者,可在医生指导下采用药物替代疗法,如雌激素适应于绝经期妇女,可增加脊柱骨密度,降低双髋部和椎体骨折危险性,但需密切注意药物的副作用,需定期做妇科和乳房检查,并注意撤退性出血。另外,骨吸收抑制剂(如降钙素)作用于骨骼和中枢神经,对疼痛的缓解作用十分明显,均可帮助老年患者缓解症状。

6. 中药治疗

从中医学角度,骨质疏松症属于"骨痿"、"骨痹"范畴,根据"肾主骨生髓"理论,采用补肾壮骨治疗可有一定的疗效。老年骨质疏松症患者机体功能衰退,除了肾精不足,脾虚症状也很明显,脾为后天之本、气血生化之源,具有滋养五脏、培补肾精之功能,脾虚则肾失后天滋助,终致骨髓空虚、骨痿不用而发生骨质疏松。有研究报道,用黑大豆、菟丝子、骨碎补、白术、白芍进行补肾健脾,有止痛防腓肠肌痉挛的作用。治疗骨质疏松症的各种复方中药中以山药、淫羊藿、骨碎补出现频率最高。

六、前列腺增生症

前列腺增生症(benign prostatic hyperplasia,BPH)是男性老年人常见的疾病,大多在 50 岁以后出现相应症状,常由早期的尿频、夜间起床小便次数增多至排尿困难渐进发展,严重的可合并感染、结石。

(一)症状、体征

(1) 尿频　尿频为最早表现,首先为夜间尿频,随后白天也出现尿频。后期膀胱逼尿肌失代偿后剩余尿增多,膀胱有效容量减少,也使尿频更加严重。

(2)排尿困难　进行性排尿困难为该病的显著特点,表现为排尿起始延缓、尿线变细、射程缩短、尿后滴沥等。

(3)血尿　前列腺黏膜上毛细血管充血及小血管扩张,并受到膀胱充盈、收缩的牵拉而破裂出血。合并膀胱肿瘤时也会出现血尿。

(二)国际前列腺症状评分(I-PSS)

常用国际前列腺症状评分(I-PSS)表对患者进行询问评估,询问有关排尿的 7 个问题,根据症状严重程度对每个问题进行评分(0～5 分),总分为 0～35 分(无症状至非常严重的症状),其中 0～7 分为轻度症状,8～19 分为中度症状,20～35 分为重度症状(见表 4-2)。尽管 I-PSS分析力图使症状改变程度得以量化,但仍会受到主观因素的影响。

表 4-2　国际前列腺症状评分(I-PSS)表

在最近一个月内,您是否有以下症状?	在五次中						症状评分
	无	少于一次	少于半数	大约半数	多于半数	几乎每次	
1.是否经常有尿不尽感?	0	1	2	3	4	5	
2.两次排尿间隔是否经常小于两小时?	0	1	2	3	4	5	
3.是否曾经有间断性排尿?	0	1	2	3	4	5	
4.是否有排尿不能等待现象?	0	1	2	3	4	5	
5.是否有尿线变细现象?	0	1	2	3	4	5	
6.是否需要用力及使劲才能开始排尿?	0	1	2	3	4	5	
7.从入睡到早起一般需要起来排尿几次?	没有,0	1次,1	2次,2	3次,3	4次,4	5次,5	
症状总评分=							

(三)体格检查

发生急性尿潴留时,下腹部膨隆,耻骨上区触及充盈的膀胱。直肠指检,前列腺增大,表面光滑,富有弹性,中央沟变浅或消失。可按照腺体增大的程度把前列腺增生分成 3 度。Ⅰ度肿大:前列腺较正常增大 1.5～2 倍,中央沟变浅,突入直肠 1～2cm;Ⅱ度肿大:腺体呈中度肿大,大于正常 2～3 倍,中央沟消失或略突出,突入直肠 2～3cm;Ⅲ度肿大:腺体肿大严重,突入直肠超过 3cm,中央沟明显突出,检查时手指不能触及上缘。

为了表明前列腺增生患者疾病的严重程度,医生在临床上将前列腺增生分为三期:第一期为患者排尿困难、尿频、夜尿增多、排尿无力、膀胱壁因排尿费力而出现小梁,但是没有残余尿液;第二期指膀胱逼尿肌开始代偿不全,不能将尿液完全排除而出现残余尿液,常常合并发生慢性细菌性膀胱炎;第三期指由于长期排尿费力,引起膀胱排空功能减退,发生尿潴留、肾功能不全。

(四)并发症

前列腺增生的并发症有:

(1)膀胱感染　尿液经常不能排尽导致残余尿液在膀胱中积聚,从而引起尿频、尿急、尿痛、血尿、脓尿等症状。

(2)膀胱结石　尿液长期慢性潴留导致从尿液中析出的沉淀物沉积在膀胱壁上,从而形成膀胱结石。

(3)膀胱憩室　膀胱内压力持续性增高导致膀胱上长出多余的小囊腔,尿液既可从膀胱进入憩室,也可从憩室进入膀胱,从而引起第二次重复排尿。

(4)尿失禁　膀胱内压力过高,常有尿液从尿道口情不自禁地溢出。

(5)肾积水和肾功能损害 膀胱内长期尿液慢性潴留,造成输尿管和肾盂积水,最终导致肾功能损害。

(6)疝气 腹内压长期增高,导致腹腔内容物从腹壁薄弱处(如腹股沟管、股管、脐孔)向外突出。

(7)脱肛 由于排尿困难,长期用力排尿而引起脱肛。

(8)血尿 有 15%～20% 的前列腺增生症患者会出现血尿,血尿可以来自前列腺本身,也可以来自膀胱和肾脏。

(五)预后与预防

良性前列腺增生症一般经过治疗,预后良好。如不治疗,严重影响生活质量,慢性下尿路梗阻可致肾功能衰竭而威胁生命。

1.注意事项

(1)前列腺增生症应注意与前列腺癌鉴别,还应与尿道狭窄、神经源性膀胱功能障碍相鉴别,否则延误治疗会引起纠纷。

(2)前列腺增生症合并感染、结石、梗阻加重引起肾积水、腹股沟疝、内痔、脱肛等,应做进一步的处理,最好转上级医院诊治。

(3)前列腺增生症不宜使用雌激素治疗,残余尿量在 50～60mL 以上,有尿潴留者可考虑手术治疗。

2.预防

(1)一级预防 即在没有前列腺疾病的人群中,大力开展健康教育,动员全社会来关注男性健康。而关注男性健康应从前列腺开始,要提高广大群众对前列腺健康重要性的认识。"前列腺病难治,但可以治好,也不可怕,可怕的是整个社会对这个潜在威胁的漠然和无知。"当然,健康教育应贯穿在整个前列腺疾病防治的过程中,无病预防,有病促进康复。

(2)二级预防 即在有了前列腺疾病后应尽可能早治疗,彻底治疗,不留后遗症和并发症。

(3)三级预防 即在疾病已经发生器质性变化后如何维护它的功能,如前列腺已经Ⅱ度肿大了,说用药可以把它消除掉并恢复正常大是不现实的;但应该帮助它恢复排尿的功能,做到不阻不憋,顺畅自然,维护正常肾功能。

3.调养方法

(1)注意饮食 尽量戒烟戒酒,多吃一些清淡的饮食,多食蔬菜、大豆制品及粗粮,适量食用鸡蛋、牛肉、种子类食物,如核桃、南瓜籽、葵花籽等,避免吃辛辣刺激性食物。平时一定要多喝水,多饮水排尿,防止引起泌尿系统感染。

(2)不宜憋尿 一旦有尿意,应该立即小便,憋尿对膀胱和前列腺都是不利的。

(3)保持清洁 男性阴部通风差,容易藏污纳垢,局部细菌常会乘虚而入,这样就会导致前列腺炎、前列腺增生症、性功能下降等,因此,坚持清洗会阴部是前列腺增生症护理的一个重要环节。清洗时要习惯用温水洗,经常洗温水澡可以舒解肌肉与前列腺的紧张,对前列腺增生症患者十分有好处。

(4)性生活要控制 预防前列腺增生症,需要从青壮年起开始注意,关键是性生活要适度,不纵欲也不要禁欲。性生活频繁使前列腺长期处于充血状态,易引起前列腺增生症。当然,过分禁欲会引起胀满不适感,同样对前列腺不利。

(5)多放松 生活压力会让前列腺有增生的机会。

(余 愉 王 静)

第六节 老年人临终关怀

一、老年人临终关怀的含义

当患者处于疾病末期,在短期内不可避免地发生死亡时即属临终阶段。临终关怀是指对临终者在生命的最后阶段,以维护其生命质量,减轻其在生理、精神和心理上的痛苦,满足其需求,维护其尊严以及减轻家庭成员的悲痛所给予的感情支持,使临终者剩余有限的生命得到良好的抚慰与照顾。临终关怀关注的重点是对临终患者进行全面的医疗、心理、伦理、社会等方面的支持与照顾,提高其生存质量。

二、老年人临终关怀的意义

我国步入老龄化社会后,家庭规模的缩小,功能的弱化,对老年人的照顾尤其是临终关怀问题就突显了出来。老年人对临终关怀的需求更为普遍、更为迫切。发展老年人临终关怀事业,具有重要的意义。

(1)提高老年临终者生存质量,维护生命尊严。

(2)安抚家属子女,解决老年人家庭照料困难的问题。

(3)节省费用,减少医疗资源的浪费。

(4)转变观念,真正体现人道主义精神。

三、老年人临终反应

(一)临终的生理反应

(1)呼吸系统 表现为呼吸表浅、加速或极慢,出现鼻翼呼吸、潮式呼吸、张口呼吸等。

(2)循坏系统 表现为皮肤苍白、湿冷、大量出汗,四肢发绀,脉搏快而细速、不规则、逐渐变弱而消失,血压下降。

(3)消化系统 胃肠道蠕动逐渐减弱,表现为恶心、呕吐、食欲缺乏、腹胀、便秘、脱水、口干。

(4)肌张力丧失 表现为周身软瘫,大小便失禁,吞咽困难,无法维持良好舒适的功能体位,出现希式面容(面肌消瘦呈铅灰色、眼眶凹陷、双眼半睁、目光呆滞、下颌下垂、嘴微张)。

(5)感官及意识的改变 表现为视力模糊或只有光感,语言障碍,听力下降或消失。意识状态可出现不同程度的改变,最后进入昏迷。

(6)疼痛 表现为烦躁不安、痛苦面容、企盼目光、欲吟无力。

(7)临近死亡的体征 各种反射消失,肌张力减退、丧失,脉搏快弱,血压降低,呼吸急促,出现潮式呼吸或间断呼吸,皮肤湿冷,意识障碍等。

(二)临终的心理反应

临终阶段患者都要经历一个复杂的心理过程,每个人生活经历不同,死亡过程各异,所以心理反应也各不相同,但在对濒临死亡患者的心理研究中仍能发现具有普遍性的现象。美国心理学家库伯勒·罗斯(Kubler Rose)通过研究,系统地提出了临终患者心理过程的五个阶段。

(1)震惊否认期　患者得知自己将面临死亡后,表现出震惊和否认的态度,首先难以接受,会说:不,不可能。其否认这个事实或抱有侥幸的心理,盼望出现奇迹,希望从医务人员那里得到是误诊的否定消息。

(2)愤怒期　一旦被确认诊断无误,否认无法维持时,患者在情感上难以控制,痛苦、怨恨、嫉妒、无助等情绪交织在一起,表现暴躁、愤怒,向周围人(如亲朋、病友、医护人员)毫无理智地发泄。

(3)妥协期　随着时间的推移,患者的愤怒心理缓解后,开始接受自己病重的事实,心态也趋于平静,为延长生存时间愿意配合治疗。

(4)抑郁期　患者经过一番努力病情仍继续恶化,认识到死亡是无法改变的事实,便产生了忧郁、悲哀、沉默、沮丧等情绪反应。大多数患者此时不愿意多说话,但又不愿孤独,开始预想和交代后事,希望见到自己想念的人,愿得到更多人的同情和关心。

(5)接受期　此期是生命垂危患者的最后阶段。经历了痛苦的心理过程后,患者会无奈地接受死亡这一必然的现实,心理十分平静,对死亡已有充分的准备。身体的愈加虚弱及承受巨大的痛苦使其筋疲力竭,对周围事物关心的范围变窄,情感减退,喜欢独处或平静绝望地等待。

四、老年人临终关怀措施

(一)生理关怀

临终患者机体的各系统组织、器官功能都处于极度衰竭阶段,生理反应的不良状态复杂,因此,必须给予生理关怀。

(1)提供良好的临终生活环境。

(2)改善呼吸功能。

(3)促进血液循环。

(4)加强饮食调护。

(5)做好皮肤、口腔清洁。

(6)减轻感、知觉改变的影响。

(7)减轻疼痛刺激。

(8)安全保护。

(二)心理关怀

临终患者在心理上要承受许多的应激,医护人员要对患者的各个阶段进行认真准确的评估,提供良好的心理关怀。

(1)震惊否认期　应理解和尊重患者的否认表现,不要急于打破患者的防御机制,以维持他们的一点希望,但也不能欺骗患者,注意与家属保持言语一致,认真倾听患者的感受并注意语言交流,说话中应顺势诱导,热情鼓励,传递医护人员的关爱。

(2)愤怒期　应耐心倾听,允许患者以发怒来宣泄内心的不快,要充分了解患者内心的痛苦,关心和爱护患者,注意患者的安全,做好患者家属的思想工作,面对发怒的患者,应该无声地接受,给予包容、理解,无须回敬,保护患者的自尊心。

(3)妥协期　此期患者的心理反应对治疗是有利的,因为患者试图通过配合和友好的态度来延长生命。应给予指导和关心,多与患者交流,鼓励患者说出内心的感受,加强护理,尽可能满足患者的合理要求,使其更好地配合治疗,减轻痛苦。

(4)抑郁期　此期患者心理非常痛苦,应多给予同情和照顾。允许患者以不同的方式表达悲哀的情绪,尽可能为患者提供精神支持,让患者的重要关系人陪伴在其身旁,要经常与患者接触,让其感到被关心、重视和照顾。对有特定宗教信仰的患者,应满足其宗教信仰需要,使其能安心接受死亡。在濒临死亡患者的床前谈话时,要注意尊重、保护、关心患者的人格权利,因为听觉是最后消失的一种感觉。同时注意安全,预防患者的自杀倾向。

(5)接受期　医护人员应营造一个安静、祥和的环境,尊重患者的意愿,不强迫与其交流,继续陪伴、关心、支持患者,使其保持安详、平静,让美好的希望和回忆充满其最后的人生里程。

(余　愉)

附录　严重精神障碍患者管理服务规范

一、服务对象

辖区内常住居民中诊断明确、在家居住的严重精神障碍患者,主要包括精神分裂症、分裂情感性障碍、偏执性精神病、双相障碍、癫痫所致精神障碍、精神发育迟滞伴发精神障碍。

二、服务内容

(一)患者信息管理

在将严重精神障碍患者纳入管理时,需由家属提供或直接转自原承担治疗任务的专业医疗卫生机构的疾病诊疗相关信息,同时为患者进行一次全面评估,为其建立居民健康档案,并按照要求填写严重精神障碍患者个人信息补充表。

(二)随访评估

对应管理的严重精神障碍患者每年至少随访 4 次,每次随访应对患者进行危险性评估;检查患者的精神状况,包括感觉、知觉、思维、情感和意志行为、自知力等;询问患者的躯体疾病、社会功能情况、服药情况及各项实验室检查结果等。其中,危险性评估分为 6 级。0 级:无符合以下 1～5 级中的任何行为。1 级:口头威胁,喊叫,但没有打砸行为。2 级:打砸行为,局限在家里,针对财物;能被劝说制止。3 级:明显打砸行为,不分场合,针对财物;不能接受劝说而停止。4 级:持续的打砸行为,不分场合,针对财物或人,包括自伤、自杀;不能接受劝说而停止。5 级:持管制性危险武器的针对人的任何暴力行为,或者纵火、爆炸等行为,无论在家里还是在公共场合。

(三)分类干预

根据患者的危险性分级、社会功能是否恢复、精神症状是否消失、自知力是否完全恢复,以及患者是否存在药物不良反应或躯体疾病情况对患者进行分类干预。

1.病情不稳定患者。若危险性为 3～5 级或精神病症状明显、自知力缺乏、有急性药物不良反应或严重躯体疾病,对症处理后立即转诊到上级医院。必要时报告当地公安部门,协助送院治疗,2 周内了解其治疗情况。对于未能住院的患者,联系精神专科医师进行相应处理,并在居委会人员、民警的共同协助下,2 周内随访。

2.病情基本稳定患者。若危险性为 1～2 级,或精神症状、自知力、社会功能状况至少有一方面较差,首先应判断是病情波动或药物疗效不佳,还是伴有药物不良反应或躯体症状恶化,分别采取在规定剂量范围内调整现用药物剂量和查找原因对症治疗的措施,2 周时随访,若处理后病情趋于稳定,可维持目前治疗方案,3个月时随访;未达到稳定者,应请精神专科医师进行技术指导,1个月时随访。

3.病情稳定患者。若危险性为0级,且精神症状基本消失,自知力基本恢复,社会功能处于一般或良好,无严重药物不良反应,躯体疾病稳定,无其他异常,继续执行上级医院制定的治疗方案,3个月时随访。

4.每次随访根据患者病情的控制情况,对患者及其家属进行有针对性的健康教育和生活技能训练等方面的康复指导,对家属提供心理支持和帮助。

(四)健康体检

在患者病情许可的情况下,征得监护人与患者本人同意后,每年进行1次健康检查,可与随访相结合。内容包括一般体格检查、血压、体重、血常规(含白细胞分类)、转氨酶、血糖、心电图。

三、服务流程

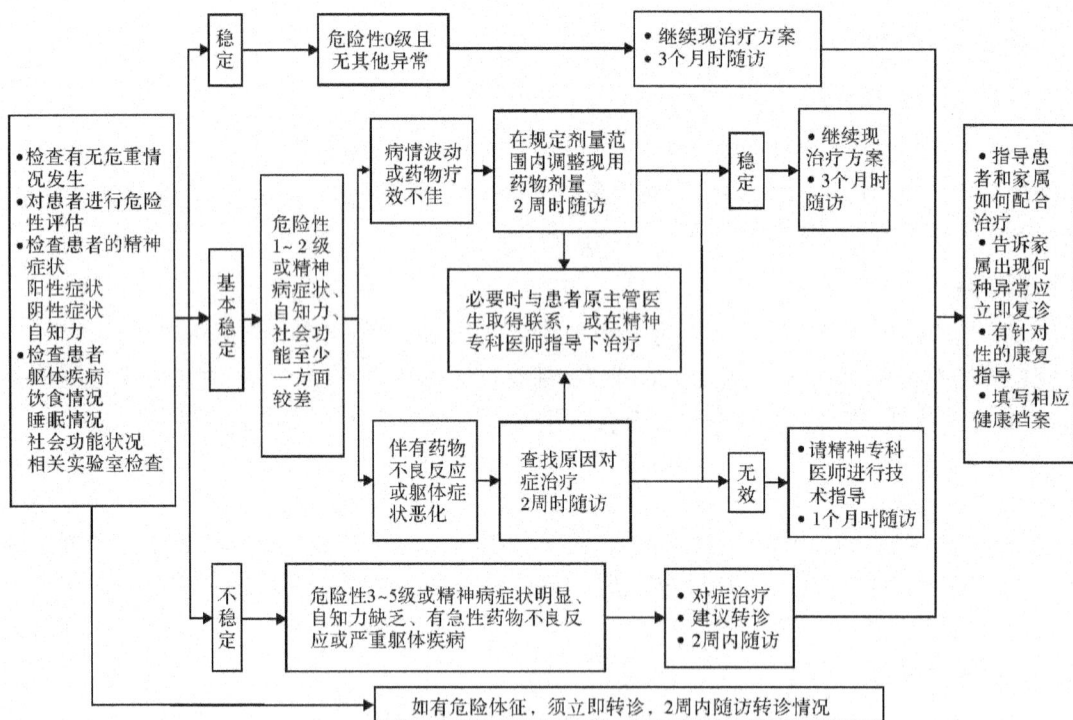

四、服务要求

1.配备接受过严重精神障碍管理相关培训的专(兼)职人员,开展相关健康管理工作。

2.与相关部门加强联系,及时为辖区内新发现的严重精神障碍患者建立健康档案并按时更新。

3.随访包括预约患者到门诊就诊、电话追踪和家庭访视等方式。

4.加强宣传,鼓励和帮助患者进行生活功能康复训练,指导患者参与社会活动,接受职业培训。

五、工作指标

1. 严重精神障碍患者管理率＝年内辖区内已管理的严重精神障碍患者人数/所有登记在册的确诊严重精神障碍患者人数×100％。

2. 严重精神障碍患者规范管理率＝年内按照规范要求进行管理的严重精神障碍患者人数/所有登记在册的确诊严重精神障碍患者人数×100％。

注：考核基层医疗卫生机构时，对于由精神卫生专业机构等管理而未由基层医疗卫生机构管理的严重精神障碍患者，计入分子和分母。

六、附件

1. 严重精神障碍患者个人信息补充表
2. 严重精神障碍患者随访服务记录表

附件 1

严重精神障碍患者个人信息补充表

姓名：_____ 编号□□□-□□□□□

监护人姓名		与患者关系	
监护人地址		监护人电话	
辖区村(居)委会联系人、电话			

居住地	1.城镇 2.农村	□
就业情况	1.在岗工人 2.在岗管理者 3.农民 4.下岗或无业 5.在校学生 6.退休 7.专业技术人员 8.其他 9.不详	
知情同意	1 同意参加管理 0 不同意参加管理 签字：_____ 签字时间_____年_____月_____日	□
初次发病时间	_____年_____月_____日	
既往主要症状	1.幻觉 2.交流困难 3.猜疑 4.喜怒无常 5.行为怪异 6.兴奋语多 7.伤人毁物 8.悲观厌世 9.无故外走 10.自语自笑 11.孤僻懒散 12.其他_____ □/□/□/□/□/□/□/□/□/□/□/	
既往关锁情况	1.无关锁 2.关锁 3.关锁已解除	□
既往治疗情况	门诊	1.未治 2.间断门诊治疗 3.继续门诊治疗 首次抗精神病药治疗时间_____年_____月_____日	□
	住院	暂住精神专科医院/综合医院精神专科_____次	
目前诊断情况	诊断_____确诊医院_____确诊日期_____	
最近一次治疗效果	1.痊愈 2.好转 3.无变化 4.加重	□
危险行为	1.轻度滋事_____次 2.肇事_____次 3.肇祸_____次 4.其他危害行为_____次 5.自伤_____次 6自杀未遂_____次 7.无	□
经济状况	1.贫困,在当地贫困线以下 2.非贫困	□
专科医生的意见 (如果有,请记录)	
填表日期	_____年_____月_____日	医生签字

填表说明

1. 对于严重精神障碍患者,在建立居民健康档案时,除填写个人基本信息表外,还应填写此表。在随访中发现个人信息有所变更时,要及时变更。

2. 监护人姓名:法律规定的、目前行使监护职责的人。

3. 监护人住址及监护人电话:填写患者监护人目前的居住地址及可以随时联系的电话。

4. 初次发病时间:患者首次出现精神症状的时间,尽可能准确,可只填写到年份。

5. 既往主要症状:根据患者从第一次发病到填写此表之时的情况,填写患者曾出现过的主要症状。

6. 既往关锁情况:关锁指出于非医疗目的,使用某种工具(如绳索、铁链、铁笼等)限制患者的行动自由。

7. 既往治疗情况:根据患者接受的门诊和住院治疗情况填写。首次抗精神病药治疗时间,尽可能准确,可只填写到年份。若未住过精神专科医院或综合医院精神科,填写“0”,住过院的填写次数。

8. 目前诊断情况:填写患者目前所患精神疾病的诊断名称,并填写确诊医院名称和日期。

9. 危险行为:根据患者从第一次发病到填写此表之时的情况,若未发生过,填写“0”;若发生过,填写相应的次数。

轻度滋事:是指公安机关出警但仅作一般教育等处理的案情,例如患者打、骂他人或者扰乱秩序,但没有造成生命财产损害的,属于此类。

肇事:是指患者的行为触犯了我国《治安管理处罚法》但未触犯《刑法》,例如患者有行凶伤人毁物等,但未导致被害人轻、重伤的。

肇祸:是指患者的行为触犯了《刑法》,属于犯罪行为的。

10. 经济状况:指患者经济状况。贫困指低保户。

11. 专科医生的意见:是指建档时由家属提供或患者原治疗医疗机构提供的精神专科医生的意见。如没有相关信息,则填写“不详”。

附件 2

严重精神障碍患者随访服务记录表

姓名：＿＿＿＿＿＿＿＿　　　　　　　　　　　　　　　　　　　　　编号□□□-□□□□□

随访日期	＿＿＿＿＿＿年＿＿＿＿月＿＿＿＿日			□
本次随访形式	1.门诊　2.家庭访视　3.电话			□
如死亡，日期和原因	死亡日期	年　　　　月　　　　日		
	死亡原因	1.躯体疾病 ①传染病和寄生虫病　②肿瘤　③心脏病　④脑血管病 ⑤呼吸系统疾病　⑥消化系统疾病　⑦其他疾病　⑧不详 2.自杀　3.他杀　4.意外　5.精神疾病相关并发症　6.其他		□ □
危险性	0(0级)　1(1级)　2(2级)　3(3级)　4(4级)　5(5级)			□
目前症状	1.幻觉　2.交流困难　3.猜疑　4.喜怒无常　5.行为怪异　6.兴奋话多　7.伤人毁物 8.悲观厌世　9.无故外走　10.自语自笑　11.孤僻懒散　12.其他＿＿＿＿＿＿ □/□/□/□/□/□/□/□/□/□/□/□			
自知力	1.自知力完全　2.自知力不全　3.自知力缺失			□
睡眠情况	1.良好　2.一般　3.较差			□
饮食情况	1.良好　2.一般　3.较差			□
社会 功能 情况	个人生活料理	1.良好　2.一般　3.较差		□
	家务劳动	1.良好　2.一般　3.较差		□
	生产劳动及工作	1.良好　2.一般　3.较差　9.此项不适用		□
	学习能力	1.良好　2.一般　3.较差		□
	社会人际交往	1.良好　2.一般　3.较差		□
危险行为	1.轻度滋事＿＿＿＿次　2.肇事＿＿＿＿次　3.肇祸＿＿＿＿次 4.其他危害行为＿＿＿＿次　5.自伤＿＿＿＿次　6.自杀未遂＿＿＿＿次　7.无			
随访期间关锁情况	1.无关锁　2.关锁　3.关锁已解除			□
随访期间住院情况	0.未住院　1.目前正在住院　2.曾住院，现未住院 末次出院时间＿＿＿＿＿＿年＿＿＿＿月＿＿＿＿日			□
实验室检查	1.无　2.有＿＿＿＿＿＿＿			□
服药依从性	1.按医嘱规律服药　2.间断服药　3.不服药　4.医嘱勿需服药			□
药物不良反应	1.无　2.有＿＿＿＿＿＿			□
治疗效果	1.痊愈　2.好转　3.无变化　4.加重			□
是否转诊	1.否　2.是 转诊原因：＿＿＿＿＿＿＿＿＿＿＿ 转诊至机构及科室：＿＿＿＿＿＿＿＿＿＿			□
用药情况	药物1：	用法:每日(月)　　次	每次剂量　　mg	
	药物2：	用法:每日(月)　　次	每次剂量　　mg	
	药物3：	用法:每日(月)　　次	每次剂量　　mg	
康复措施	1.生活劳动能力　2.职业训练　3.学习能力　4.社会交往　5.其他＿＿＿＿＿＿ □/□/□/□			
本次随访分类	1.不稳定　2.基本稳定　3.稳定　4.未访到			□
下次随访日期	＿＿＿＿＿＿年＿＿＿＿月＿＿＿＿日	随访医生签名		

填表说明

1. 目前症状：填写从上次随访到本次随访期间发生的情况。

2. 自知力：是患者对其自身精神状态的认识能力。

自知力完全：患者精神症状消失，真正认识到自己有病，能透彻认识到哪些是病态表现并认为需要治疗。

自知力不全：患者承认有病，但缺乏正确认识和分析自己病态表现的能力。

自知力缺失：患者否认自己有病。

3. 危险行为：填写从上次随访到本次随访期间发生的情况。若未发生过，填写"0"；若发生过，填写相应的次数。

4. 实验室检查：记录从上次随访到此次随访期间的实验室检查结果，包括在上级医院或其他医院的检查。

5. 服药依从性："规律"为按医嘱服药，"间断"为未按医嘱服药，服药频次或数量不足；"不服药"即为医生开了处方，但患者未使用此药；"医嘱勿需服药"为医生认为不需要服药。

6. 药物不良反应：如果患者服用的药物有明显的药物不良反应，应具体描述哪种药物以及何种不良反应。

7. 本次随访分类：根据从上次随访到此次随访期间患者的总体情况进行选择。"未访到"指本次随访阶段因各种情况未能直接或间接访问到患者。

8. 是否转诊：根据此次随访的患者情况，确定是否要转诊，若给出患者转诊建议，填写转诊医院的具体名称。

9. 用药情况：根据患者的总体情况，填写患者即将服用的抗精神病药物名称，并写明用法。

10. 康复措施：根据此次随访的患者情况，给出应采取的康复措施，可以多选。

11. 下次随访日期：根据患者的情况确定下次随访时间，并告知患者和家属。

参 考 文 献

[1]祝墡珠.全科医学概论[M].4版.北京:人民卫生出版社,2013.

[2]汤仕忠.社区保健[M].2版.南京:东南大学出版社,2009.

[3]刘湘云,陈荣华,赵正言,等.儿童保健学[M].4版.南京:江苏科学技术出版社,2011.

[4]刘晓丹.儿童保健工作手册[M].北京:人民卫生出版社,2010.

[5]刘晓丹.老年保健工作手册[M].北京:人民卫生出版社,2010.

[6]余建华.小儿推拿学[M].2版.北京:人民卫生出版社,2010.

[7]谢幸,苟文丽.妇产科学[M].8版.北京:人民卫生出版社,2014.

[8]熊庆,吴康敏.妇女保健学[M].北京:人民卫生出版社,2007.

[9]曹泽毅,乔杰.妇产科学[M].2版.北京:人民卫生出版社,2014.

[10][美]Bradly S. Marino,Katie S. Fine.儿科学[M].4版.赵世光,主译.北京:人民卫生出版社,2011.

[11]姚蕴伍.社区护理学[M].杭州:浙江大学出版社,2014.

[12]陈雪萍,李冬梅.社区护理学[M].杭州:浙江大学出版社,2014.

[13]陈先华.社区护理学[M].北京:人民卫生出版社,2007.

[14]刘国莲.社区家庭访视护理管理[M].银川:宁夏人民出版社,2015.

[15]全国老龄工作委员会办公室,国家卫生和计划生育委员会.中国老年人健康指南[M].北京:华龄出版社,2013.

[16]王辰,王建安.内科学[M].3版.北京:人民卫生出版社,2015.

[17]张晓培等.老年病防治与护理[M].上海:上海交通大学出版社,2014.

[18]徐荣周,曹秋芬.老年人精神生活健康指南[M].2版.北京:中国医药科技出版社,2013.

[19]路孝琴.全科医学导论[M].北京:人民卫生出版社,2009.